ZHONGLIU ZHENDUAN YU
ZHILIAO SHIJIAN

肿瘤诊断与治疗实践

主编 虞向阳 宋 洁 魏明琴 等

吉林出版集团
吉林科学技术出版社

U0341456

图书在版编目（CIP）数据

肿瘤诊断与治疗实践 / 虞向阳等主编. -- 长春：
吉林科学技术出版社, 2018.6
ISBN 978-7-5578-4444-8

Ⅰ.①肿… Ⅱ.①虞… Ⅲ.①肿瘤－诊疗 Ⅳ.
①R73

中国版本图书馆CIP数据核字(2018)第103180号

肿瘤诊断与治疗实践

主　　编	虞向阳　宋　洁　魏明琴　孙　昱　韩　蓝　杜　洁
副主编	李　娜　夏铀铀　王　科　唐　艳　陈　然　朱言亮
出版人	李　梁
责任编辑	赵　兵　张　卓
装帧设计	雅卓图书
开　　本	880mm×1230mm　1/16
字　　数	343千字
印　　张	11
版　　次	2018年6月第1版
印　　次	2018年6月第1次印刷

出　　版	吉林出版集团 吉林科学技术出版社
地　　址	长春市人民大街4646号
邮　　编	130021
编辑部电话	0431-85635185
网　　址	www.jlstp.net
印　　刷	济南大地图文快印有限公司

书　　号	ISBN 978-7-5578-4444-8
定　　价	88.00元

前　言

　　肿瘤是指机体在各种致瘤因子作用下，局部组织细胞增生所形成的新生物，因为这种新生物多呈占位性块状突起，也称赘生物。日常生活中，人们往往谈瘤色变，为更好地治疗肿瘤疾病，缓解医患关系，减轻患者经济负担，提高患者生活质量，本书作者参考大量国内外文献资料，结合国内临床实际情况，编写了本书。

　　本书首先详细介绍了肿瘤总论、肿瘤临床诊断与标志物检查、肿瘤的病理诊断、抗肿瘤药物等内容；其次介绍了临床常见肿瘤治疗等内容；本书的作者，从事本专业多年，具有丰富的临床经验和深厚的理论功底。希望本书能为医务工作者处理相关问题提供参考，本书也可作为医学院校学生和基层医生学习之用。

　　在编写过程中，由于作者较多，写作方式和文笔风格不一，再加上时间有限，难免存在疏漏和不足之处，望广大读者提出宝贵的意见和建议，谢谢。

编　者

2018 年 6 月

目　录

第一章

肿瘤总论

第一节 肿瘤及其类别

一、肿瘤的定义

癌症（Cancer）泛指所有恶性肿瘤。肿瘤（Tumor）分为良性（Benign）和恶性（Malignant）。癌（Carcinoma）是指起源于上皮组织来源的恶性肿瘤；而内瘤（Sarcoma）是指间叶组织起源的恶性肿瘤。肿瘤不论是良性还是恶性，也不论是上皮组织来源还是间叶组织来源，本质表现为细胞失控的异常增生。

20世纪40年代Ewing提出：肿瘤是一种自主性过度生长的新生物。

现今，对肿瘤的基本概念可以描述为：肿瘤是一种以细胞分化异常，且呈现"自律性（Autonomy）"的过度增长（表现为失控制、相对无限制、不协调），并以遗传性方式产生子代细胞的新生物（Neoplasm）。

二、现代医学对肿瘤的命名与分类

肿瘤可以发生于人体任何部位。由于生长特性、组织来源和解剖部位及对人体的影响等不同，有各种不同的命名。

（一）类别

1. 按瘤组织生物学特性分类　根据细胞分化程度和组织结构、生长速度、方式与周围组织关系、复发和转移及对人体危害大小，将肿瘤分为良性和恶性肿瘤两大类。

良性肿瘤的主要特征为：

（1）对人体的影响较小，主要为期体的局部压迫和阻塞作用。

（2）生长速度缓慢，或间断生长，有的多年不变或自行退化。

（3）生长方式为膨胀性生长，常有包膜与周围组织分界。

（4）与周围组织关系清楚，一般不粘连，活动性好。

（5）细胞分化好，近似正常细胞，无异形性。

（6）一般不转移，手术切除后很少复发。

恶性肿瘤的主要特征为：

（1）对人体的影响较大，除引起阻塞和压迫组织外，还可浸润、破坏组织，引起出血感染，或造成恶病质。

（2）生长速度快，短期内有明显增大，极少有退化。

（3）生长方式为浸润性生长，多无包膜。

（4）与周围组织关系不清楚，易发生粘连，活动性差。

（5）细胞分化差，异形性大，或呈明显幼稚型细胞。

（6）容易转移，常易复发。

2. 按肿瘤的生物学特性和组织来源分类

（1）上皮组织肿瘤：来源于皮肤、黏膜、腺体等上皮组织。

良性：乳头状瘤、腺瘤、囊腺瘤、息肉状腺瘤。

恶性：亦称癌，常见有鳞状细胞癌、基底细胞癌、移行上皮癌。

（2）间叶组织肿瘤：来源于肌肉、脂肪、骨及血管、淋巴管等组织。

良性：纤维瘤、脂肪瘤、平滑肌瘤、血管瘤、软骨瘤、骨瘤、骨巨细胞瘤。

恶性：亦称肉瘤，如纤维肉瘤、脂肪肉瘤、横纹肌肉瘤、平滑肌肉瘤、血管肉瘤、骨肉瘤。

（3）淋巴、造血组织肿瘤：大都为恶性，如恶性淋巴瘤、各种白血病、性丝织细胞病（简称恶组）。

（4）神经组织肿瘤：中枢神经系统和周围神经系统肿瘤。

良性：胶质细胞瘤、脑膜瘤、节细胞神经瘤、神经纤维瘤、神经鞘瘤等。

恶性：恶性肢质细胞瘤、恶性脑膜瘤、神经母细胞瘤、恶性神经鞘瘤、髓母细胞瘤、神经纤维肉瘤等。

（5）其他组织肿瘤：来源于生殖细胞、滋养叶组织、胚胎残余组织或未成熟组织。

良性：黑瘤、葡萄胎、畸胎瘤等。

恶性：恶性黑色素瘤、恶性葡萄胎、恶性畸胎瘤、滋养叶细胞瘤（绒膜瘤）、精原细胞瘤、卵巢无性细胞瘤、胚胎性瘤、肾母细胞瘤、肝母细胞瘤、癌肉瘤等。

（二）命名

肿瘤命名应根据组织来源、生物学特性（良性、恶性）和形态特点来决定，其原则如下：

肿瘤发生的组织加良恶性词汇（适当加形态特点）。

1. 良性肿瘤　即在该肿瘤发生来源组织名字后面加上"瘤"字，称××瘤，如甲状腺乳头状瘤、膝关节滑膜瘤。

瘤样病变：称瘤样××增生或沿用传统名称，如瘤样淋巴组织增生、瘤样纤维组织增生等。

2. 恶性肿瘤按不同组织来源概括如下

（1）上皮组织的恶性肿瘤称"癌"，如食管鳞状细胞癌、膀胱移行细胞癌、胃黏膜癌。

（2）间皮组织的恶性肿瘤称"肉瘤"，如腹膜后纤维肉瘤、右股骨头肉瘤、左掌血管内皮肉瘤。

（3）幼稚组织恶性肿瘤称××母细胞瘤（良性者在其前面加上"良性"二字），如肾母细胞瘤、串母细胞瘤、良性软骨母细胞瘤等，不宜称"癌"。"肉瘤"或"母细胞瘤"者称恶性××瘤，如恶性黑色素瘤、恶性畸胎瘤等。

（4）神经系统恶性肿瘤，仍用传统名称，如多形性胶质母细胞瘤、脑膜肉瘤等。

3. 良恶难分的肿瘤　仍称××瘤，但须加注明细胞分化情况，如腮腺"混合"，生长活跃。

此外，有的肿瘤名称沿用已久，目前又无恰当名称代替，仍可采用，如何杰金病、白血病、尤文肉瘤、库肯伯瘤等。

三、中医的命名与分类

中医药学文献中关于肿瘤命名与分类的内容记载甚多，并往往以肿瘤病灶的形状和病因等加以命名、分类。对恶性肿瘤和良性肿瘤的区别，亦有较为详细的论述。

（一）以肿瘤病灶形状命名与分类

1. 乳岩（乳石病、石奶、番花石榴发）　金代窦汉卿谓："乳岩，此毒阴极阳衰……捻之内如山岩，故名之"，宋代陈自明对乳岩病灶的描述最为形象，他著的《妇人良方·乳病证治》记载"若初起内结小核，或如鳖棋子，不赤不痛，积之岁月斯大，岩崩破如熟榴，或内溃深洞，血水滴沥，此届诱脾郁怒，气血亏损，名日乳岩，为难疗"。明代陈实功《外科正宗》对乳岩的症状描述得更为具体："初如豆大，惭若棋子；半年一年，二载三载不痛不痒，渐渐而大，始生疼痛，痛则无解，日后肿如堆栗，或如覆碗，色紫气秽，渐渐溃烂，深考如岩穴，凸者如泛莲，疼痛连心，出血则臭，其时五脏俱衰，四大不救，名曰乳岩。"由上可见，"乳岩"相当于西医中乳腺癌的范畴。

2. 茧唇　窦汉卿《疮疡经验全书》记载："茧唇者，此症生于嘴唇也，其形似蚕茧故名之。……始起于一小瘤，如豆大或再生之，渐渐肿大，合而为一，约有寸厚，或翻花如杨梅、如疣瘩、如灵芝、如菌，形状不一。"《医宗金鉴·茧唇》记载："初起如豆粒，渐长若蚕茧，坚硬疼痛，妨碍饮食。……若溃后如翻花，时津血水者属逆……"。清代许克昌《外科证治全书》中也作过类似的描述："（茧唇乃）唇上起白皮小疱，渐肿渐大如蚕茧，或唇下肿如黑枣，燥裂疼痛。"以上描述了唇癌的主要症状，早期为豆粒大小，至后来病灶肿起、黏膜皱裂，因此命名该病为茧唇。"若溃如翻花"与唇癌后期出现的菜花状溃疡型病灶的症状很相似。

3. 失荣（失营、脱营、恶核）　《外科正宗》记载："失荣者……其患多生于肩之已上，初起微肿，皮色不变，日久渐大，坚硬如石，推之不移，按之不动；半载一年，方生阴痛，气血渐衰，形容瘦削，破烂紫斑，渗流血水，或肿泛如莲，秽气薰蒸，昼夜不歇，平生疙瘩，愈久愈大，越溃越坚……"清代高秉均《疡科心得集》记载："失荣者，犹树木之失于荣华，枝枯皮焦故名也。生于耳前后及项间，初起形如栗子，顶突根收，如虚疾疬瘤之状，按之石硬无情，推之不肯移动，如钉着肌肉是也。不寒热，不疼痛，渐渐肿大，后遂隐隐疼痛，痛着肌骨，渐渐溃破，但流血水，无脓，渐渐口大，内腐，形如湖石，凹进凸出，斯时痛甚彻心……"清代邹岳《外科真诠》记载："失荣症生于耳下，初起状如痰核，推之不动，坚硬如石，皮色不变，渐长大……若病久日渐溃烂，色现紫斑，渗流血水，倚肉高突，顽硬不化，形似翻花疮瘤症。"从以上古代文献记述的失荣症，可见于某些恶性肿瘤，如恶性淋巴瘤以及喉癌、鼻咽癌颈部淋巴转移灶、腮腺癌等。

4. 癥瘕（肠覃、石瘕）　葛洪的《肘后备急方》记载："凡癥坚之起多以渐生，如有卒觉便牢大，自难治也，腹中疲有结节，便害饮食，转羸瘦。"《诸病源候论》论"瘕者，由寒温失节，致腑脏之气虚弱。而食饮不消，聚结在内染渐生长块段，盘牢不移动者是也……若积引岁月，人皆柴瘦，腹转大，遂致死"。"其病不动者名曰为癥，若病虽有结而可推移者，名为瘕。瘕者假也，谓虚假可动也。"《灵枢·水胀》篇中描述石瘕时记载："其始生也，大如鸡卵，稍以益大，至其成如怀子之状，久者离岁，按之则坚，推之则移，月事以时下，此其候也。"又云："石瘕生于胞中，寒气客于子门，子门闭塞，气不得通，恶血当泻不泻，衃以留止，日益以大，状如怀子，月事不以时下，皆生于女子，可导而下。"可见本病主要是指腹部的肿瘤，而石瘕则以妇科的卵巢肿瘤、子宫肌瘤及宫颈癌等的体征和症状很近似。

5. 脏毒（痔菌、翻花痔疮、锁肛痔）　金代窦汉卿《疮疡经验全书》记载："脏毒者，其大肠尽头是脏头……毒者其势凶恶也……肛门肿病，大便坚硬则殊痛，其旁小者如贯珠，大者如李核，煎寒作热，疼痛难安，势盛肿胀，翻行虚浮"。清代祁坤的《外科大成》也记载："锁肛痔，肛门内外如竹节锢紧，形如海蜇，里急后重，便粪细而带匾，时流臭水，此无治法"。唐代容川在《血证论》记载："脏毒者，肛门肿硬，疼痛流血，与痔漏相似"。通过对以上症状的描述可知与现代医学中肛门部位的癌症、直肠癌、直肠息肉恶变等有相似的临床表现，但也同时包括一些肛门的良性疾患，如痔疮出血、宣肠息肉等，临证时宜注意鉴别。

6. 阴菌（阴蕈、阴茄、失合症、阴中息肉、崩中漏下、带下病）　隋代巢元方《诸病源候论》记载："阴中息肉候其状如鼠乳"。唐代孙思邈《千金要方》记载："崩中漏下，赤白青黑，腐臭不可近，令人面黑无颜色，皮骨相连，月经失度，往来无常，小腹弦急，或苦绞痛上至心，两胁肿胀，食不生肌肤，令人偏枯，气息乏力，腰背痛连胁，不能久立，每嗜卧困懒"。金代窦汉卿《疮疡经验全书》记载："阴中肿块如枣核者，名阴茄；匾如蕈者，名阴蕈；阴中极痒者名蚀疮"。清代邹岳《外科真诠》记载："阴器外生疙瘩，内生小虫作痒者，名为阴蚀，又名阴蟹……若阴中腐烂，攻刺疼痛，臭水淋漓，口干发热，形削不食，咳嗽生痰，有此证者，非药能愈，终归于死。此又名失合症，与痨瘵相似。妇人久居寡室者患此。"清代沈金繁《杂病源流犀烛》对"阴痔"作了具体描述："凡人九窍有肉突出者，皆名为痔。今阴中有肉突出，故即名阴痔，俗谓之茄子疾；往往心躁，如连绵黄水出者易治，白水出者难治。"可见，本病症状与子宫、阴道及外阴部恶性肿瘤比较接近，其中也包括部分良性肿瘤。

7. 脂瘤（粉瘤） "此瘤色若粉红，多生于耳前项后，亦有生于下颌者，由痰气凝结而成。"此描述与脂肪瘤和纤维瘤相似。

8. 瘿瘤 陈无择著的《三因方》记载："坚硬不可移者，名曰石瘿；皮色不变者，名曰肉瘿；筋脉露结者，名曰筋瘿；赤脉交结者，名曰血瘿；随忧愁消长者，名曰气瘿。五瘿皆不可妄决，破则脓血崩溃，多致夭枉。"明代陈实功《外科正宗》指出"……瘿者，阳，色红而高突，或蒂小而下垂；瘤者，阴也，色白而漫肿亦无痛痒，人所不觉，……子曰：筋瘤者，坚而色紫，垒垒青筋盘曲，甚者结若蚯蚓，……血瘤者，微微紫红，软硬间杂，皮肤隐隐若红丝，擦破血流，禁之不住……肉瘤者，软若棉，硬似馒，皮色不变，不紧不宽，终年只似覆肝然……气瘤者，软而不坚，皮色如故，或消或长，无热无寒，……骨瘤者，形色紫黑，坚硬如石，疙瘩高起，推之不移，昂昂坚贴于骨……此瘤之五名也"。古籍所记载的瘿、瘤范围较广，涉及面宽，与现代医学中的淋巴结转移癌、淋巴肉瘤、成骨肉瘤、各种肉瘤、甲状腺癌及部分皮肤转移癌等近似，有的则可能为良性肿瘤，如纤维瘤、海绵状血管瘤、骨瘤、甲状腺腺瘤等。

9. 舌菌（舌疳、舌岩、瘰疬风、莲花风） 《薛己医案》中记载："咽喉口舌生疮，甚则生红黑菌，害人甚速。"《医宗金鉴》将舌菌命名为舌疳，谓："其证最恶，初如豆，次如菌，头大蒂小，又名舌菌，疼痛红烂无皮，……若失于调治，以致肿，突如泛莲，或有状如鸡冠，舌本短缩，不能伸舒，妨碍饮食言语，时津臭涎。再因怒气上冲，忽然崩裂，血出不止，久久延及项颌，肿如结核，坚硬巨痛，皮色如常……。"清代许克昌《外科证治全书》中指出："初如豆，次如菌，头大蒂小，亦有如鸡冠样者，妨碍饮食语言……或舌本强鞭短缩，或兼项颌结核，外势颇类喉风……。"清代沈善谦《喉科心法》补充道："莲花风，又名舌菌风，生于大舌中间。初起红肿如豆，渐大如菌，腐烂无皮，若成莲花形、鸡冠形、口流臭津，或患上出血不止者不治。"这段描述符合现在舌癌的体征，所以说舌菌是属于舌癌的范畴。

10. 牙菌（口菌、牙岩、牙蕈） 清代许克昌《外科证治全书》记载："（口菌）多生在牙龈肉上，隆起形如菌，或如木耳，紫黑色"。余景和《外科医案汇编》记载："牙蕈，形似核桃，坚硬如石"。这些描述与牙龈癌及牙龈黑色素瘤相似。

11. 耳蕈（耳痔、耳菌、耳挺） 清代邹岳《外科真诠》记载："耳痔、耳菌、耳挺三症皆生耳内，痔形如樱桃，亦有形如羊奶者；蕈形类初生蘑菇，头大蒂小；挺形若枣核，细条而长，努而外出。"《医宗金鉴》谓："此证……微肿闷疼，色红皮破，不当触犯，偶犯之，痛引脑巅。"清代赵濂《医门补要》指出："耳痔或先干痒有日，继而痒痛异常。初生小红肉，逐渐塞满窍内……时流臭血水，名曰耳痔。"可见耳蕈是指外耳道的肿瘤。

12. 喉瘤（喉疳、喉岩、锁喉疮、破头症、开花疔、喉蕈、单松累症、双松累症） 元代危亦林《世医得效方》记载："咽喉间生肉，层层相叠，渐渐肿起，不痛，多日乃有窍子，臭气自出，遂退饮食。"清代高秉钧《疡科心得集》记载："咽菌状如浮萍，略高而厚，紫色，生于喉旁。"《医宗金鉴》记载："此证由肺经郁热，更锭多语，损气而成，形如元眼，红丝相裹，或单或双，生于喉旁，亦有顶大蒂小者，不犯不痛，或醇酒炙或怒气喊叫，犯之则痛"，清代张善吾《喉舌备要》记载："（双松果症）症发于喉镜内，左右俱有，形如松果样，先起三五白点、黄点，后凑成一个。未开花者可治，已开花者切勿就医，（单松果症）此症喉镜内起一片或左或右，形如松累样，先起三五黄点、白点，后凑成一个。未开花者可治，已开花者难就医"，这里所指的是咽部的乳头状瘤、纤维瘤、血管瘤之类。

13. 翻花疮（反花疮、石疔、石疽、黑疔） 隋代巢元方《诸病源候论》记载："反花疮者……初生如饭粒。其头破则血出，便生恶肉，渐大有根，脓汁出，肉反散如花状，因名反花疮。凡诸侯恶疮，久不瘥者，亦恶肉反出，如反花形。"清代邹岳《外科真诠》记载："翻花疮溃后，疮口胬肉突出，其状如菌，头大蒂小，愈努愈翻，虽不大痛大痒，误有蚀损，流血不止。"这与皮肤癌、癌性溃疡、黑色素细胞瘤极为相似。

14. 肾岩翻花（翻花下疳、外肾岩）　清代高秉钧在《疡科心得集》中记载："初起马口之内生肉一粒，如竖肉之状，坚硬而痒，即有脂水，延之一两年或五六载，始觉疼痛应心，玉茎渐渐肿胀，其马口之竖肉处翻花岩榴子样，次肾岩成也。渐至龟头破烂，凸进凹出，痛楚难胜，甚或鲜血流注。"邹岳《外科真诠》也说："肾岩翻花，玉茎崩溃，溃岩不堪，脓血淋漓，形如翻花。"上述症状的描述类似现代医学中阴茎癌，但也可能包括少数良性疾患，如睾丸结核、阴茎结核、梅毒等所引起的阴茎溃烂，需注意鉴别。

（二）以病因和症状命名、分类

1. 噎膈（膈噎、膈证、噎食）　《素问·通评虚实论》记载："隔塞闭绝，上下不通"，《灵枢·邪气脏腑病形》谓："微急为膈中，食饮入而还出，后沃沫。"明代李木延《医学入门》："饮食不下，大便不通，名膈噎""噎近咽，膈近胃"古代文献中所说的噎膈，就是指的水饮可行，食物难入之证。它描述的症状与食管癌或食管末端的贲门癌的症状相类似。

2. 反胃　《灵枢·四时气》记载："饮食不下，隔塞不通，邪在胃脘。"《金匮要略》在描述"反胃"症状时说："朝食暮吐，暮食朝吐，宿谷不化，名曰胃反。"明代赵献可《医贯》记载："翻胃者，饮食倍常，尽入于胃矣。或朝食暮吐，或暮食早吐，心胸痞闷，往来寒热，或大便不实，或嗳腐噫酸。"古医籍中的反胃与胃癌所致的幽门梗阻相仿。

3. 肺积　《难经》记载："肺之积，名曰息贲，在右胁下，覆大如杯，久不已，令人洒淅寒热，喘咳，发肺痈。"《济生方》记载："息贲之状，在右胁下，覆大如杯，喘息奔溢是为肺积，诊其脉浮而毛，其色白，其病气逆，背痛少气，喜忘目瞑，肤寒，皮中时痛，或如虱喙，或如针刺。"以上所述与肺癌淋巴管转移而引起的腋下及锁骨上淋巴结肿大的体征颇为相似。而息贲的症候"令人洒淅寒热喘咳，发肺痈"与肺癌产生的咳嗽、气急、发热等症相似。这里虽未述及有痰血，但"发肺痈"一句包含了痰血的症状，因此，肺之积的息贲，类似现在晚期肺癌的征象。

4. 伏梁　《素问·腹中论》记载："病有少腹盛，上下左右皆有根，病名曰伏梁。……裹大脓血，居肠胃之外，不可治……"。《难经》记载："心之积名曰伏梁，起脐上，其大如臂，上至心下，久不愈，令人病烦心。"《济生方》记载："伏梁之状起于脐下，其大如臂，上至心下，伏梁之横架于胸膈者，是为心积。其病腹热面赤，咽干心烦，甚则吐血，令人食少肌瘦。"以上指的是消化系统肿瘤中的上腹部腹块体征. 如肝癌、胃癌、胰腺癌等。

5. 积聚　《难经·五十五难》记载："气之所积名曰积，气之所聚名曰聚，故积者五脏之所生，聚者六腑之所成也。积者阴气也，其始发有常处，其痛不离其部，上下有所终始，左右有所穷处。聚者阳气也，其始发无根本，上下无所留止，其痛无常处，谓之聚。"《金匮要略》谓："积者脏病也，终不移，聚者腑病也，发作有时，展转痛移为可治。"即腹内肿物固定不移，推之不动者谓之积，推之可动者谓之聚。积证又根据脏腑的不同可分为心、肝、脾、肺等数种，如明代戴思恭在《证治要诀》中记载："脾积在胃脘，大如覆杯，否塞不通，背彻心疼，饥减饱气。"《灵枢·邪气脏腑病形》篇在描述肝积时记载："肝脉……微急，为肥气，在胁下若覆杯。"《诸病源候论》记载："肝积，脉弦而细，两胁下痛……身无膏泽，喜转筋，爪甲枯黑，春瘥秋剧，色青也"等等，这里所说的各种积聚实际上包括了腹内胃、肠、肝及胰等良性和恶性的肿瘤，当然，肝脓疡、肝硬化、脾肿大、肠梗阻等非肿瘤性疾病也可以出现类似的体征，临床需注意鉴别。

6. 鼻渊（鼻痔、脑漏、鼻息肉、控脑砂）　《素问·气厥论》记载："鼻渊者，浊涕不止也。"清代吴谦《医宗金鉴》记载："此症……鼻窍中时流黄色浊涕……若久而不愈，鼻中淋沥腥秽血水，头眩虚晕而痛者，必系虫蚀脑也，即名控脑砂。"清代医家陈士铎《疡科捷径》记载："鼻痔初生榴子形，久垂紫硬气难行，肺经风热相兼湿，内服辛荑外点平。"时世瑞的《洞天奥旨》对其形状做了更为详细的描述："鼻息者，生于鼻孔之内，其形塞满窍门而艰于取息，故名曰鼻息也。鼻痔者，亦生于鼻内，略小于鼻息，状如樱桃、枸杞。"这些描述与鼻咽部肿瘤有共同之处。

7. 胎瘤（红丝瘤）　《医宗金鉴》记载："此证……发无痛处，由小渐大，婴儿落草，或一二岁之间患之。瘤皮色红，中含血丝；亦有自破者"，这里所说的胎瘤相当于现在的小儿血管瘤。

8. 痰核 《医宗金鉴》记载："痰核者，心脾痰涎郁热。"这段记录包括了淋巴癌、癌肿淋巴转移灶、淋巴结核、淋巴结炎症等。

9. 骨疽 中医药学文献中记载的"骨疽"包括了现代医学中的骨肉瘤、骨母细胞瘤、软骨母细胞瘤、骨转移瘤等良性、恶性骨肿瘤，也包含了骨结核、骨髓炎等病症。

此外，在中医的古文献中还有疣、息肉、痰包等病名的记载，不再列举。

（虞向阳）

第二节　肿瘤的病变与生长

一、肿瘤的病变

（一）癌前病变

广义的癌前病变（percancerous lesions）是指凡有可能发展为癌的病变，实际上这一概念包括了癌前病变和癌前状态两类。广义的癌前病变概念有可能增加患者的精神负担，又加重医师定期随访的工作量，甚至过度治疗。狭义的癌前病变是一个组织病理学概念，指癌变倾向较大的病变，WHO 规定恶变可能性 >20% 的病变才属癌前病变，但未加病变发展的时间限制。癌的病变是经组织病理学确诊的，随着活组织检查已被切取，通过定期（半年至一年）随访和反复活检，最后才能确定是否能变为癌。由于取材间隔时间较长，取材部位很难完全一致，要确定前后的因果关系则是建立在癌前病变在一定范围内各点病理改变基本同步化（同一时相）假设的基础上。

癌前病变的结局随病变的轻重、范围、部位以及致癌因子是否消除等因素而异。一般说来，病变进展、稳定和消迟约各占 1/3，或分别为 1/4，1/2 或 1/4。

常见的癌前病变有以下几种：

1. 黏膜白斑 常发生在口腔、外阴等处黏膜，肉眼上呈白色斑块，镜下表现为鳞状上皮过度增生和过度角化，并出现一定的异型性。

2. 慢性炎症 慢性萎缩性胃炎伴肠腺化生，尤其伴不完全结肠化生与肠型胃癌关系密切；慢性宫颈炎，颈管内膜的单层柱状上皮在鳞状化生的基础上偶可发展成鳞状细胞癌，慢性胆囊炎伴胆石症和这些类型的慢性膀胱炎也较容易发展成胆囊癌和膀胱癌。

3. 慢性溃疡 慢性胃溃疡和皮肤溃疡，溃疡边缘黏膜或鳞状上皮受刺濒而增生，少数病例可发展成胃腺癌和皮肤鳞状细胞癌。

4. 乳腺纤维囊性病 乳腺小叶导管、腺泡上皮增生和乳头状增生、顶泌汗腺（大汗腺）化生以及导管囊性扩张，间质纤维可同时增生，偶可在此基础上发生乳腺癌。

5. 结肠多发性腺瘤性息肉病 本病有遗传性，约半数病例其息肉可恶变为腺癌。

6. 结节性肝硬化 在肝硬化增生结节基础上，增生的肝细胞可恶变为肝细胞肝癌。

7. 皮肤病 光化性角化病、着色性干皮病和色素痣等皮肤病，表皮细胞或黑色素细胞增生和异型增生，继之可恶变为鳞状细胞癌和恶性黑色素癌。

（二）瘤样病变

瘤样病变（tumor - like lesion）指组织增生，形成形态学上类似于真性实体瘤，但缺乏肿瘤应有特征的肿块。即指非肿瘤性增生所形成的肿块，如瘢痕疙瘩、男性乳腺增生、结节性肝细胞增生、各种囊肿、组织异位、错构瘤、疣、肉芽肿和炎性假瘤等，在临床上，甚至肉眼观察时类似肿瘤，但镜下通常易与真性肿瘤区别。瘤样病变主要依据临床和影像学诊断，有些于一般病理检查中也难定性质，由此可能造成误诊。有些病变在形态学上与肿瘤相似，尤其与恶性肿瘤非常相似，但其本质为完全良性的非肿瘤性病变。例如，淋巴滤泡反应性增生易与滤泡性淋巴瘤混淆，结节性筋膜炎、增生性肌炎和骨化性肌炎非常容易误诊为纤维肉瘤、横纹肌肉瘤和骨肉瘤。对于这些假恶性的瘤样病变必须结合临床、X 线、光镜形态和特殊组织技术加以鉴别。

应当指出，有些根据临床或影像学检查发现的肿块，如囊肿、息肉、皮赘、脂垫等不用瘤样病变范畴。过去文献上称为瘤样病变的一些病变如纤维瘤病、炎性肌纤维母细胞假瘤，其生物学行为表现为局部侵袭性生长，切除后常局部复发，但通常不发生转移，这些病变不应称为瘤样病变，现已列为中间性肿瘤。最近，分子病理学研究表明，至少某些错构瘤（Hamartoma），如肺错构瘤是真性肿瘤而不是瘤样病变。

组织病理学上正确区分瘤样病变与肿瘤，尤其假恶性病变与恶性肿瘤，具有非常重要的临床意义，可避免因误诊而造成不必要的过度治疗，如化学治疗或根治性手术。瘤样病变的增生细胞呈多样性，通常不会向真性肿瘤方向发展，但如病因刺激持续存在，或手术切除不彻底，则可复发。

（三）交界性病变和交界瘤

交界性病变（borderline lesions）指某些类似肿瘤，又有可能发展为肿瘤的病变。对交界性病变的认识、诊断和处理是肿瘤防治工作中的重要环节。交界性病变分为可能转变为良性肿瘤的交界性病变和能转交为恶性肿瘤的交界性病变两种。

可能转变为良性肿瘤的交界性病变包括：局限性乳腺小叶增生：可发展为纤维腺瘤；乳腺腺病：可发展为纤维腺瘤；肝结节再生性增生：可发展为肝腺瘤；单发性外生骨疣：可发展为骨软骨瘤；甲状腺增生结节；部分可发展为甲状腺腺瘤。

可能转交为恶性肿瘤的交界性病变包括："黄色肉芽肿"，多位于腹膜后，可发展为恶性纤维组织细胞瘤；巨大湿疣：是一种可能与人乳头瘤病毒（HPV）感染有关的介于尖锐湿疣与疣状癌之间的病变；浆细胞性肉芽肿：可发展为浆细胞肉瘤；重度不典型子宫内膜增生症：可发展为子宫内膜腺癌；间质性子宫内膜异位症：可发展为子宫内膜间质肉瘤；唾腺淋巴上皮样病变：可发展为淋巴瘤；甲状腺桥本病：可发展为淋巴瘤；"重度淋巴结反应性增生"：可发展为淋巴瘤；水泡状胎块（"葡萄胎"）：可发展为恶性水泡状胎块或绒毛膜细胞癌。

交界性肿瘤（borderline tumor），生物学行为介于良性和恶性肿瘤之间的肿瘤称为交界性或中间性肿瘤（intermediate tumor），也有人将主观上难以区别良恶性的肿瘤称为交界性肿瘤。属于交界性肿瘤的有卵巢交界性浆液性或黏液性囊腺瘤、膀胱尿路上皮乳头瘤、甲状腺非典型滤泡状腺瘤、非典型纤维黄色瘤、非典型脂肪瘤、血管内皮瘤、侵袭性骨母细胞瘤等。对于交界瘤，临床上应以积极处理为原则。

交界瘤种类甚多，典型的如腹壁纤维瘤病：旧称"韧带样瘤"或"带状溶"，多次复发可发展为纤维肉瘤；破骨细胞瘤（目细胞瘤）Ⅱ级；星形胶质细胞瘤Ⅱ～Ⅲ级；成年人中"幼年性黑色素瘤"，细胞增生活跃的类型；有一定数目核分裂象的平滑肌瘤。以上这些都属难定良恶性的交界瘤。

有些交界瘤属恶性，称癌或肉瘤，但往往侵袭轻、转移少、治疗后预后好。即"恶性肿瘤行为不恶"，像基底细胞癌、黏液表皮样癌、类癌、皮质旁软骨肉瘤等。

有些交界瘤属良性，但倾向于复发、浸润，甚至转移，即"良性形态恶性行为"，如喉、膀胱的乳头瘤、唾腺多形性腺瘤等，可能影响预后，应在病理诊断中提请临床注意，术后密切随访。

软组织肿瘤WHO分类工作小组将介于良性和恶性之间的中间性肿瘤分为两类：局部侵袭性和罕有转移性。局部侵袭性（localjy aggressive）中间性肿瘤常局部复发，伴有浸润性和局部破坏性生长方式，但无转移潜能。为了确保局部控制，需行广泛切除手术，切缘为正常组织。这类肿瘤如韧带样瘤型纤维瘤病；非典型脂肪瘤性肿瘤/分化好脂肪肉瘤和Kaposi样血管内皮瘤等。罕有转移性（rareLy metastasizing）中间性肿瘤常局部复发，此外，还偶可发生远处转移，通常转移到淋巴结和肺。这种转移的概率<2%，且依据组织形态学表现无可靠的预测标准。这类肿瘤如孤立性纤维瘤、婴儿性纤维肉瘤、丛状纤维组织细胞瘤和Kaposi肉瘤等。

仔细的形态学观察和随访研究对肿瘤的生物学行为有了更深入的了解。某些交界性肿瘤的诊断标准也随之发生一些改变。例如，间质浸润一直被视为上皮性恶性肿瘤的形态特征，但WHO最新分类将卵巢肿瘤中那些乳头"脱落"或"漂浮"在间质中的非破坏性浸润的浆液性肿瘤和颈管型黏液性肿瘤归为交界性肿瘤，只有那些破坏性间质浸润的肿瘤才诊断为浆液性瘤和部液性癌。又如，限于结直肠黏膜层内，形态学呈恶性特征的腺体（包括黏膜内浸润）现诊断为高级别腺体上皮内瘤变，而不诊断为黏膜内癌，只有恶性腺体突破黏膜肌层侵犯到黏膜下层才能明确诊断为结直肠癌。

（四）上皮内瘤变

上皮内瘤变、上皮内瘤形成指上皮性恶性肿瘤浸润前的肿瘤性改变，包括细胞学和结构两方面的异常。上皮内瘤变与异型增生的含义非常近似，有时可互用，但前者更强调肿瘤形成的过程，涵盖的范围更广些，后者更强调形态学的改变。

宫颈上皮内瘤变在 30 年前已提出，并广泛应用，现已扩展到其他部位（如胃、肠、前列腺等）。过去，上皮内瘤变与异型增生一样，分为 Ⅰ、Ⅱ、Ⅲ3 级。目前已趋向分为低级别和高级别 2 级。低级别上皮内瘤变的细胞学和结构异常较轻，仅累及上皮层的一半；高级别上皮内瘤变的细胞学和结构异常均非常显著，累及上皮层大部分或全部。许多研究显示重度异型增生和原位癌在形态学上不易严格区分，长期随访证实两者进展为浸润癌的危险性没有差别，临床处理也相同。最新 WHO 分类将更度异型增生和原位癌都归入高级别上皮内瘤变，并建议避免使用原位癌或原位腺癌。

应注意的是高级别上皮内瘤变常与浸润癌同时存在。活检时仅见到高级别上皮内瘤变表示患者同时存在浸润癌，病理医师和临床医师都应正确理解活检组织病理诊断报告为"高级别上皮内瘤变"的含义，以避免误诊和误治。

（五）原位癌

原位癌指局限于皮肤和黏膜内，尚未突破基底膜的最早期上皮性恶性肿瘤，又称为上皮内癌或浸润前癌。原位癌最先用于子宫鳞状细胞癌，以后扩展到其他部位的黏膜和皮肤鳞状上皮或鳞化上皮。腺上皮的原位癌段常见于乳腺，可分为导管内癌和小叶原位癌 2 类。位于胃肠道的最早期的原位癌有时很难确定有无浸润、一般称为黏膜内癌。原位癌与重度异型增生的区别在于前者累及上皮的全层，而后者累及上皮的 2/3 以上，

原位癌的结局与异型增生相似，对一些未经治疗的子宫颈原位癌病例长期随访结果显示，并非所有原位癌均发展为浸润癌。随访 5 年左右，仅少数病例进展为浸润癌，而多数可消退。但随访 30 年以上，则多数病例进展为浸润癌。因此，对原位癌应争取及早治疗。

（六）早期浸润癌

早期浸润癌指癌细胞突破黏膜腺体或皮肤鳞状上皮的基底膜，但侵犯周围组织局限在一定范围内，称为早期浸润癌。早期浸润癌的诊断标准一般以浸润深度为准，但不同器官或部位不完全一致。早期浸润癌转移危险性小，绝大多数能完全治愈。

1. 早期宫颈癌　一般指早期浸润性鳞状细胞癌的浸润深度在距基底膜 3mm 以内。
2. 早期食管癌　癌组织及黏膜下层以上的浅表部位而未侵及肌层，无淋巴结或远处转移。
3. 早期胃癌　癌组织仅累及黏膜层和（或）黏膜下层，不论癌的大小和有无淋巴结转移，均称为早期胃癌。
4. 早期大肠癌　癌组织穿过黏膜肌层累及黏膜下层，但尚未侵犯膜肌层，称为早期大肠癌。仅局限于大肠黏膜层内的恶性上皮内瘤变称为高级别上皮内瘤变，一般无淋巴结转移，但浸润至黏膜下层的早期大肠癌 5% ~10% 有局部淋巴结转移。
5. 早期肝癌　单个癌结节或相邻 2 个癌结节直径之和小于 3cm，称为早期肝癌。
6. 早期肺癌　经手术和病理证实的 Ⅰ 期肺癌称为早期肺癌。

（七）副瘤综合征

副瘤综合征（paraneoplastic syndrome）指由于肿瘤的产物或异常免疫反应或其他不明原因引起的内分泌、神经、消化、造血、骨关节、肾脏及皮肤等系统出现的与肿瘤相关的症状和体征。这些表现并非由原发肿瘤或转移灶直接引起，而是通过上述原因间接引起。如肺小细胞癌分泌 ACTH 引起类库欣（Cushins）综合征（异位内分泌综合征），血液的高凝状态引起的静脉血栓形成心内膜炎、痛风、高血钙和自身免疫性关节炎等。

（八）恶病质

恶病质（Cachexia）为恶性肿瘤晚期的一系列临床特征，主要表现为食欲降低、极度消瘦、贫血乏力、全身衰竭的消耗综合征。可能的发病机制为机体新陈代谢异常、恶性肿瘤患者营养缺乏和肿瘤细胞产生的一些活性物质以及患者的精神状态所致。

二、肿瘤的生长

（一）增生

增生（Hyperplasia，proliferation）指在某些刺激因素（如物理的、化学的、生物的）的作用下细胞和组织的生理或病理性变化。生物学中由于细胞分裂导致的细胞数目的增多称为增生，可见于生理和病理性状况。前者是一种机体适应性反应，往往与不同刺激引起功能增强或与激素分泌水平有关，如缺氧、失血刺激骨髓引起血细胞增生，妇女妊娠乳腺组织增生。病理性如炎性增生、瘢痕疙瘩。一般指组织细胞的增多，通常同时伴有组织细胞的肥大。一旦刺激因素消除，可以恢复到正常状态。

由于各种致病因素引起的组织和细胞增生，称为病理性增生，可分为非肿瘤性增生和肿瘤性增生。

（二）异型性

异型性（Atypia）指在肿瘤学中肿瘤组织与其来源的正常组织在细胞形态和组织结构上存在的差异性，是一可变的肿瘤形态学描述性术语。良性肿瘤的差异性表现为良性肿瘤成熟程度高，分化良好，肿瘤细胞形态与起源组织很接近，异型性小，组织结构紊乱。恶性肿瘤表现为肿瘤成熟程度低、分化差、细胞形态和组织结构均与起源组织不一致，异型性明显。肿瘤细胞表现为细胞形态的多形性，细胞核的多形性如核大，可出现双核、多核，核分裂象增多，可见病理性核分裂，细胞质多嗜碱性。组织结构的异型性表现为细胞排列紊乱，失去正常的层次和结构。

（三）分化

分化（Differentiation）指原始干细胞在发育中渐趋成熟的过程，是细胞通过转录调控使基因型转为表型的过程。组织学上一种组织的细胞从胚胎到发育成熟要经过各种分化阶段。通过分化，细胞在形态、功能、代谢、免疫、行为等方面各具特色，各显其能，从而形成不同的组织和器官。如上皮细胞、肌细胞、纤维细胞、肝细胞、神经细胞等都由原始干细胞分化而来，但表现和作用各不相同。因而可以认为，分化是细胞特性的获得或存在。

肿瘤的基本特征之一是细胞的异常分化。在肿瘤病理学中分化常指肿瘤细胞与其相应的正常细胞的相似程度。分化高表明肿瘤细胞越相似于相应正常细胞，否则就是分化低。在形态学上，细胞分化低常表现为：异形性（细胞大小、形状、染色、核质比例、核内染色质浓集）、失极性（排列紊乱）、幼稚性（形态单一、胚胎细胞特点）、生长活跃性（细胞丰富、核分裂象多、异常核分裂象、多核巨细胞形成）等。

肿瘤细胞的分化程度是肿瘤良恶性鉴别的主要依据。一般来说，分化高的肿瘤具有良性行为，分化低的肿瘤多有恶性表现。分化程度也是恶性肿瘤分级的重要依据，一般认为分化高者恶性肿瘤级别低，恶性程度低；分化低者则反之。

正常情况下幼稚细胞有多向分化的特性，肿瘤细胞也可有多向分化的能力，从而产生一些形态复杂、命名特异的肿瘤，加强液表皮样癌、多形性腺瘤、纤维脂肪瘤、骨软骨瘤、腺鳞癌、癌肉瘤等。此外，已形成的肿瘤细胞还可以发生分化方面的变化，如肺神经内分泌癌发生转移时，常出现鳞状上皮或（和）腺体的分化，丢失神经内分泌的特有标记。相反，显示分化类似的肿瘤细胞群可以不仅来自同类干细胞，也来自不同类的干细胞，甚至来自不同胚层的干细胞。如免疫组化检测发现中间丝蛋白的表达既见于中胚层来源的肿瘤，也见于神经来源的肿瘤，黑色素瘤非间叶来源，但可显示波形蛋白；部分肾腺癌和甲状腺癌既显示角蛋白，也显示波形蛋白等。

（四）间变

间变（Anaplasia）的组织学概念指退行发育。指的是细胞在分化成熟过程中受到各种因素的作用，基因发生突变或基因调控失常，细胞生长离经叛道，误入歧途，发生质的变化，以致在形态、功能、代谢、免疫、行为等方面显示出分化低或去分化的情况。在肿瘤学中指恶性肿瘤细胞缺乏分化，具有显著异型性的状态。又被称为"分化差（poordifferentiation）"或"去分化（Dedifferentiation）"。间变与分化是2个不同的概念。对肿瘤细胞而言，间变是本质，往往通过细胞的分化差或去分化这类可检测指标来表现和判断，体现间变与分化呈负相关。可以认为间变表现为细胞的低分化，而肿瘤细胞分化差就是因为间变。

间变是恶性肿瘤的重要特征。过去曾一度认为间变是指正常细胞与恶性肿瘤细胞的过渡状态，故称"间变"。目前认为间变的表现即肿瘤细胞恶性的表现，间变的程度即肿瘤细胞恶性的程度。一般来说，肿瘤细胞间变包括：形态学的异形性、失极性、幼稚性、生长活跃性等，细胞学的染色质、核仁、线粒体、核糖体等的变化；生物化学的 DNA、RNA、糖链、酶（端粒酶、谷胱甘肽 S - 转移酶即 GST，尿苷二磷酸葡萄糖醛酸转换酶即 UDP - GT），异位激素（ACTH、ADH、PTH）等改变或产生，以及在有氧环境下糖酵解也占优势的倾向（Crabtree 效应，即反 Pasteur 效应）等；免疫学的抗原异常（增多、缺失、改变）。胚胎抗原如 AFP、CEA 出现，相关抗原和受体如各种生长因子受体的变化；遗传学的核型变化（多倍体，非整倍体）和染色体本身变化（缺失、断裂、移位、畸变）等；细胞生物学的各期细胞变化，部分外源性凝集素（如 ConA）使肿瘤细胞凝集性增高等；分子生物学的癌基因和抑癌基因变化（突变、扩增、过度表达、阻抑），某些增殖标记表达增强，以及细胞信号转导变化（酪氨酸蛋白激酶 PTK、酪氨酸磷酸酶 PIP 的表达与作用）等；肿瘤生物学的肿瘤细胞间接触抑制丧失、细胞集堆生长、细胞在软琼脂中集落形成，肿瘤细胞体外培养和接种裸鼠成功等。

间变基本上是一个不可逆的变化。

（五）异型增生

异型增生（Dysplasia）又称为不典型增生（atypical proliferation），主要指上皮细胞异常增生，表现为增生细胞大小不一，核大、深染或空淡，核仁可显著，核浆比增大，核分裂象增多，细胞排列紊乱，极向消失。根据细胞异型程度可分成轻度、中度和重度 3 级。上皮来源的癌前病变大多通过异型增生而进展为癌。特异型增生用于能进展为癌的细胞学和以结构异常为特征的前驱病变，而不典型增生则为炎症、修复和肿瘤等引起的形态学改变，表现出细胞的异形性、失极性，并可有较多的核分裂象，或出现特殊的酶反应。不典型增生与一般增生明显不同，但又非真正的间变，一旦刺激消除，病变组织可以恢复正常。也有少数不典型增生的细胞进而恶变，成为恶性肿瘤。应该说，不典型增生是一种细胞生物学中出现的不稳定现象。不典型增生可发生于各种组织，以上皮组织如子宫颈为例，根据其病变范围可分为轻、中、重 3 级。凡不典型增生的细胞仅限于上皮层的下 1/3 者为轻度（Ⅰ级），占下 2/3 者为中度（Ⅱ级），不典型增生累及上皮全层者为重度（Ⅲ级）。重度不典型增生与原位癌难以鉴别，两者有前后的演进关系。

（六）化生

化生（Metaplasia）是指一种分化成熟的细胞为另一种分化成熟的细胞所替代的过程。亦指一种细胞或组织，在某些因素作用下，由一种组织变为另一种组织。一般认为组织的化生通常为器官或组织的保护性反应。并非由一种成熟的细胞直接转变成另一种成熟的细胞，而是由比较幼稚的细胞通过增生转变而成。

（七）假瘤

假瘤（Pseudotumor）指的是类似瘤块的病变，但无肿瘤特征，不是真性肿瘤。其与"瘤样病变"不同者在于不能将瘤样病变直接用于诊断，必须分别写明病名，如增殖性肌炎、肝局灶性脂肪变等，从而被理解为瘤样病变。而假瘤可直接用作诊断名称，如肺炎性假瘤、肺假性淋巴瘤、眼眶炎性假瘤等。假期的病理形态和预后随性质而定，可以是一般炎症，也可以是增生性病变。当然，为避免混淆，"假瘤"一词最好不用。

（虞向阳）

第三节　肿瘤的流行病学

一、与种族的关系

肿瘤在不同种族的发展有明显差异。例如鼻咽癌以中国人常见，尤以广州方言区的人群发病率最高，移居海外的华侨也有同样情况。在美国西海岸定居 50 年以上的华裔后代患鼻咽癌的发病率仍是当地美国白人的 30~40 倍。原发性肝癌是非洲班图人最多见的恶性肿瘤，而其他非洲人并不高发。印度人口腔癌发病多，哈萨克人食管癌较常见。皮肤癌与不同人种皮肤色素沉着有关。这些都表明肿瘤在不同种族中分布是不同的。各族混杂居住的地区，这种差别更显突出。如马来西亚住着 3 个种族，调查发现，马来西亚人淋巴肉瘤发病较多，印度人口腔癌高发，中国人则以肝癌、鼻咽癌常见。新加坡的统计也有类似的结果：华侨远较该地的马来西亚人、印尼人、越南人、泰国人多患有鼻咽癌。就华侨而论，以说广州方言者鼻咽癌最高发，说潮州方言者和说客家方言其次，说福建方言者最低，食道癌则刚好相反。不同种族人群肿瘤的分布特点不同，不一定是种族易感性不同的结果，更可能是生活习惯不同所造成。

二、与经济的关系

据报道，波兰城市胃癌残废率较农村低，与社会经济阶层之间呈负相关，即收入高的阶层死亡率低，相关系数男女一致。波兰认为胃癌的发生与吃霉变马铃薯有关，减少摄入霉变马铃薯后胃癌开始减少。美国胃癌发生率在 20 世纪 30 年代较高，后一直下降，与其经济增长有关。日本胃癌一直居世界之首，死亡率约达 50/10 万（1960 年），后逐年下降，与 20 世纪 50 年代末 60 年代后经济起飞密切相关。经济决定饮食构成。日本癌症研究所所长平山维氏认为，多喝牛奶和食用新鲜蔬菜，少吃腌制食物，是胃癌死亡率下降的主要原因，而经济条件决定上述饮食的选择。

肠癌与胃癌恰恰相反，随着经济水平的提高，肠癌（主要是结肠癌）死亡率增高，呈正相关。

肝癌死亡率高者为非洲和南亚经济不发达的国家。可能是由于穷困，饮食选择性不大，从欧美输入大量霉变食物（发霉花生、玉米等），摄入黄曲霉素较多，加之地处热带，食物贮存条件不好，易霉烂等，造成了肝癌高发。

乳腺癌在经济发达国家日渐增多，我国城市发病也与日俱增。研究表明，与接入高脂肪有关。宫体癌多发于富有阶层。宫颈癌则多见于穷人，与生活卫生条件（如用水）不好，卫生知识水平低，性生活不卫生有关。

有人按经济收入研究口腔、喉管和肺癌，发现收入低者患上述 4 种癌症发生率均高，其次为中等收入者，最后为高收入者。

三、与环境的关系

1775 年英国外科医生波特首先指出，人类患癌是接触环境的结果。目前已知，气象、气候、地理、地质、土壤、水源、地球化学、动植物生态均可影响癌症的发病。癌从环境来看，首先表现在癌症具有明显的地域特征。据调查，在干旱的山区和丘陵地区食道癌发病率较高，热带、亚热带沿海潮湿多雨地区肝癌发病率较高，年平均温低于 16℃ 的一些谷地（非洲）伯基特淋巴癌多见；土壤中含镁量较高，胃癌发病率较低；工业区多风地带肺癌发病率较高。

癌症也与环境密切相关，又表现在它有明显的职业特征。两百多年前，英国医生已发现长期与防锈剂接触的铁路工人，各部位癌肿发病率都有升高趋势；锡矿职工由于在其工作场所粉尘中和烟尘小有 15 种无机化学物质可能发生致突变和致癌作用，故肺癌发病率较高；合成染料厂中患膀胱癌的工人较一般人多；大量接触放射性物质的工人易患白血病；铀矿工人和石棉矿工人肺癌的发病率都高。据美国报告，使用石棉的工厂中，吸烟可使患癌率增加 8 倍。另据荷兰报道，养鸟是导致肺癌的重要原因，养鸟的危害性比吸烟还大。养鸟者比不养鸟者肺癌发生率高8倍。因鸟羽绒中散布的微尘可引起肺癌。

大量的肿瘤流行病学分析研究表明：癌的病因80%～90%是环境因素。医学家们将因素分为两类：一类是与人的生活方式密切相关的社会因素和行为，如吸烟、饮酒、不良饮食习惯及生活规律等；另一类是环境中的有害物质，如空气及水的化学污染、滥用药物等。目前学者认为前一类因素更为重要。根据西方学者的估计，不同环境因素在致癌作用中所占的比例分别是：饮食习惯约占36%；吸烟约占30%；饮酒约占3%；生育及性行为约占7%；食品添加剂影响约占1%；职业有害因素约占4%；环境污染约占4%；可影响健康的工业产品约占1%；药物及医疗过程问题约占1%；地质物理因素约占3%；各种感染因素可能为10%。

由此可见，不良饮食习惯、吸烟及饮酒这三项与人的生活方式密切相关的因素，在所有环境因素中约占70%，因此，如果我们能以科学的方法来指导生活和饮食习惯，持之以恒地养成良好的生活饮食方式，同时积极有效地改善生产、生活和公共环境，那么人类患癌症的机会概率大大降低。

包括空气污染、杀虫剂、农药等污染，伴随工业化、都市化进程加速而使癌症死亡率有所增加。如汽车废气、家庭煤烟含3、4－苯并芘等致癌物，可致肺癌。70年代上海肺癌死亡率为50年代的几倍，最高点在闹市区。我国各大城市及其远近郊县男性肺癌死亡率的差别与环境污染关系密切。

上述致癌因素可概括为社会环境与生活方式、行为两大方面。据此，WHO做出结论：防治癌症主要靠社会和行为措施。当然，并不否定技术和药物的作用。但这些往往受社会因素制约，如防治工作能否落实，就与社会制度、防疫网的健全等因素有关，目前，我国河南林县食管癌的防治工作效果较为显著，甚为世界人士所称赞。

四、与饮食结构的关系

经过调查发现，女性癌症患者的50%、男性癌症患者的30%可能是由于饮食因素引起的。因此，"癌从口入"这句话有一定道理。例如，长期喜食过咸的食物，会破坏胃黏膜的功能，使胃溃疡疾病转化为胃癌。其他盐腌、烟熏、烤制的食物，如咸肉、腊肠、熏鱼、火腿、咸菜等，由于在加工过程中使用过量的色素添加剂和形成亚硝胺等物质，故长期偏食这类食物也易致癌。日本患胃癌人多可能与常食腌制食物有关。其次，癌从口入还与人体摄入各种维生素及微量元素不足有关。例如，如食用含硒不足的食物，则大肠、乳腺、卵巢、喉、胰腺等癌症的发病率就大大增加。而摄入维生素不足，因身体的抵抗力弱，也容易诱发癌症。科学研究表明，口腔、咽喉、食道、胃、前列腺、直肠、结肠、肺、乳腺等部位的癌症均与饮食有关，可以通过改变饮食习惯和饮食结构来防治。为此，在饮食方面应注意以下几点：

1. 不吃霉变食物　现已查明，发生霉变的玉米、花生的黄曲霉能产生黄曲霉素B_1，这种霉素可诱发肝癌。某些霉素滴入气管内可引起致癌，注入皮下可引起纤维肉瘤。

2. 不能过量吃高脂肪食物　脂肪本身不会致癌，但长期多食脂肪食物，会使大肠内的胆酸和中性胆固醇浓度增加，这些物质在体内蓄积而诱发结肠癌。高脂肪食物还能增加催乳激素的合成，促使发生乳癌。据调查，美国结肠癌的发病率比非工业化国家高10倍，乳腺癌高5～10倍，均与高脂肪饮食有关。

3. 不吃已被污染的食物　例如被农药、化肥、石棉、纤维多环烃化合物和重金属污染的主食和副食，一旦进入人体，就会引起组织细胞发生突变而致畸、致癌。如智利盛产硝石，广泛使用硝酸盐肥料，使粮食中硝酸盐的含量过高，造成了亚硝胺致癌的物理化学因素。

另外，水源污染也是癌从口入的重要原因。污水中可能包括有致癌的金属离子、苯并芘及黄曲霉素等毒物。因此，保护环境、防止污染、采用净水装置等提高水质，亦是防止癌从口入的重要环节。

最后还要强调的是不偏食。什么是营养？有人会回答："杂吃就是营养"。为防止体内引起营养素缺乏，就要提倡杂吃。

只要在日常饮食中加以注意，就可把"癌从口入"降到最低程度。

我国以胃癌、食管癌及肝癌多见。初步研究认为，与喜欢吃发酵霉变食物，吃新鲜蔬菜少有关。如南方是胃癌低发区，广东人饮食以"生、冷、淡"为特征，居全国胃癌低发区，而北方则因气候条件，冬季吃腌菜、咸菜较多，缺少维生素 C，不利于阻断致癌亚硝胺类化合物的形成。同时，食管癌高发区（如太行山区四周等），人们喜吃发酵霉变的酸菜。肝癌高发区江苏启东、海门县，广西扶绥县，人们吃玉米多，受海洋性气候影响，潮湿多雨，粮食易霉变。所以珠江三角洲、长江三角洲、雷州半岛、北部湾附近，甚至山东半岛的沿海地区，肝癌都较高发。胃癌与暴饮暴食、食道癌与营养不平衡有关。

经济发达国家的肠癌、乳腺癌发病率较高，则与高脂肪饮食密切有关。日本移民于美国由于饮食因素改变，很快患胃癌率下降，肠癌上升，接近于美国白人。

丈夫吸烟危害妻子。吸烟者妻子的肺癌死亡率比丈夫不吸烟者高 1 倍。如果妻子也吸烟，则又高于 1 倍。国外对吸烟的危害比较清楚，社会舆论也很重视，健康教育工作较深入，使近年吸烟率有所下降。我国却相反，吸烟率逐年上升。新中国成立以来，人口增加 1 倍，香烟产量增加了 10 倍，同时所产烟含焦油高，每支超过 25mg，危害严重。吸烟所致肺癌常须十多年或数十年才见后果。英国牛津大学比图认为：根据上述数据，中国每年有 3 万男性因吸烟致癌而早死，另外 3 万死于其他非癌疾病。预计到 2025 年，每年肺癌人数增到 90 万，加上 1 倍的其他疾病，总计有 180 万人死于吸烟所致的过早死亡，为目前全国每年死于全国癌症人数的 1 倍。这是一个触目惊心的数字。

据 WHO1986 年一份报告指出：全世界每年有 100 万人早死，其中 60% 的肺癌新病例由吸烟引起，预测到 2000 年每年有 200 万。90% 肺癌，70% 慢性支气管炎和 25% 心脏病与吸烟有关。不论发达国家还是发展中国家，吸烟都成了严重问题，每年 850 亿美元用于香烟消费，平均每个人（包括男女和儿童）每年吸 1 000 支烟。美国全部死因中 25% 是由吸烟引起，全部癌症死因中 1/3 是吸烟。吸烟可增加 20 种病的危险性，同时也增加十多种癌症的危险性。其中与肺癌关系最为密切。日本新近报道了吸烟支数与肺癌死亡的关系。

五、与年龄、性别的关系

无论男女老少都有可能患癌症，但是男性和女性在发生各种肿瘤的可能性上，是有差别的。一般恶性肿瘤男性比女性高发，两者比例为 1.4：10，通常 10 岁以下男性发病率较高，15～50 岁则以女性发病率较高，50 岁以后，男性的发病率又超过女性。在各种肿瘤中，上消化道和呼吸道癌，男性明显高于女性，而乳腺癌和生殖器官、胆变和甲状腺肿瘤以女性多见。据我国肝癌高发区调查，患肝癌的男女比例将近 4：1，不同年龄组所患肿瘤有明显差别，儿童肿瘤患者约 50% 为急性白血病；中年人以肝癌、胃癌发病率较高；老年人以肺癌、食管癌最多。

六、与婚姻的关系

美国新墨西哥大学的专家们分析了 2 800 份癌症患者病历，研究了婚姻状况对癌症的诊断、治疗和幸存概率的影响。分析结果表明：单身者、离婚者或丧偶的人，在医生诊断患者有癌症之后一般比结婚的人在发现癌症后死得早。而且结过婚的人在癌症早期做出诊断的可能性也比单身的人多。更为重要的是，在发现患有癌症后 5 年仍然活着的人的概率，结婚者比单身者高 2 倍多。为什么结婚的人会有这些特点呢？专家们认为可能是因为配偶双方互相关心，常常能较早地注意到一些癌症的早期症状并及时到医院检查，获得早期诊断，而且在确诊后，也可以从配偶方得到更多的慰藉。另外，结婚者精神健全程度一般比较高，比单身的人更易经受得住癌症的精神打击。

七、与性生活不洁的关系

性行为也是社会行为。如多个性伴侣、性生活不卫生、宫颈炎症等，宫颈癌发病率高。据我国研究，阴茎癌与宫颈癌死亡呈正相关。特别据高发区调查，华中一带山区冬季无取暖设备，洗澡少，宫颈癌高发。但华南的高山区有洗澡习惯，则呈低发。

八、与文化水平的关系

卫生知识水平、生活方式和行为，对癌症发病也有影响。我国研究显示，45～54 岁癌症死亡率中，大学文化 9.32/万、高中 14.38/万、初中 13.35/万、小学 18.17/万、文盲 12.47/万，美国资料与我国近似。芬兰对 20～59 岁的人群做了 7 年研究，受教育少于 8 年的人群其癌症相对危险性较受教育高于 8 年增加 1 倍。

九、与社会心理的关系

心身疾病中也包括一部分癌症，即社会心理因素可促进某些癌症的发生或死亡。我国胃癌流行病学研究说明，受过严重社会刺激和爱生闷气者，特别是吃饭生闷气的人，较易患胃癌。肿瘤学者发现，忧郁型性格易患癌症。据报道，B 型（抑制型）性格易患癌，系由失望、焦虑、忧郁等情绪，通过中枢神经系统降低免疫功能对致癌物质的防御能力，增加了患癌的危险性。

我国的初步研究证明，孤僻少言、消极离群性格的人比其他性格者易患癌症。美国报道，剧烈的社会心理刺激（如婚姻状况）对癌症的死亡发生作用：15～64 岁男性白人，已婚者呼吸道癌死亡率 28/10 万，消化道癌死亡率 27/10 万；离婚者呼吸道癌上升到 65/10 万，消化道癌上升到 48/10 万。同样倾向也见于非白种人，离婚者比已婚者死亡率高 1～2 倍。

（虞向阳）

第二章

肿瘤临床诊断与标志物检查

第一节 肿瘤临床诊断

疾病的正确诊断是临床医师应用医学基础知识和临床实践经验才智，综合多学科知识技能的分析过程，是几个世纪发展起来的技能。肿瘤的临床诊断和其他疾病的诊断相似，即包括询问病史、体格检查、常规化验和特殊检查（包括影像学、免疫学、内镜和病理等）。肿瘤的临床正确诊断，尤其是早期诊断，是施行合理治疗和治疗成功的基础，首诊医生负有重大责任。肿瘤的临床表现多种多样，临床医师要熟悉不同类型肿瘤的临床症状，尤其是早期症状，还应熟悉各种辅助诊断方法的内容及其应用的特点。在诊断过程中要与相应医技科室医师密切配合，才能尽早作出正确诊断。

一、询问病史

一切疾病的诊断必须从询问病史入手，肿瘤的诊断也一样，对于前来就诊的患者，临床医师必须首先认真、细致地询问病史，注意倾听患者主诉及其回答病史询问的要点。采集全面准确的病史是正确诊断的重要依据之一。根据病者诉述的病史、起病原因和病程发展情况进行分析、归纳、判断，以便有目的地进行全面而有重点的体格检查及其他特殊检查。综合病史和临床有关检查项目，作出正确的诊断。在询问病史时应注意下述几方面。

（一）肿瘤的临床表现

患者因肿瘤发生的部位和性质不同，其临床表现多种多样，归纳如下。

1. 局部表现 如下所述。

（1）肿块：此为肿瘤患者常见的主诉，患者常常由于自己摸到或发现身体某部有肿块就诊。肿块可发生于身体的任何部位，位于或邻近体表者，如皮肤、软组织、乳房、睾丸、肢体、口腔、鼻腔、肛管、直肠下段均可扪及。有时可在颌下、锁骨上、腋窝、腹股沟处扪及转移淋巴结。内脏肿瘤较大时也可扪及。

（2）肿瘤引起的阻塞症状：多见于呼吸道、消化道患者，如喉癌、舌根癌引起呼吸困难；肺癌完全或部分阻塞支气管引起肺不张和各种呼吸道症状；食管癌引起吞咽噎感、吞咽疼痛、吞咽困难；胃窦癌引起幽门梗阻，患者发生恶心、呕吐、胃胀痛；肠肿瘤阻塞肠腔时，引起肠梗阻症状（腹痛、腹胀、恶心、呕吐、肠鸣音亢进，甚至不能排便、排气）。

（3）肿瘤引起的压迫症状：纵隔肿瘤，如恶性淋巴瘤、胸腺瘤、畸胎瘤或纵隔转移癌压迫上腔静脉时，出现头、面、颈、上胸壁肿胀，胸壁静脉怒张，呼吸困难，发绀等症状；甲状腺癌压迫气管、食管、喉返神经时，可引起呼吸困难，吞咽困难，声嘶；腹膜后原发或继发肿瘤压迫双侧输尿管时，可导致尿少、无尿和尿毒症；前列腺癌压迫尿道口时，引起尿频、尿痛、排尿困难和尿潴留。

（4）肿瘤破坏所在器官结构和功能：骨恶性肿瘤破坏骨，导致邻近关节功能障碍，甚至引起病理性骨折，使患肢功能丧失；脑肿瘤压迫破坏患处脑组织功能，引起相应的定位症状（抽搐、偏瘫、失语等）与颅内压增高症状（头痛、呕吐、视力障碍）；肺癌、胃肠道癌、膀胱癌等破坏所在器官，患者发生咯血、呕血、便血、血尿。

（5）疼痛：亦为患者就诊时常见的主诉。肿瘤初起一般无疼痛，但发生于神经的肿瘤或肿瘤压迫邻近神经，或起源于实质器官及骨骼内肿瘤生长过速，引起所在器官的包膜或骨膜膨胀紧张，产生钝痛或隐痛；肿瘤阻塞空腔器官，如胃肠道、泌尿道，产生疼痛，甚至剧痛；晚期肿瘤，侵犯神经丛、压迫神经根可发生顽固性疼痛；腹腔肿瘤大出血，或引起胃肠穿孔发生急性腹痛；肿瘤骨转移可产生骨痛。

（6）病理性分泌物：发生于口、鼻、鼻咽腔、消化道、呼吸道、泌尿道、生殖道等器官的肿瘤，如向腔内溃破或并发感染，常有血性、脓性、黏液性或腐臭性分泌物自腔道排出，如鼻咽癌涕血、肺癌血痰、泌尿道癌血尿、直肠癌便血等。

（7）溃疡：发生于皮肤、黏膜、口腔、鼻咽腔、呼吸道、消化道、宫颈、阴道、外阴等处肿瘤，常易溃烂并发感染，有腥臭分泌物或血性液排出。皮肤癌患者多以溃疡为主诉就医。

2. 全身表现　肿瘤的早期无明显的全身症状，随着肿瘤的发展，可出现下列症状。

（1）发热：不少肿瘤患者以发热为主诉。发热常见于恶性淋巴瘤、肝癌、肺癌、骨肉瘤、胃癌、结肠癌、胰腺癌及晚期癌患者；热型不一，一般持续低热，亦有持续性高热和弛张热。恶性肿瘤并发发热的机制有：肿瘤细胞、白细胞和体内其他正常细胞产生"内源性致热原"，作用于丘脑下部，引起体温调节障碍；肿瘤内出血、坏死，产生毒性物质，使机体对异性蛋白过敏；并发感染；少见的体温调节中枢转移。

（2）进行性消瘦、贫血、乏力：为晚期癌症患者多见的症状。食管、胃、肝、胰、结肠的癌症患者，因进食、消化、吸收障碍，较多发生此类症状。凡40岁以上主诉为进行性消瘦、贫血的患者，均应细心检查。

（3）黄疸：如患者主诉为黄疸，首先应考虑胰头、胆总管下段、胆胰管或十二指肠乳头等处发生肿瘤的可能，为肿瘤压迫与阻塞胆总管末端所致。原发性肝癌、转移至肝的癌结节压迫肝门区肝管，亦可出现黄疸。

3. 肿瘤伴随综合征（paraneoplastic syndrome）　恶性肿瘤的临床表现，除了肿瘤原发和或转移性引起外，还有由肿瘤产生的异常生物学活性物质引起患者的全身临床表现，统称为肿瘤伴随综合征或副癌综合征，也称肿瘤"远隔效应"。本综合征有时可在肿瘤局部症状出现前呈现，及时发现这些征象，有助于原发肿瘤的早期诊断。

（1）皮肤与结缔组织方面表现：①瘙痒：恶性淋巴瘤，尤其是霍奇金病，常以皮肤瘙痒为首发症状。脑瘤特征性瘙痒限于鼻孔。其他伴发的有白血病、内脏肿瘤。凡40岁以上有进行性瘙痒病者，提示有恶性肿瘤可能。②黑棘皮病：本病特征是皮肤呈乳头状增殖，弥漫性色素沉着，过度角化和皮损呈对称性分布于皮肤皱褶部位（颈、腋、会阴、肛门、外生殖器、腹股沟、大腿内侧、脐部、肘与膝关节屈侧等）。多见于40岁以上患者。最常伴有胃肠道癌、肝癌、胰癌、肺癌和乳腺癌。常在癌症确诊前出现。③皮肌炎：是以对称性进行性近端肌肉软弱和典型的皮肤损伤为特征的炎症性肌病。伴发的肿瘤以乳腺癌、肺癌为多，其次为卵巢癌、宫颈癌、胃癌、大肠癌及恶性淋巴瘤，也与鼻咽癌并存，常在肿瘤有症状前出现。④匐行性回状红斑：是一种全身性皮炎，奇形怪状，斑马样或红斑块样改变，常见于食管癌、乳腺癌、肺癌、胃癌和宫颈癌。⑤带状疱疹：伴发的肿瘤以恶性淋巴瘤最多。其他有胃癌、肺癌、肠癌、前列腺癌、食管癌、阴茎癌、子宫颈癌、乳腺癌等。目前认为，这是由于免疫功能低下病毒感染的结果。

（2）肺源性骨关节增生：主要表现为杵状指、肺性关节痛、骨膜炎和男性乳房肥大。见于肺癌、胸膜间皮瘤及已发生胸内转移的恶性肿瘤（结肠癌、喉癌、乳腺癌、卵巢癌、成骨肉瘤、霍奇金病等）。此症多数出现于原发肿瘤症状前几个月。

（3）神经系统方面表现：①多发性肌炎：症状通常是近端肌进行性无力，手臂伸肌比屈肌先受累，病变肌肉有触痛但不萎缩，反射可以消失或减弱。乳腺癌、宫颈癌、胆囊癌、肺癌、肾癌、卵巢癌、胰腺癌、前列腺癌、直肠癌、甲状腺癌及白血病和淋巴瘤都可伴有此综合征。②周围神经炎：症状为四肢感觉异常及疼痛，以至丧失感觉，可伴有肌无力，最常见于肺癌，亦见于多发性骨髓瘤、霍奇金病、白血病、胰癌、胃癌、结肠癌、乳腺癌和卵巢癌。③肌无力综合征：初发症状多为肌力减退、乏力，随后出现上肢无力、口腔干燥、眼睑下垂、复视、轻度视力障碍、声音嘶哑和阳痿等症状，肌力低下以下肢近端肌群最显著。常伴发于肺癌，可在肺癌确诊前几个月至几年出现。

（4）心血管方面表现：①游走性血栓性静脉炎：其特征是静脉炎局部疼痛和压痛，可触及索状物，局部水肿，但不伴红、热等炎症表现，具有游走性，在不同的部位反复出现。任何内脏肿瘤均可出现，以胰腺癌最多。②非细菌性血栓性心内膜炎：原因不明，表现为血纤维蛋白在心瓣膜积储成疣状血栓，导致脑、冠状动脉或四肢的动脉栓塞和猝死，多见于胃癌、肺癌或胰腺癌。

（5）内分泌与代谢方面表现：①皮质醇增多症：亦称"异位促肾上腺皮质激素（ACTH）分泌综合征"。患者可有皮肤色素沉着、虚弱、肌无力、水肿、糖尿、高血压及低钾性碱中毒等症状，亦可出现精神障碍。此综合征最多见于肺癌、恶性胸腺瘤和胰腺癌，偶见于乳腺癌、胃癌、结肠癌、宫颈癌等患者。此综合征可与肿瘤其他症状同时、之前或之后出现。②高钙血症：临床表现为厌食、恶心、呕吐、便秘、嗜睡和精神错乱。最常见于肺癌、肾癌和乳腺肿瘤，也可见于肝癌和结肠癌，高血钙症是癌症患者常见的并发症。③低血糖症：功能性胰岛细胞瘤是最常见的产生低血糖的肿瘤，其次为肝癌，偶见盆、腹腔腹膜后间叶组织肿瘤。④高血糖症：以肾上腺嗜铬细胞瘤为多，次为胰腺癌。⑤低血糖症：患者可有恶心、呕吐和嗜睡，有些患者表现出水中毒症状，见于肺癌、胰腺癌、胸腺癌、十二指肠癌和恶性淋巴瘤。⑥类癌综合征：临床表现为阵发性潮红、发绀、腹痛、腹泻和哮喘样发作等。通常见于消化道（阑尾、结肠和直肠）类癌，亦见于支气管腺癌、肺癌、甲状腺髓样癌和胰腺癌等。

（6）血液方面表现：①慢性贫血：常见于内脏癌症患者。原因可能是由于出血、营养缺乏、红细胞生成障碍、红细胞寿命缩短而溶血增多等。②红细胞增多症：多见于肝癌与肾癌患者。其原因是肿瘤产生一种类似或相同于由肾、肝产生的促红细胞生成素含量增高。③类白血病反应：癌症患者可发生嗜酸细胞增多症，较常见于结肠癌、胰腺癌、胃癌和乳腺癌患者。淋巴细胞类白血病反应可发生于乳腺癌、胃肠癌和肺癌患者，可能与肿瘤的坏死或肿瘤毒性物质释放或病灶转移有关。④纤维蛋白溶解性紫癜：肺癌、前列腺癌、急性白血病、胰腺癌等患者可伴凝血因子 I 缺乏引起的出血性紫癜。⑤血小板增多：多见于慢粒、霍奇金淋巴瘤及其他实体瘤，无法解释的血小板增多可能是肿瘤的早期征象。

4. 十大警告信号　根据我国特点，全国肿瘤防治研究办公室提出了我国常见肿瘤的十大警告信号，这可作为人们考虑癌症早期征兆的参考。

（1）乳腺、皮肤、舌部或者身体任何部位有可触及的或不消的肿块。

（2）疣（赘瘤）或黑痣明显变化（如颜色加深、迅速增大、瘙痒、脱毛、渗液、溃疡、出血）。

（3）持续性消化不良。

（4）吞咽食物时哽噎感、疼痛、胸骨后闷胀不适、食管内异物感或上腹疼痛。

（5）耳鸣、听力减退、鼻塞、鼻出血、抽吸咳出的鼻咽分泌物带血、头痛、颈部肿块。

（6）月经期不正常的大出血，月经期外或绝经后不规则的阴道出血，接触性出血。

（7）持续性嘶哑、干咳、痰中带血。

（8）原因不明的大便带血及黏液，或腹泻、便秘交替，原因不明的血尿。

（9）久治不愈的伤口、溃疡。

（10）原因不明的较长时间体重减轻。

（二）患者的性别、年龄

癌多发生于中年以上和老年人，但肝癌、结肠与直肠癌、甲状腺癌等亦见于青少年。肉瘤一般以青少年及儿童多见，少数亦见于中年和老年人。消化道癌、肺癌以男人为多，乳腺癌主要发生于 40 岁以上的妇女，极少数男性也患乳腺癌。小儿恶性肿瘤以起源于淋巴、造血组织、神经组织和间叶组织较多；肾母细胞瘤、神经母细胞瘤、视网膜母细胞瘤在 4~5 岁以前发生最多。

（三）病程

良性肿瘤的病程较长，可存在数年以至数十年，如在短期内迅速增大，意味着转变为恶性的可能。

恶性肿瘤发展较快，病程较短。

（四）肿瘤家族史

乳腺癌、子宫癌、胃癌、直肠癌、视网膜母细胞瘤、白血病等可能有遗传倾向。故必须询问家族成员中有无肿瘤发病情况。

二、体格检查

体格检查是肿瘤的最重要部分。通常根据患者主诉某些症状的特点，对有关器官组织进行仔细的和有目的体格检查。为了避免误诊和漏诊，常规对所有疑为肿瘤的患者采用视诊、闻诊、触诊、叩诊和听诊五法进行全身检查和肿瘤局部检查。

（一）全身检查

全身检查的目的在于确定患者是否患肿瘤，为良性或恶性，原发性或继发性，身体其他器官组织有无转移，同时检查重要器官的功能情况，以决定能否耐受手术或放疗、化疗等措施。

1. 视诊　观察患者的精神状态、体质和营养状况，以判断肿瘤对全身的影响程度。局部视诊，需从头、面、五官、颈、胸、腹、背、脊柱、四肢、肛门和外生殖器等处观察肿瘤大小、形态和异常表现，了解肿瘤的局部概况。例如，边缘隆起、基底凹凸不平的溃疡，一般为皮肤癌。头、面、颈、胸壁皮下水肿，颈部及上胸壁静脉怒张、气促，多为纵隔肿瘤压迫上腔静脉与气管所致。

2. 闻诊　发生于皮肤、口腔、鼻咽腔、外阴、肛管、宫颈等癌症，因溃烂、感染可排出恶臭分泌物，患者就诊检查时，常可闻到腥臭气味。

3. 触诊　触诊为体表及深部肿块的重要检查方法。凡在肢体皮肤、软组织、骨骼、淋巴结、腮腺、甲状腺、乳腺、口腔、鼻咽腔、肛管、直肠、子宫及附件、阴道和腹腔等处的肿瘤，均需进行触诊检查或双合诊检查。触诊可初步确定肿瘤的发生部位、表面情况、形状、边界、活动度、硬度、大小，有无波动、压痛、搏动，局部温度是否升高，局部淋巴结与邻近器官是否受累。

4. 叩诊　叩诊常用于胸腔和腹腔器官的物理检查。肺癌并发胸腔积液时，患侧叩诊呈浊音。恶性肿瘤侵犯心包、心脏，引起心包积液，叩诊心脏浊音界加宽。腹部叩诊为实音，可能为实体性肿瘤，但在肿瘤上面覆盖有肠管时叩诊发出鼓音。

5. 听诊　喉癌破坏声带，甲状腺癌或纵隔肿瘤压迫喉返神经，引起声音嘶哑。肺癌引起肺不张，听诊时可发现呼吸音减弱或消失。结肠癌、直肠癌患者并发肠梗阻时，于腹壁可听到肠蠕动音亢进和高调气过水音。血管丰富的肿瘤，如骨肉瘤、甲状腺癌、肝癌、胰腺癌和蔓状血管瘤、动脉瘤等处，常可听到震颤性或响亮的血管杂音。

（二）局部检查

局部检查的目的在于确定肿瘤发生的部位与周围组织的关系，着重检查肿块与区域淋巴结受累情况。

1. 肿块　肿块为肿瘤患者最常有的临床表现，注意检查肿块下述几项特点。

（1）肿瘤部位：以视诊、触诊明确肿瘤发生部位及肿瘤侵袭范围。内脏肿瘤除触诊外，通常需做特殊检查（如影像学检查、内镜检查）来确定部位。

（2）肿瘤大小：肿瘤的长度、宽度和厚度以厘米记录，一般仅能测量肿瘤的长度和宽度（肿瘤的最长径和最大垂直直径）。

（3）肿瘤的形状：良性肿瘤多为圆形或椭圆形，如纤维瘤、神经纤维瘤、腺瘤，而脂肪瘤呈分叶状；恶性肿瘤多呈不规则状。

（4）肿瘤边界：良性肿瘤有完整包膜，边界清楚，恶性肿瘤浸润生长，边界不清。

（5）肿瘤的硬度：癌多坚硬或韧实，其中央坏死有囊性感；脂肪瘤质软；纤维瘤、纤维肉瘤、横纹肌肉瘤等质韧实；恶性淋巴瘤如橡皮样硬度，略带弹性；甲状腺、乳腺及卵巢囊性肿瘤呈囊性感，但囊内充满液体则韧实；骨肉瘤一般坚硬；海绵状淋巴管瘤质软有压缩性。

（6）肿瘤表面：注意肿瘤表面皮肤颜色是否正常或潮红，有无结节、平滑或凹凸不平，肿瘤与皮肤或基底有无粘连，皮肤及皮下静脉怒张情况，有无溃疡。良性肿瘤表面多平滑。恶性肿瘤表面多凹凸不平，静脉怒张明显或溃疡；皮肤基底细胞癌溃烂后多呈鼠咬状溃疡。

（7）活动度：良性肿瘤与周围组织无粘连，活动度好；恶性肿瘤早期多可活动或活动度受限，中后期活动度低或完全固定。

（8）压痛：如肿块有压痛，通常为炎症、外伤或血肿；肿瘤肿块一般无压痛，如溃烂、感染或压迫邻近神经者多有轻、中度或重度压痛。

（9）皮肤温度：肿块局部皮肤温度升高，提示为炎症或血管性肿瘤；某些富于血管的肿瘤，如骨肉瘤、血管肉瘤、妊娠哺乳期乳腺癌，其患部皮肤及皮下血管充血，局部皮肤温度多较高。

（10）搏动和血管杂音：主动脉瘤、动静脉瘘、蔓状血管瘤及富于血管的恶性肿瘤（如骨肉瘤）的患部，可触到搏动和听到血管杂音。肝癌肿块表面腹壁亦可听到血管杂音。

2. 体表淋巴结检查　体表淋巴结检查，对于区别淋巴结肿大的原因，了解肿瘤患者有无区域淋巴结转移和制订治疗方案有重要意义。体表淋巴结主要有左右侧的颈部、腋窝和腹股沟六大淋巴结群，还有左右肘部和腘窝淋巴结。全身体格检查时，着重检查双颈部、腋窝和腹股沟部位淋巴结。对于肿瘤发生部位的淋巴引流区域，要仔细检查有无淋巴结肿大，淋巴结硬度、大小、数目、分散或融合等。

三、常规化验

化验主要是血、尿、粪三大常规检查，这对于肿瘤的确诊有相当大的帮助。如白细胞增多并在周围血中发现幼稚的白细胞，应考虑白血病。泌尿系统的肿瘤，常于尿中见到红细胞。骨髓瘤的患者，尿中有时出现本－周氏蛋白。尿的妊娠试验是绒毛膜上皮癌的主要诊断根据。尿液离心沉淀，可以找到泌尿系统肿瘤细胞。大便有黏液和红细胞，应考虑是直肠癌。潜血试验长期阳性提示胃肠道癌出血的可能。

红细胞沉降率、碱性磷酸酶、乳酸脱氢酶等项目已列入肿瘤患者的常规检查。

四、特殊检查

根据患者的病史和体格检查的结果，有目的地选做某些检查项目。临床医师必须熟悉各项检查的意义、指征和局限性。过多无意义的检查即延误时间、浪费钱，又增加患者的痛苦，应尽量避免。

1. 影像学检查　影像学检查包括 X 线摄片、计算机 X 线体层摄影（CT）、磁共振成像（MRI）、正电子发射型计算机断层术（PET）、超声波、放射性药物显像、放射免疫显像（RII）、发射计算机断层（ECT）。

2. 内镜检查　内镜用于临床，能及时发现受检器官、腔道肿瘤，特别是早期癌症或息肉恶变、异型增生及溃疡癌变。它包括食管、气管、胸腔、腹腔、子宫、膀胱、结肠等检查。常用的内镜有：食管镜、支气管镜、结肠镜、膀胱镜、胃镜、腹腔镜等。

五、病理检查

病理学检查是目前肿瘤诊断最为可靠的方法之一。

1. 细胞学检查　细胞学检查主要是收集胃液、痰液、胸腔积液、腹腔积液、尿液和阴道分泌物离心沉淀涂片或直接涂片，用特殊染色法在显微镜下找癌细胞。此法具有简便、安全、准确、迅速和经济等特点。

2. 组织学检查　为了明确病理组织学诊断，首先获得必要的组织做检查。常用的方法有以下几种。

（1）咬取活检：皮肤或黏膜上的肿块，用活检钳在肿瘤边缘与正常组织之间咬取标本。

（2）切取活检：在肿瘤边缘切取足够组织，淋巴结活检，要求取出有完整包膜的淋巴结。

（3）切除活检：体表肿瘤很小者，应将肿块全切除，切除时应包括肿瘤周围少许正常组织。

（4）针吸活检：用特制的针穿刺吸取组织送病理做组织学检查或做细胞涂片检查。常用于体表肿块、淋巴结、口腔、甲状腺、乳腺肿块等。

（5）刮取活检：多用于肿块表面、瘘管、子宫颈等处的肿瘤。用刮匙在肿块表面刮下组织，做病理切片检查，也可做细胞学检查。

六、诊断性手术

位于内脏的肿块，经使用目前可以应用的各种方法检查后，仍不能确定病变的性质，同时疑有肿瘤者，为了早期诊断和及时治疗，可以考虑诊断性手术，也可同时做肿瘤切除。

七、肿瘤临床分期

对患者采用前述各种检查方法，一旦确诊为癌症，在制订治疗方案之前，必须准确地估计肿瘤扩展范围，这种估计叫作"分期"。其重要意义在于：根据分期制订合理的治疗方案，客观地评价疗效，正确地判断预后，比较各种治疗方法，促进经验交流。常用的分期法有临床发展分期、临床病理分期和 TNM 分期等。本文介绍国际抗癌联盟（UICC）的 TNM 治疗前临床分期。

TNM 分期只用于未曾治疗过的患者，病变范围限于临床检查所见。

T 表示原发肿瘤，T_0 表示未见原发肿瘤，Tis 表示原位癌，T_1、T_2、T_3 和 T_4 表示肿瘤大小和范围，Tx 表示没有最低限度的临床资料判断肿瘤大小。

N 表示区域淋巴结，N_0 表示无淋巴结转移，N_1、N_2 和 N_3 表示淋巴转移的程度，N_4 表示邻区淋巴结有转移，Nx 表示对区域淋巴结不能做出估计。

M 表示远处转移，M_0 表示未见远处转移，M_1 表示有远处转移，Mx 表示对远处转移不能做出估计。

八、恶性肿瘤的诊断原则

1. 获得病理组织学的恶性证据　病理组织学证实恶性肿瘤的存在是个原则，诊断有怀疑时，要会诊，通常要追踪，治疗前应确定诊断。

2. 以前治疗缓解的患者，要获得复发的证据　原发肿瘤治疗缓解后发生转移时，要证明新病灶不是新原发恶性肿瘤，非恶性病变可以酷似癌，有怀疑的病灶要活检。

3. 利用临床上最可能导致诊断的征兆　体检、放射学检查或其他技术检查发现不正常和怀疑的病灶，可直接对怀疑的病灶进行检查，获得诊断证据。

4. 复查以前手术切除的恶性或非恶性组织的病理切片　如果患者的恶性或非恶性病变的临床表现是典型的，对最初的诊断产生怀疑时，要复查最初的病理切片，根据临床观察，可以提出新的见解和修改病理诊断。

5. 获得第二次鉴定　罕见的病例或临床的病例，可能有不同的诊断，通过进行会诊，进行第二次鉴定。

6. 分期　一旦病理组织学诊断完成，可以开始分期，根据分期确定治疗方案。

（虞向阳）

第二节　内镜检查

内镜是直接观察、诊断和治疗人体体腔或管腔内疾病的重要手段，它的出现可追溯到 200 多年前。但内镜诊疗技术的飞速发展始于 20 世纪 50 年代光导纤维内镜的发明。半个多世纪以来内镜已从消化道、呼吸道、泌尿道、胸腹腔发展至几乎全身所有管腔，甚至心血管病的诊疗应用。由于内镜检查直观，并可通过造影、采取体液与组织标本进行生化、细胞学和病理组织学检查等，从而显著提高了疾病的诊断水平；借助内镜尚可进行各种介入治疗，不仅使一些原需手术治疗的疾病避免了手术，而且可对目前尚不能手术的疾病找到相宜的治疗途径。

一、内镜的种类

（一）根据接物镜的位置分类

1. 前视式　前视式是目前使用最广泛的一种内镜。接物镜在前端平面，镜面可弯曲180°～210°，用于诊断和治疗食管、胃、十二指肠、小肠、结肠和胆管等多种部位的病变。

2. 侧视式　接物镜在镜身前端呈90°的侧面，主要用来观察十二指肠乳头、插管进行逆行胰胆管造影或做Oddi括约肌切开术等，也可以用来观察胃部特别是胃小弯的病变。

3. 斜视式　接物镜在镜身前端呈30°的斜面，可用于兼顾食管和胃肠的观察。

（二）根据镜体强度分类

1. 硬镜　镜身由金属＋玻璃透镜制成，光学图像质量高，不能屈转观察，如腹腔镜、关节镜。

2. 软镜　镜身由高强纤维＋导光纤维制成，光学图像质量低于硬镜，但镜体柔软可屈，如胃镜。

（三）根据成像方法分类

1. 光学内镜　光学内镜通过物镜＋导光玻璃纤维/玻璃透镜＋目镜，直接观察病灶，如纤维胃镜。

2. 电子内镜　电子内镜通过物镜＋图像传感器＋电子显示器，间接观察病灶，如电子胃镜。

（四）根据用途分类

1. 消化系统　如下所述。

（1）食管镜。

（2）胃镜。

（3）十二指肠镜。

（4）胆管镜。

（5）子母型胰胆管镜：母镜为十二指肠镜，子镜非常细，可经十二指肠镜通道插入十二指肠乳头后观察胰管及胆管。

（6）小肠镜：分为5种：①推进式：术者将小肠镜由口经食管、胃、十二指肠插入空肠进行检查。②导索式：患者先吞入一根细导索管。几十小时后这根导索从肛门排出，然后将它穿入内镜的活检钳通道，内镜沿着这根细索经肛门向深部小肠推进。③引锤式：内镜前端套上金属引锤。消化道的蠕动和引锤的重力作用，使其向小肠深处自然推进。④双气囊式：小肠镜前后有两个气囊交替充放气使小肠镜不断前进。⑤单气囊式：仅有一个气囊，进一步优化了内镜的操作性能。目前以双气囊式、导索式和单气囊式小肠镜比较成熟，它能对整个小肠进行观察、活检，还能对小肠液分段取样以研究小肠功能。

（7）结肠镜：分为4种：①短型800mm，可观察直肠、乙状结肠；②中型1 270mm左右，可插至横结肠；③长型1 700mm左右，可插至回盲部；④中长型1 350～1 500mm。目前临床最常用的为中长型结肠镜（约1 300mm）。

2. 呼吸系统　如下所述。

（1）鼻窦镜。

（2）喉镜。

（3）支气管镜。

（4）胸腔镜。

（5）纵隔镜。

3. 生殖泌尿系统　如下所述。

（1）宫腔镜。

（2）阴道镜。

（3）输尿管镜。

（4）膀胱镜。

4. 腹腔镜　凡腹腔病变用其他方法未能作出诊断者，或由于某种原因患者暂不宜手术或不能耐受手术者，均可采用此镜检查。除检查外，腹腔镜还可用于治疗，如进行胆囊切除术、阑尾切除术、绝育术等，甚至胃大部切除术、肾切除术、全子宫切除术等难度较大的手术。

其他临床上使用的尚有胸腔镜、关节镜、脑室镜、电子（纤维）乳腺导管镜和血管镜等。

（五）根据特殊结构和功能分类

1. 一般内镜 一般内镜包括纤维内镜和电子内镜。

2. 放大内镜 放大内镜主要有胃肠镜和宫腔镜。结合光学放大与电子放大，病灶甚至能够放大百倍以上。

3. 超声内镜 将微型超声探头安置在内镜顶端或通过内镜活检孔插入。插入消化道后既可通过内镜直接观察黏膜表面的病变形态，又可进行超声扫描获得消化道管壁各层的组织学特征及周围邻近重要脏器的超声影像，增加了内镜的诊断范畴。目前主要用于胰胆管疾病，如胆总管末端病变；胃肠道肿瘤在胃肠道壁的浸润深度及周边淋巴结的情况；肝门及胆胰壶腹、乳头部疾病的诊断。

4. 特殊光内镜 特殊光内镜包括荧光内镜、NBI、FICE、i-scan 等。内镜技术结合特殊光源、特殊光栅、高灵敏度摄影机及特殊图像处理系统等，使得医生能够更容易发现黏膜病变，在肿瘤的早期诊断及肿瘤筛查方面有较大价值。

5. 手术内镜 专用于治疗的内镜，称为手术式内镜或双管道内镜、双弯曲内镜，主要有消化道、呼吸道用的镜型。

二、内镜检查的适应证和禁忌证及其应用

内镜在诊断方面的适应证很广，凡诊断不清而内镜能到达的病变皆可应用内镜协助诊断。应注意内镜是一种侵入性检查，通常应在一般检查完成后再考虑。但随着内镜检查技术的提高，一些疾病甚至优先选择内镜检查，尤其是考虑到在视诊的同时有可能通过内镜进行病理活检和治疗时。例如，上消化道出血时内镜检查不仅能明确病因，同时亦能进行镜下止血治疗。严重的心肺功能不全、处于休克等危重状态者，不合作者，内镜插入途径有急性炎症和内脏穿孔者应视为内镜检查的禁忌证。

内镜不仅可用于疾病的诊断，还可用于消化道早期癌及其癌前病变的内镜下切除，晚期肿瘤的内镜下姑息性治疗等。例如，内镜下黏膜切除术（EMR）、内镜黏膜下剥离术（ESD）治疗早期食管癌、早期胃癌及早期结直肠癌的疗效，已获得公认，并被列入美国 NCCN 指南。双镜联合（内镜＋腔镜）治疗早期胃癌或胃间质瘤已见诸报道，尚有待于大样本的临床研究进一步证实其疗效。内镜下支架置入术、经皮胃造瘘术用于缓解晚期食管癌、贲门癌、胃窦癌、结直肠癌、胆管癌、胰头癌等所致的消化道梗阻，超声内镜引导下肿瘤内放射性粒子植入或化疗药物注射，内镜下光动力治疗复发性鼻咽癌、食管癌、贲门癌、结直肠癌等亦可取得较好疗效，明显提高了患者的生活质量。

（虞向阳）

第三节　肿瘤标志物检查

一、肿瘤标志物的概念

肿瘤标志物（tumor marker，TM）是指特征性存在于恶性肿瘤细胞，或由肿瘤细胞异常产生，或是宿主对肿瘤反应产生的物质。这些物质存在于肿瘤细胞和组织中，也可进入血液和其他体液。当肿瘤发生、发展时，这些物质明显异常，标示肿瘤存在，可用于肿瘤疗效观察、复发监测、预后评价，也可作为肿瘤治疗的靶向位点。良性疾病时一些 TM 的含量也会改变，恶性肿瘤时 TM 的含量也可能正常，因此不可单独依赖 TM 做出癌症的诊断依据，而只能用于癌症的辅助诊断。

二、肿瘤标志物的来源

1. 肿瘤细胞的代谢产物 肿瘤细胞代谢旺盛，其糖酵解产物、组织多肽及核酸分解产物较多。这

些产物作为 TM 的特异性虽然不高，但随着测定方法的改进，在诊断和监测肿瘤中的意义也将随之提高。

2. 分化紊乱的细胞基因产物　细胞癌变，原来处于沉默的基因被激活，这些基因的产物在细胞恶化中过量表达。例如，在肺癌患者中检出的异位分泌的促肾上腺皮质激素（ACTH）片段，在小细胞肺癌中发现的神经元特异性烯醇化酶，在肝癌和某些消化道癌患者血清中检出的甲胎蛋白、癌胚抗原、胎儿型同工酶等。这类物质在成人中不表达或仅以极低水平存在，癌变后被重新合成或大量分泌，是一类特异性比较高的 TM。

3. 肿瘤细胞坏死崩解产物　肿瘤细胞坏死崩解产物主要是某些细胞骨架蛋白成分，如作为角蛋白成分的 CYFR21-1、血清中多胺类物质等，这些物质多在肿瘤的中晚期或治疗后肿瘤细胞坏死时出现，可作为对治疗效果动态观察的标志物。

4. 癌基因、抑癌基因、肿瘤相关微小 RNA 和循环肿瘤细胞　癌基因（oncogene）、抑癌基因（tumor suppressor gene）和微小 RNA（microRNA，miRNA）种类繁多。在癌变组织中通常可检测到各种癌基因或突变的抑癌基因及其产物，它们是导致细胞恶变的关键。miRNA 既可在组织又可在血浆中检测到，与肿瘤的发生和发展密切相关。肿瘤转移时，肿瘤细胞进入血液循环，循环肿瘤细胞检测预示肿瘤转移和复发。检测这类标志物可以为肿瘤早期诊断或肿瘤基因靶向治疗提供依据，或预示肿瘤转移和复发。

5. 宿主反应类产物　在肿瘤患者血清中还可检测到机体对肿瘤的反应性产物。例如，在鼻咽癌患者血清中可以检测到抗 EB 病毒衣壳抗原（VCA）、早期抗原（EA）的 IgA 抗体（VCA-IgA，EA-IgA）；肝癌患者血清中血清铁蛋白和转肽酶水平升高；中晚期癌患者应激性蛋白如唾液酸水平升高。这些非肿瘤细胞的特异成分可以伴随肿瘤的存在和治疗而变化，因此也被列入肿瘤标志物范畴。

从上述肿瘤标志物来源可以看出，同一种肿瘤可能有不止一种标志物，同一种标志物也可能会在不同的肿瘤中出现，即某一肿瘤特异性较高的标志物对另一肿瘤来说不一定是好的标志物，而某一组织的正常产物对另一组织来源的肿瘤却可成为较好的肿瘤标志物。这一特点为肿瘤的临床检测提供了灵活而多样化的组合方式。

三、肿瘤标志物的分类

目前对 TM 尚无统一公认的分类和命名标准。由于 TM 来源广泛，习惯按其本身性质分为以下 7 类：①胚胎性抗原；②蛋白类；③酶和同工酶；④糖蛋白抗原；⑤激素；⑥癌基因产物；⑦其他肿瘤标志物。

四、肿瘤标志物检测的常用技术

多种技术可用于肿瘤标志物的研究及临床检测，常用技术如下。

1. 免疫学技术　免疫学技术是目前临床最常用的 TM 检测技术，主要包括酶联免疫测定（ELISA）、化学发光技术（CLIA）、放射免疫技术（RIA）等。该类技术通过将抗原抗体反应的特异性与标志物的敏感性相结合，具有特异、敏感、快速等优点，且试剂标准化、操作简便、易于自动化，可定性、定量检测肿瘤细胞分泌到体液中的各种具有免疫源性的 TM。

2. 其他技术　其他技术包括：①生化技术：如电泳法、酶生物学活性法等，特别适用于各种酶及同工酶的测定。②免疫组化技术：可从形态学上详细阐明细胞分化、增殖和功能变化的情况，因而有助于确定肿瘤组织类型、判断预后及分析临床特征。③基因诊断技术：如利用 PCR、real-time PCR、芯片技术、PCR-测序、PCR-质谱测序技术等，分析癌基因和抑癌基因的表达水平和其 DNA 序列结构的改变，进行肿瘤发病机制研究和诊断的一种方法。该技术以它特有的高灵敏度和高特异性，以及能直接查明在基因水平上的变化等优点，已开始应用于肿瘤的分子诊断和肿瘤病因学的研究。④蛋白质组技术：在恶性肿瘤生长过程中，由于基因的突变、异常转录与翻译，必然导致不同程度的蛋白质异常表达与修饰。蛋白质组学主要应用高分辨率的电泳、色谱和质谱技术分析和鉴定细胞内动态变化的蛋白质组成成分、表达水平与修饰状态，高通量地对比分析健康与疾病时蛋白质表达谱的改变，可应用于 TM 的筛选和鉴定、肿瘤分类、疗效评价及肿瘤发生机制等方面的研究，使得肿瘤的诊断、分类、疗效评价由过去应用单一 TM 进行判断发展成为现在的应用蛋白质谱或基因谱的改变来进行综合判断。

五、肿瘤标志物的应用

TM 可作为肿瘤的鉴别诊断、预后判断、疗效观察和监测复发的指标。

1. TM 应用于高危人群筛查　应用 TM 对高危人群进行筛查时应遵循下列原则：①TM 对早期肿瘤的发现有较高的灵敏度，如甲胎蛋白 AFP 和前列腺特异性抗原 PSA；②测定方法要求灵敏度、特异性高，重复性好；③筛查费用经济、合理；④对筛查时 TM 异常升高但无症状和体征者，必须复查和随访。但实际上没有一种 TM 的特异性和灵敏度均能达到 100%，从而使 TM 用于普查受到限制。目前，可用于普查的肿瘤标志物有应用于肝癌的 AFP、前列腺癌的 PSA、卵巢癌的 CA125 和 HE4、鼻咽癌的 VCA - IgA 和 EA - IgA 及宫颈癌的高危 HPV 亚型。

2. 肿瘤的鉴别诊断与分期　TM 常用于良、恶性肿瘤的鉴别，对影像和病理确诊困难的肿瘤患者，检测其 TM，往往能够提供有用的信息帮助区分良、恶性肿瘤。大多数情况下，TM 浓度与肿瘤大小和临床分期之间存在着一定的关联。TM 定量检测可以有助于临床分期、疾病进展的判断。但各期肿瘤的 TM 浓度变化范围较宽，会有互相重叠。因此，依据 TM 浓度高低来判断肿瘤的大小及进行临床分期仍有一定局限性。

3. TM 的器官定位　由于绝大多数 TM 的器官特异性不强，TM 不能对肿瘤进行绝对定位。但少数 TM，如前列腺特异性抗原、甲胎蛋白、甲状腺球蛋白等对器官定位有一定价值。

4. 肿瘤的疗效监测　恶性肿瘤治疗后 TM 浓度的变化与疗效之间有一定的相关性。临床可通过对肿瘤患者治疗前后及随访中 TM 浓度变化的监测，了解肿瘤治疗是否有效，并判断其预后，为进一步治疗提供参考依据。为了确定何种 TM 适用于疗效监测，应在患者治疗前做相关 TM 检测，选择一种或一组 TM 作为疗效判断指标。治疗前后 TM 浓度变化，常有 3 种类型：①TM 浓度下降到参考范围内或治疗前水平的 5%，提示肿瘤治疗有效；②TM 浓度下降但仍持续在参考范围以上，提示有肿瘤残留和（或）肿瘤转移；③TM 浓度下降到参考范围一段时间后又重新升高，提示肿瘤复发或转移。

5. 肿瘤的预后判断　一般治疗前 TM 浓度明显异常，表明肿瘤较大、患病时间较长或可能已有转移，预后较差。例如，乳腺癌的雌激素受体和孕激素受体，若两者阴性，即使 CA15 - 3 不太高，预后也较差、复发机会也较高、治疗效果也不好。类似的指标如表皮生长因子受体（EGFR）、癌基因 C - erbB$_2$ 编码蛋白（HER - 2）异常，这些指标均可用于预后的评估。

6. 肿瘤复发监测　恶性肿瘤治疗结束后，应根据病情对治疗前升高的 TM 做定期随访监测。一般治疗后 2~3 月内做首次测定；年内每 3 月测定 1 次；3~5 年每半年 1 次；5~7 年每年 1 次。随访中如发现有明显改变，应在 2 周后复测 1 次，连续 2 次升高，提示复发或转移。此预示常早于临床症状和体征，有助于临床及时处理。

7. TM 的联合检测原则　同一种肿瘤或不同类型的肿瘤可有一种或几种 TM 异常；同一种 TM 可在不同的肿瘤中出现。为提高 TM 的辅助诊断价值和确定何种 TM 可作为治疗后的随访检测指标，可进行 TM 联合检测，但联合检测的指标需经科学分析、严格筛选。在上述前提下，合理选择几项灵敏度、特异性能互补的 TM 组成最佳组合，进行联合检测。

8. 影响 TM 浓度变化的因素　如下所述。

（1）分析前影响因素：①临床诊疗措施对 TM 的影响：前列腺按摩和穿刺、导尿和直肠镜检查后，血液中前列腺特异性抗原（PSA）和前列腺酸性磷酸酶（PAP）可升高；某些药物会影响 TM 浓度，如抗雄激素治疗前列腺癌时可抑制 PSA 产生；丝裂霉素、顺铂等抗肿瘤药可导致 PSA 假性升高；一些细胞毒药物（如 5 - 氟尿嘧啶）治疗肿瘤时，可使癌胚抗原（CEA）暂时升高；细胞毒素治疗和放疗造成大量肿瘤细胞溶解，释放大量 TM 入血，引起 TM 明显增高。②肝肾功能异常的影响：肝功能异常、胆管排泄不畅、胆汁淤滞等均可造成 CEA、CA19 - 9、碱性磷酸酶（ALP）、γ - 谷氨酰转移酶（γ - GT）、细胞因子等浓度增高；肾功能不良时细胞角蛋白 19 片段（Cyfra21 - 1）、鳞状细胞癌抗原（SCC）和 β_2 - 微球蛋白（β_2 - MG）可升高；肾功能衰竭时，多数肿瘤标志物血清浓度升高。③生物学因素的影响：随年龄的增长 PSA 升高，老年人 CA19 - 9、CA15 - 3、CEA 等可升高；部分妇女在月经期 CA125 和 CA19 - 9 可升高，在妊娠期 AFP、CA125 等明显升高；某些长期抽烟者中可见 CEA 升高。肿瘤血供较差，肿瘤产生的标志物不易于进入血液循环，可导致血液中标志物不升高或升高不明显。④标本采集和保存的影响：由于红细胞和血小板中也存在神经元特异性烯醇化酶（NSE），标本溶血可使血液中 NSE 浓度增高。酶类和激素类 TM 不稳定、易降解，应及时测定或分离血清，低温保存。

（2）分析中影响因素：TM 测定方法有 ELISA、RIA、CLIA 等。每种测定方法都有自己的精密度、重复性和相应的参考值范围。同一 TM 用不同方法测定，结果差异较大。因此，在工作中要尽量使用同一方法、同一仪器和同一厂家试剂盒进行测定。

六、常见肿瘤标志物的检测及其临床意义

（一）胚胎性抗原

1. 甲胎蛋白（α - Fetoprotein，AFP）　　AFP 在胚胎期是功能蛋白，合成于卵黄囊、肝和小肠，脐带血含量为 1 000 ~ 5 000ng/ml，1 年内降为成人水平。成人血中含量极微，几乎无法测出。AFP 是由 590 个氨基酸组成的含糖 4% 的血清糖蛋白，分子质量为 6.9×10^5Da。根据 AFP 分子糖基结构上的差异，用外源性凝集素（小扁豆凝集素，LCA）与之结合可分结合型 AFP 和非结合型 AFP。肝癌患者血清中 AFP 主要为前者，而良性肝病患者血中的 AFP 主要为后者。血清 AFP 测定常用酶联免疫吸附法（ELISA）和化学发光法。用化学发光法检测，正常人血清 AFP 参考值为 <25ng/ml；AFP≥400ng/ml 可作为肝癌诊断的参考；AFP 异质体（LCA 结合的 AFP）>25% 时提示原发性肝细胞癌。

临床意义：①原发性肝细胞癌诊断，目前多数意见认为 AFP >300ng/ml 且持续 4 ~ 8 周者不排除肝癌；低浓度（50 ~ 200ng/ml）持续（>2 个月）阳性的患者，应视为肝癌高危者。结合临床，如果 AFP >400ng/ml 即可确诊为原发性肝癌。②疗效观察和病情预后评估，原发性肝癌手术切除后，若术前无转移，手术切除彻底，血中 AFP 于 2 ~ 4 周内可降到正常水平（<50ng/ml）；若浓度不降或降后复升，提示有弥漫性肝癌或癌复发。在术后化疗过程中如 AFP 含量保持在术后水平，示病情稳定，下降示病情好转，持续不降则疗效不佳。尽管 AFP 的诊断价值已被肯定，统计表明 AFP 对原发性肝癌的敏感性只有 70% ~ 75%，仍有相当一部分患者可能漏诊，对转移性肝癌的诊断效果就更差。因此，对 AFP 指标阴性，临床疑为原发性肝癌的患者应结合其他检查资料或用多指标的联合检测互相弥补，以减少漏诊。③生殖细胞瘤，如精原细胞瘤、畸胎瘤、睾丸肿瘤、绒毛膜上皮细胞瘤，AFP 也会升高，可作为诊断此类肿瘤的指标。④肝炎、肝硬化、妊娠、胎儿神经管畸形、无脑儿和脊柱裂，血清 AFP 也显著升高。

2. 癌胚抗原（carcinoembryonic antigen，CEA）　　CEA 是一种存在于结肠、直肠癌细胞膜和胚胎黏膜细胞上的酸性糖蛋白，胚胎期在小肠、肝脏、胰腺合成，婴儿出生后血中含量降低，成人血清中含量极低。CEA 分子质量为 20×10^5Da，含糖量约 55%，易被癌细胞分泌或脱落至血液或其他液体中，化学发光法正常参考值为 <5ng/ml。

临床意义：①恶性肿瘤的辅助诊断：大约 70% 的直肠癌患者 CEA 升高，且 CEA 浓度与 Duke 分期有关，28% 的 A 期和 45% 的 B 期患者 CEA 都异常；另外，55% 胰腺癌、50% 胃癌、45% 肺癌、40% 乳腺癌、40% 膀胱癌、25% 卵巢癌患者 CEA 升高。由于 CEA 只在肿瘤中晚期才有较显著的升高，也不局限在某一类肿瘤，因此，CEA 对多数癌症的早期发现和鉴别诊断均无帮助。②预后评估和复发监测：术前 CEA 水平正常的患者手术治愈率高，术后不易复发；而术前 CEA 已升高者则大多数已有血管壁、淋巴系统和神经周围侵犯和转移，预后都较差。术后若癌症有转移或复发者，在临床症状出现前 10 周至 13 个月，CEA 已开始升高。CEA 浓度变化随病情恶化而升高。对直肠癌，术后 1 ~ 6 周，若 CEA 的量由升高降至正常水平，表示肿瘤已彻底切除，预后良好；若 CEA 浓度短期下降后又复升示癌已转移或复发。由于某些非癌者，如吸烟者，溃疡性结肠炎、胰腺炎、结肠息肉、活动性肝病患者中部分患者 CEA 含量也会增高，临床应用时应排除这些非癌性的 CEA 升高。

（二）糖蛋白抗原

1. 糖蛋白抗原CA19 – 9　糖蛋白抗原（carbohydrate antigen，CA）CA19 – 9是分子质量为5×10^6Da的类黏蛋白糖蛋白，其抗原决定簇是唾液酸化Ⅱ型乳酸岩藻糖。用化学发光方法测定，健康人血清CA19 – 9 < 37U/ml。

临床意义：①主要用于辅助诊断胰腺癌，敏感性为80%，特异性为90%。胆管癌、肝癌、胃肠道肿瘤、卵巢黏液性肿瘤、宫颈腺癌等血清CA19 – 9也有较明显的升高。②疗效监测：通常术后1周CA19 – 9可降至正常，若持续不降或降后复升提示病灶残留或复发。急性胰腺炎、胆囊炎、胆管炎（胆汁淤积性胆管炎）、肝炎、肝硬化等疾病CA19 – 9也不同程度升高。

2. 糖蛋白抗原CA125　CA125是可被单克隆抗体OC125结合的，分子质量为2×10^5Da的糖蛋白。化学发光方法检测，健康女性血清CA125 < 35U/ml。

临床意义：①50%Ⅰ期和90%Ⅱ期卵巢癌患者血清CA125水平明显升高，CA125水平与肿瘤大小、分期相关。CA125手术化疗后很快下降，复发会迅速升高，比临床发现早1~14个月，是一个观察疗效、有无复发的良好指标。②乳腺癌、胰腺癌、胃癌、肺癌、结直肠癌、肝癌及其他妇科癌瘤也有一定的阳性率。③子宫内膜炎、盆腔炎、卵巢囊肿、急性胰腺炎、肝炎、腹膜炎和某些孕妇血清CA125水平也可升高。

3. 糖蛋白抗原CA15 – 3　CA15 – 3属乳腺癌相关抗原，是能被115 – D8和DF – 3两种单抗识别，分子质量为4×10^6Da的糖蛋白。化学发光方法检测，健康女性血清含量 < 25U/ml。

临床意义：①CA15 – 3诊断中晚期乳腺癌的敏感性可达到80%~87%。由于原位乳腺癌CA15 – 3升高不显著，常作为Ⅱ/Ⅲ期乳腺癌监测疗效和复发的指标，当CA15 – 3比治疗前水平升高25%预示病情进展或恶化，无变化意味病情稳定。②该标志物也是广谱的，卵巢癌、胰腺癌、肺腺癌、肝癌、直肠癌也往往升高；良性乳腺疾病、部分孕妇（约8%）、子宫内膜异位、卵巢囊肿和肝脏疾病患者血清CA15 – 3也偶见升高。

4. 糖蛋白抗原CA27.29（BR27.29）　CA27.29是黏蛋白类（Mucin 1）乳腺癌肿瘤标志物家族（包括CA15 – 3、CA549）的新成员。CA27.29单克隆抗体的反应序列和用于CA15 – 3分析的DF3抗体的反应序列在抗原决定簇图谱中相重叠。CA27.29的参考值 < 37U/ml。

临床意义：同CA15 – 3一样，CA27.29可用于中晚期乳腺癌患者的辅助诊断，CA27.29比CA15 – 3灵敏度高，但特异性较低。CA27.29的水平反映肿瘤的活性，可用于预测Ⅱ期或Ⅲ期乳腺癌患者的病情复发，在患者复发症状出现前约5个月CA27.29又升高。

5. 糖蛋白抗原CA72 – 4　CA72 – 4是糖蛋白抗原，分子质量为4×10^5Da。化学发光技术的正常参考值男性 < 4U/ml，女性 < 6U/ml。

临床意义：①CA72 – 4主要用于胃癌的检测，是诊断胃癌的辅助标志物，对胃癌检测特异性明显高于CA19 – 9和CEA。以 > 6U/ml为临界值，良性胃病仅 < 1%者升高，而胃癌升高者比例可达42.6%；如与CA19 – 9同时检测，阳性率可达56%。CA72 – 4可作为胃癌分期和术后是否肿瘤残存的良好指标。②约30%的卵巢癌患者CA72 – 4显著升高，CA125和CA72 – 4联合检测明显提高卵巢癌检出率；部分乳腺癌、结肠癌、胰腺癌、肺癌患者血清CA72 – 4含量也会增高。许多良性疾病如胰腺炎、肝硬化、肺病、风湿病、妇科病、卵巢良性疾病、卵巢囊肿、乳腺病、胃肠道良性功能紊乱等患者，血清CA72 – 4水平也升高。

6. 糖蛋白抗原CA242　CA242是人直肠癌细胞株Colo205经杂交瘤技术免疫小鼠获得的单克隆抗体C242所能识别的一种抗原，是一种唾液酸化的糖链抗原，与CA50和CA19 – 9抗原决定簇重叠。正常人CA242 < 20U/ml。

临床意义：68%~79%胰腺癌、55%~85%的结直肠癌、44%胃癌患者血清CA242升高。在胰腺癌与胰腺良性疾病的鉴别诊断上，CA242具有更高的可靠性，术前CA242水平是一个比CA19 – 9更准确的独立预测各阶段胰腺癌预后的指标。CA242与CA19 – 9、CEA联合应用可提高消化系统肿瘤的阳性检出率。良性胃肠疾病如胰腺癌、肝炎、肝硬化患者血清 CA242 会有所升高。

7. 糖蛋白抗原 CA50　CA50 是人直肠癌 Colo205 细胞株经杂交瘤技术免疫小鼠筛选出的一株单抗所能识别的一种抗原，是去岩藻糖基的 CA19-9，属于鞘糖脂类物质。CA50 的主要成分是糖脂，存在于结肠、直肠、胃、空回肠、肺、胰、胆囊、膀胱、子宫、肝等器官的肿瘤组织中。它对恶性肿瘤有较广泛的识别谱，在恶性肿瘤的诊断和鉴别诊断上具有重要价值。正常参考值 <20U/ml。

临床意义：CA50 是一种非特异性的广谱肿瘤标志物，与 CA19-9 有一定的交叉抗原性，升高主要见于消化道肿瘤。80%~90% 胰腺癌、58%~70% 胆管癌、53%~73% 结肠癌、41%~71% 胃癌和食管癌患者血清 CA50 升高。CA50 在消化系统良性疾病如胰腺炎、胆管病和肝病中，也有部分患者升高。

（三）蛋白质抗原

1. 细胞角蛋白 19 片段（Cyfra21-1）　细胞角蛋白（cytokeratin，CK）是一类分子质量为 40~70kDa 的细胞结构蛋白。应用双向电泳可将 CK 分离出 20 条区带，命名为 CK1~CK20，肿瘤细胞中含量最丰富的是 CK18 和 CK19。CK19 是分子质量为 40kDa 的酸性蛋白，主要分布于单层上皮细胞，如肺泡、胰管、胆囊、子宫内膜等上皮细胞。当这些细胞癌变时，CK19 可溶性片段进入血液循环，能被单抗 Ks19.1、BM19.21 所识别，此可溶性片段称为细胞角蛋白 19 片段（Cyfra21-1）。化学发光法检测的参考值为 <3.3ng/ml。

临床意义：①非小细胞肺癌患者 Cyfra21-1 血清中含量明显升高，灵敏度可达 60%，特异性可达 95%，明显优于 CEA、SCCA。它对非小细胞肺癌早期诊断、疗效观察有重要意义，与 CEA 联合应用，诊断非小细胞肺癌符合率可达到 78%。②对浸润性膀胱癌有一定的特异性，也可作为膀胱癌治疗、预后监测的标志物。③前列腺癌、胰腺癌、乳腺癌、肝癌、卵巢癌、子宫癌、胃癌、肠癌等血清中 Cyfra21-1 含量也不同程度升高。血清 Cyfra21-1 水平升高也可见于部分肝炎、胰腺炎、肺炎、前列腺增生患者。

2. 组织多肽抗原（tissue polypeptide antigen，TPA）　TPA 是低分子质量角蛋白 8、18 和 19 的混合物。细胞增殖产生大量的角蛋白，当细胞坏死时，角蛋白可溶性部分释放入血。TPA 属肿瘤增殖的标志物，分子质量在 $(0.2~0.45)×10^5$ Da，健康人血清上限为 130U/L。

临床意义：血清 TPA 浓度升高表明细胞处于增殖转化期。TPA 主要用于鉴别诊断胆管癌（升高）和肝细胞癌（不升高）；与 CEA 和其他糖类肿瘤抗原结合判断膀胱癌、乳腺癌、胰腺癌、胃肠道肿瘤、前列腺癌及卵巢癌有无转移。如果术前 TPA 增高非常显著提示预后不良，经治疗下降后再升高提示复发。另外，一些炎症患者 TPA 也升高。

3. 鳞癌细胞相关抗原（squamous cell carcinoma antigen，SCCA）　SCCA 是从子宫颈鳞状细胞癌组织中分离出来，存在于鳞状细胞癌胞质内，分子质量为 48kDa 的糖蛋白，对鳞癌有较好的特异性。正常参考值为 ≤1.5ng/ml。

临床意义：SCCA 是鳞状上皮癌的重要标志物。SCCA 升高主要见于鳞状细胞癌如子宫颈鳞癌、头颈部鳞癌、肺鳞癌、食管鳞癌；SCCA 升高还见于皮肤癌、消化道癌、卵巢癌和泌尿道肿瘤。SCCA 升高程度和肿瘤恶性程度密切相关，SCCA 一旦升高往往预示病情恶化，伴发转移，所以常用于治疗监视和预后判断。另外，肾衰竭、结核、肺炎、肝硬化、肝炎等疾病 SCCA 也有一定程度的升高。

4. β₂-微球蛋白（β₂-microglobulin，β₂-MG）　β_2-微球蛋白是一种单链低分子质量蛋白，分子质量仅 1.2kDa，电泳时位于 β_2 球蛋白区带，故被命名为 β_2-MG。人体内所有有核细胞都有 β_2-MG，淋巴细胞表面含量特别丰富。由于相对分子质量小，所以容易由肾小球滤过且全部由肾近曲小管重吸收。正常人血、尿中 β_2-MG 含量很低。正常参考值：血清（3.1±0.96）mg/L，尿（0.31±0.34）mg/L，脑脊液（1.27±0.11）mg/L。肿瘤患者血清 β_2-MG 升高有以下几方面原因：①癌细胞合成 β_2-MG 增多；②癌细胞坏死释放 β_2-MG；③肿瘤患者免疫稳定遭破坏、免疫激活、淋巴细胞活性增高，使 β_2-MG 分泌增加。

临床意义：①慢性淋巴细胞白血病、非霍奇金淋巴瘤、多发性骨髓瘤患者的血、尿中 β_2-MG 明显升高，其水平与肿瘤细胞数量、生长速率、预后及疾病活动性有关。例如，骨髓瘤 $\beta_2 - MG$ 水平高于 4.0mg/L 时，预示生存时间短；高于 6.0mg/L 时，对化疗反应不敏感。②肝癌、胃癌、肠癌、肺癌患者血、尿中 $\beta_2 - MG$ 含量也会升高。③肾脏疾病如肾小管炎、肾盂肾炎尿中 $\beta_2 - MG$ 含量也会升高。④免疫系统疾病如系统性红斑狼疮、艾滋病、类风湿等血清中 $\beta_2 - MG$ 含量也会升高。

5. 血清 M 蛋白（monoclonal immunoglobulin） 血清 M 蛋白是一种结构均一的免疫球蛋白，由恶性增殖的浆细胞所分泌。此蛋白在电泳中呈基底较窄而均匀的单峰，称为副蛋白、M 蛋白或 M 成分。临床常以测定血清 M 蛋白或尿"本 - 周氏蛋白"对多发性骨髓瘤进行诊断或鉴别诊断。在这些患者的血中可检出大量结构均一的免疫球蛋白，应用血清免疫固定电泳可见异常蛋白峰；尿"本 - 周氏蛋白"以在 pH4.9 的酸性环境中加热至 40~60℃凝固，温度上升到 90~100℃ 时溶解，冷却至 40~60℃ 又出现凝固为特征。

6. 铁蛋白（ferritin） ferritin 是一种铁结合蛋白，主要存在于网状内皮系统，其主要功能是储存和调节体内的铁代谢，正常参考值 <400μg/L。血清铁蛋白升高的原因是铁蛋白的来源增加或存在清除障碍，如患肝癌、肺癌、胰癌、白血病、霍奇金病等时，癌细胞合成的铁蛋白增加，使血清铁蛋白升高。肝癌患者治疗有效者血清铁蛋白下降，而恶化和复发者升高，持续增高则预后不良，故 ferritin 测定可作为监测疗效的手段之一，特别是对 AFP 阴性的患者尤有意义。患肝病时肝细胞受损、功能下降、清除障碍使血清铁蛋白升高，或肝细胞损害坏死，储存在肝细胞质中的铁蛋白溢入血中使血清铁蛋白升高。另外，ferritin 是一种急性时相蛋白，炎症时血清 ferritin 也会升高。

7. HER - 2/neu（c - erbB₂）肿瘤蛋白 neu 基因最初从鼠神经母细胞瘤中分离得到，编码一个被命名为"p185neu"的分子质量为 185kDa 的膜糖蛋白。c - erbB₂ 的产物 P185 蛋白，呈酪氨酸转氨酶激酶活性，结构类似于 EGF 受体。c - erbB₂ 也称为 HER - 2/neu。HER - 2/neu 膜外部分可脱落进入血液，正常参考值 <15ng/ml。

临床意义：血清 HER - 2 检测主要用于转移乳腺癌患者的疗效和复发监测。治疗前乳腺癌患者血清 HER - 2 >15ng/ml，治疗后 HER - 2 下降（<15ng/ml），提示治疗有效；如果治疗后 HER - 2 变化小于 15%，提示疾病稳定无进展；如果 HER - 2 水平复又升高，升高幅度 >15%，提示疾病进展或复发。

8. 核基质蛋白 22（nuclear matrix protein 22，NMP22） NMP22 系核基质蛋白，是膀胱癌的一种新的标志物，正常参考值 <10U/ml。检测尿 NMP22 可鉴别良恶性膀胱疾病，膀胱癌患者尿 NMP22 水平显著增高，联合膀胱镜检是膀胱癌排除最佳手段。尿 NMP22 为术后膀胱癌复发预测良好指标，术后患者尿 NMP22 水平升高，提示肿瘤复发。在监测过程中尿 NMP22 阴性的膀胱癌患者可延迟膀胱镜检。但注意化疗和其他良性疾病，患者尿 NMP22 水平也可升高。

9. 人附睾蛋白 4（human epididymis protein 4，HE4） 人附睾蛋白 4（HE4）属于乳清酸性 4 - 二硫化中心（WFDC）蛋白家族，此蛋白大概为 20~25kDa。HE4 首先在附睾远端的上皮中被发现，并且最初认为它是一种与精子成熟相关的蛋白酶抑制剂。后来发现卵巢癌细胞高表达 HE4，可作为卵巢癌首选标志物，尤其是可作为妇女的盆腔肿瘤是良性或恶性的鉴别标志物，恶性盆腔肿瘤患者血清 HE4 水平 >140U/ml，而良性盆腔肿块 <140U/ml。HE4 与 CA125 联合使用比单独使用任一种对卵巢癌的诊断具有更为准确的预测性。血清 HE4 水平也可作为卵巢癌预后的指标，术后 HE4 水平不下降或治疗后又重升高预示预后不良或复发。另外，在子宫内膜癌早期，HE4 要比 CA125 更敏感。HE4 水平升高也见于肺腺癌，且肾衰竭、肝炎、肝硬化、肺炎等良性疾病患者血清 HE4 水平也升高。

10. 促胃液素释放肽前体（pro - gastrin - releasing peptide，ProGRP） 促胃液素释放肽前体（Pro-GRP）是小细胞肺癌的一个可靠的指标，具有很好的灵敏度和特异性，在特异性方面要优于 NSE。血清 ProGRP 在小细胞肺癌早期就可检测到其水平升高，所以该标志物联合血清 NSE 和影像学检查可用于小细胞肺癌高危患者的筛查。ProGRP 联合 NSE 可用于肺癌组织学鉴别诊断，如果血清 ProGRP >150pg/ml 且 NSE >15.0ng/ml，则患者诊断为小细胞肺癌可靠性高。ProGRP 可作为小细胞肺癌的预后指标，预后不良、治疗无反应或肿瘤复发者，血清 ProGRP 水平不下降或重新升高。另外，肾衰竭的患者血清 Pro-GRP 水平也升高。

(四) 酶类

1. 前列腺特异抗原 (prostate specific antigen, PSA) PSA 是一种由前列腺上皮细胞分泌的蛋白酶, 分子质量为 3.4×10^5 Da 的单链糖蛋白, 它只表达于人前列腺导管上皮细胞, 这一严格的器官定位和细胞类型特异性使之成为前列腺癌的一种有价值的诊断标志。20% 的 PSA 以未结合形式存在, 称为游离 PSA (FPSA)。用化学发光法检测的参考值为: TPSA (总 PSA) <4ng/ml, FPSA <0.86ng/ml, FPSA/TPSA >0.25。

临床意义: PSA 是目前诊断前列腺癌最敏感的指标, 可用于前列腺癌的早期诊断、疗效及复发监测。①前列腺癌患者可见 PSA 浓度升高, TPSA 的血清浓度随病程进展而增高, 随病程好转降低, 故 PSA 是前列腺癌病程变化和疗效的重要指标。②前列腺癌患者血清 FPSA/TPSA 比值低于前列腺良性疾患。因此, 测定 PSA 的类型和两者比值有利于鉴定前列腺良性和恶性疾患。FPSA/TPSA 比值下降可能是由于前列腺癌恶性度较高, 若 TPSA 和 FPSA 升高, 而 FPSA/TPSA 比值降低, 前列腺癌可能性大; FPSA/TPSA 比值 <10% 提示前列腺癌, FPSA/TPSA 比值 >25% 提示前列腺增生, 其特异性达 90%, 正确性达 80%。5% 前列腺癌患者 TPSA 在正常水平而前列腺酸性磷酸酶升高, 如两者结合检测可提高前列腺癌检出率。③前列腺炎、前列腺增生、泌尿生殖系统及肾脏疾病患者血清中 TPSA 和 FPSA 含量也会轻度升高, 必须注意鉴别。

2. 前列腺酸性磷酸酶 (prostatic acid phosphatase, PAP) 前列腺酸性磷酸酶是一种前列腺外分泌物中能水解磷酸酯的糖蛋白。RIA 和发光法的正常参考值 ≤2.0μg/L。前列腺癌时, 血清 PAP 浓度明显升高, 其升高程度与肿瘤发展基本成平行关系。当病情好转时, PAP 复升高常提示癌症复发、转移及预后不良。但要注意前列腺增生和前列腺炎患者也可见血清 PAP 升高。

3. 神经元特异烯醇化酶 (neuron specific enolase, NSE) 神经元特异烯醇化酶是神经元和神经内分泌细胞特有的酶。它在小细胞肺癌和神经内分泌肿瘤 (如神经母细胞瘤、甲状腺髓质癌等) 中有过量的表达而作为肿瘤标志物。用化学发光方法测定, 健康人血清参考值 <15.0mg/L。

临床意义: ①血清 NSE 对小细胞肺癌 (SCLC) 的敏感度为 80%, 特异性为 80% ~90%, 主要应用于小细胞肺癌患者的疗效观察和预报复发。经放疗或化疗后肿瘤缩小时 NSE 活性下降, 完全缓解时财恢复正常; 当病情恶化或复发时血清 NSE 活性又重新上升, 一般在复发前 3 ~12 周可出现 NSE 水平升高, 且早于 X 线胸透及支气管活检。②用于小细胞肺癌预后判断。在小细胞肺癌早期, 血清 NSE 显著升高者预后差, 治疗前 NSE 值与预后明显相关, NSE 每升高 5ng/ml 存活率大约降低 10%。由于 NSE 活性升高多见于晚期患者, 故不能作为小细胞肺癌的早期诊断指标。③神经母细胞瘤 NSE 水平异常增高, 可用于疗效观察、预报复发和预后评估。④嗜铬细胞瘤、胰岛细胞瘤、甲状腺髓样瘤、黑色素瘤、视网膜母细胞瘤等患者血清 NSE 也可增高。⑤精原细胞瘤的肿瘤标记, 约 68.7% 转移性精原细胞瘤患者血清 NSE 水平升高。

4. 胃蛋白酶原 I、II (PG I、PG II) 胃蛋白酶原 (pepsinogen, PG) 是胃蛋白酶的无活性前体, 分子质量为 42kDa 的单链多肽。PG 依其琼脂糖电泳迁移率不同, 可以分为 7 个组分, 较快移向阳极的 1 ~5 组分的免疫原性近似, 称为胃蛋白酶原 I (PG I), 主要由胃底腺的主细胞分泌; 组分 6 ~7 被称为胃蛋白酶原 II (PG II), 由胃黏膜的腺体 (包括胃底腺、胃贲门腺、胃窦幽门腺) 和近端十二指肠的 Brunner 腺产生。胃蛋白酶原无活性, 合成后的 PG 绝大多数释放入胃腔, 在酸性胃液作用下活化成有活性的胃蛋白酶, 只有少量 (约1%) PG 通过血/黏膜屏障进入血液循环。在正常人血清中的 PG I 浓度是 PG II 的 6 倍。

血清 PG 水平可反映不同部位胃黏膜的形态和功能。PG I 与胃酸分泌有关, 可较好地反映胃壁细胞量, 是检测胃泌酸细胞功能的指标。胃酸分泌增多则 PG I 升高, 胃酸分泌减少、胃黏膜腺体萎缩或胃部分切除术后 PG I 降低。PG II 由多种腺体产生, 在各种胃疾病中, 血清 PG II 水平相对稳定。当萎缩性胃炎伴有肠化生、胃窦腺假幽门腺化生时, PG II 含量会随之增高。血清 PG I 和 PG I/PG II 比值被认为是胃体黏膜结构和功能的重要血清学指标。

临床意义: PG 主要用于萎缩性胃炎的诊断, 由于萎缩性胃炎患者是胃癌高危人群, PG 联合幽门螺杆菌和胃镜检查是目前胃癌早期筛查手段。①在 PGⅠ <70ng/ml 和 PGⅠ/PGⅡ <3.0 人群中，胃癌发生率远高于 PGⅠ 和 PGⅠ/PGⅡ 比值正常者，检出的胃癌有 90% 属于早期，远高于常规临床 56.9% 的早期诊断率。②血清 PG 含量还可以作为胃癌术后复发与转移的检测指标。胃癌术后血清 PGⅠ、PGⅡ 数值有助于了解残胃黏膜腺体的分泌情况。对胃癌根治术后 PG 变化进行追踪调查，认为 PGⅠ、PGⅡ 相对性升高是胃癌复发的临床指标之一。胃癌根治术后长期呈良性状态的患者，血清 PGⅠ、PGⅡ 无明显变化；但胃癌复发时血清 PGⅠ 常明显升高，因此认为血清中 PGⅠ 检测对诊断复发及有无转移有意义。

（五）激素类

1. 人绒毛膜促性腺激素 - β 亚基（β - human chorionic gonadotrophin，β - HCG） 人绒毛膜促性腺激素（HCG）是胎盘滋养层细胞分泌的一种糖蛋白激素，有 α、β 两个亚基，β 亚基决定了免疫学和激素的特性。通常用 ELISA 法或化学发光法测定，参考值依检测方法不同差别很大。在非妊娠情况下正常妇女平均值 <5.0IU/L；正常孕妇早期 β - HCG 升高，直至分娩后下降。

临床意义：100% 滋养体和绒毛膜上皮癌 β - HCG 异常升高，可达 100 万 IU/L，其浓度变化可以反映癌瘤的病程和疗效，在随访中也可测定 β - HCG 以了解是否有癌的复发和转移；中度升高见于精原细胞睾丸癌，70% 的非精原细胞睾丸癌 β - HCG 低度升高（往往与 AFP 同时升高）；部分乳腺癌、卵巢癌、子宫颈癌、子宫内膜癌、肝癌、肺癌 β - HCG 轻度异常。

2. 降钙素（calcitonin，CT） 降钙素是甲状腺 C 细胞产生，由 32 个氨基酸组成的多肽，分子质量为 3.5kDa，具有调节血钙平衡的作用，与骨代谢密切相关。正常参考值 <100ng/L。

临床意义：①甲状腺髓样癌占所有甲状腺癌的 9% ~12%，甲状腺髓样癌 CT 明显升高，可达 2 000 ~5 000ng/L，相当于正常人的 650 ~16 000 倍；CT 的测定对甲状腺髓样癌有特异性诊断价值，且 CT 水平与肿瘤大小、浸润和转移有关，常用于监测甲状腺髓样癌的治疗。②其他部位的肿瘤如小细胞未分化型肺癌 CT 也升高。

3. 儿茶酚胺类物质（catecholamines，CA） 儿茶酚胺类物质是一类结构中含有儿茶酚的物质的总称，包括肾上腺素、去甲肾上腺素、香草扁桃酸（VMA）等。除了在嗜铬细胞瘤中明显升高外，70% 的神经母细胞瘤中 VMA 升高。与儿茶酚胺有关的物质还包括促肾上腺皮质激素（ACTH）。ACTH 含 39 个氨基酸，分子质量 4.5kDa，由腺垂体促皮质细胞分泌。大约 70% 肺癌患者 ACTH 升高，部分胰腺癌、乳腺癌和胃肠道癌可见 ACTH 升高。

4. 激素受体 在乳腺癌患者，黄体酮和雌二醇水平并无变化，但部分患者黄体酮受体（progesterone receptor，PR）和雌二醇受体（estrogen receptor，ER）水平却增加。ASCO 推荐免疫细胞化学为统一标准最佳的方法测定此类受体。PR 和 ER 的水平可作为乳腺癌预后指标，是决定乳腺癌的治疗方案的重要依据，已成为乳腺癌诊治的常规检测项目。ER（-）/PR（-）采用内分泌治疗有效率为 9%，ER（+）/PR（-）为 32%，ER（-）/PR（+）为 53%，ER（+）/PR（+）为 71%，并且内分泌治疗有效者生存期较长、预后较好。因此，测定乳腺组织中的 ER 与 PR 对于预示内分泌治疗的效果、决定治疗方案和预后评价是极其重要的。

（六）与肿瘤相关的病毒 TM 和细菌 TM

1. 抗 EB 病毒相关抗原的抗体与鼻咽癌 EB 病毒（epstein - barr virus，EBV）是传染性单核细胞增多症的病因，该病毒与非洲儿童 Burkitt's 淋巴瘤和鼻咽癌的关系也十分密切。Burkitt's 淋巴瘤和鼻咽癌患者外周血都含有高滴度的抗 EB 病毒抗体，如衣壳抗原（VCA）、早期抗原（EA）和 EB 病毒核抗原 1（EBNA1）的抗体；这些抗体不是肿瘤细胞表达的产物，而是受 EB 病毒感染后机体免疫系统的产物，其中对鼻咽癌具诊断价值的是 IgA 抗体的升高。临床应用间接酶免疫法（IEA）或 ELISA 法测定 EBV 的 VCA - IgA、EA - IgA 和 EBNA1 - IgA 的水平，通常以阳性反应血清的最高稀释度作为相应抗体的血清滴度。

临床意义：①鼻咽癌诊断：正常人 VCA - IgA、EBNA1 - IgA 阳性率约为 10%，鼻咽癌患者的阳性率约 90%；EA - IgA 诊断鼻咽癌的特异性可达 98%，敏感性 50%。临床上通常以 VCA - IgA 和

EBNA1 – IgA 二者联合检查提高鼻咽癌诊断灵敏度。②高危人群的筛查：在鼻咽癌高发区，以 VCA – IgA 和 EBNA1 – IgA 阳性为标准划分高危人群，鼻咽癌的检出率比自然人群高 40 倍，且先于鼻咽癌确诊 4 ~ 46 个月即可出现阳性。有的报道将 VCA – IgA 滴度≥1 ∶ 40 或在定期检查中抗体水平持续上升者才列入鼻咽癌高危人群范围。无论应用哪一种方式都表明，测定血清 VCA – IgA 和 EBNA1 – IgA 抗体水平已成为当前鼻咽癌流行病学监测中最有效的应用指标。③监测治疗效果：鼻咽癌患者 VCA – IgA 抗体维持高滴度的时间比较长，许多患者即使在治疗后仍可维持高滴度，可见对于大部分患者该标志物不适用于监测治疗效果。少数治疗后患者抗体水平上升往往提示癌的复发。

2. 血浆 EBV – DNA 与鼻咽癌 90% ~ 100% 的鼻咽癌患者血浆中可检测到 EB 病毒 DNA，而健康人群血浆 EB 病毒 DNA 检出率仅为 0 ~ 7%。在鼻咽癌患者接受放疗时，血浆 DNA 浓度迅速降低；当患者治愈时，血浆 EB 病毒 DNA 的浓度降到很低甚至检测不到。相反地，若放疗后 DNA 拷贝数没有降到低水平或之后又升高，则预示肿瘤对放疗不敏感或肿瘤复发、转移。real – time PCR 定量检测血浆 EBV – DNA 能很好地反映肿瘤的消长，是诊断鼻咽癌残留、复发及远处转移的敏感指标。此外放疗前血浆 EB 病毒 DNA 拷贝数可有效预测患者的预后，血浆 EB 病毒 DNA 拷贝数高的鼻咽癌患者预后比拷贝数低的鼻咽癌患者差。

3. 高危 HPV 亚型与宫颈癌 人类乳头瘤病毒（human papilloma virus，HPV）是引起生殖道感染常见的病原体，HPV 通过性行为进行传播，在 15 ~ 25 岁的女性极为普遍，在我国正常妇女 HPV 感染率为 20% ~ 46% 不等。HPV 感染的后果与 HPV 的类型有密切关系。HPV 感染分为皮肤和黏膜感染。黏膜感染中有 30 余种类型可能导致生殖道感染，根据危险度将其分为低危险性 HPV 和高危险性 HPV 两类。低危险性 HPV 可引起尖锐湿疣，致恶变概率较小；高危险性 HPV 可导致男性阴茎癌和女性宫颈癌。高危险性 HPV 主要包括 13 种亚型：HPV16、18、31、33、35、39、45、51、52、56、58、59 和 68 型。PCR 技术或杂交技术可检测高危险性 HPV DNA。

临床意义：由于 99.8% 的宫颈癌患者可以检测到高危险性 HPV，高危险性 HPV 检测可作为宫颈癌患者的筛查指标。高危险性 HPV 阳性是可能患宫颈癌的一种重要警示，结合细胞学检查，可准确地评估妇女患宫颈癌的危险度。

4. 幽门螺杆菌（HP）与胃癌 HP 感染是慢性活动性胃炎、消化性溃疡、胃黏膜相关淋巴组织淋巴瘤和胃癌的主要致病因素。HP 的检测主要用于胃癌的筛查，HP 联合胃蛋白酶原和胃镜检查是目前胃癌早期筛查的最佳手段。HP 阳性的人群为胃癌高危人群。HP 检查的方法有：①胃黏膜（多为胃窦黏膜）做直接涂片、染色、组织切片染色及细菌培养来检测 HP；②胃活检组织尿素酶试验；③呼吸试验，^{13}C 或 ^{14}C 尿素呼气试验；④HP 抗原和抗体检测。胃活检组织检测 HP 最可靠。

（七）癌基因、抑癌基因和肿瘤相关的 miRNA

正常细胞的生长和增殖是由两大类基因调控的，一类编码正向调控信号，促进细胞生长和增殖，并阻止其发生终末分化，原癌基因起这方面作用；另一类编码负调控信号，使细胞成熟、分化或凋亡，抑癌基因和凋亡基因在这方面起作用。正常情况下这两类基因的功能保持动态平衡，十分精确地调控细胞增殖和成熟，一旦这两类信号中前一类信号过强或后一类信号过弱均会使细胞生长失控而可能恶变。因此癌基因、抑癌基因及其产物都属于肿瘤标志物范畴。目前已知的癌基因和抑癌基因种类繁多，测定细胞内癌基因、抑癌基因及其表达产物的变化不仅能了解它们在肿瘤发生和发展中的作用，也可为早期监测肿瘤发生、预后评估、靶向治疗提供依据。另外，肿瘤相关 miRNA 与肿瘤的发生和发展密切相关。肿瘤转移时，肿瘤细胞进入血循环，循环肿瘤细胞检测预示肿瘤转移；这类标志物一般用分子生物学（如 PCR、real time – PCR、FISH 等）和免疫化学在组织或细胞中进行定性或定量检测。

1. 染色体易位 慢性粒细胞白血病（CML）细胞中 22 号染色体与 9 号染色体发生易位，形成的异常染色体被称为"费城染色体"（Philadelphia chromosome），是 CML 的标志。"费城染色体"的形成使 9 号染色体上 abl 癌基因受到外来的 22 号染色体中 bcr 癌基因的调节（产生 bcr/abl 融合基因）。由于 abl 癌基因为酪氨酸激酶，该酶活性提高使正常细胞内信号传导失控，促进了细胞不正常分裂。PCR 和 FISH 检测 bcr/abl 融合基因，可作为 CML 的辅助诊断和治疗指导。另外，近 80% 的白血病有某种染色体结构和数目异常，50% 左右有某种染色体易位 ［如和 AML 存在的 t （11；19）、t （15；17）、t （8；21）、t （6；9）、inv （16）等］。这些染色体异常是诊断白血病的良好指标。

2. 表皮生长因子受体 （epidermal growth factor receptor，EGFR） EGFR 是上皮生长因子 （EGF）细胞增殖和信号传导的受体。EGFR 属于 erbB 受体家族的一种，该家族包括 EGFR （erbB –1）、HER – 2/c – neu （erbB – 2）、HER – 3 （erbB – 3）和 HER – 4 （erbB – 4）。EGFR 也被称作 HER – 1、erbB – 1，是一种膜糖蛋白，属于酪氨酸激酶型受体，分子质量 170kDa。EGFR 位于细胞膜表面，通过与配体结合而激活，配体包括 EGF 合 TGFα （transforming growth factorα）。激活后，EGFR 由单体转化为二聚体。EGFR 形成二聚体后可以激活它位于细胞内的激酶通路，包括 Y992、Y1045、Y1068、Y1148、Y1173 等激活位点。这个自磷酸化过程可以引导下游信号通路的磷酸化，包括 MPAK、Akt 和 JNK 通路，从而诱导细胞增殖。许多实体肿瘤中存在 EGFR 的高表达或基因突变。EGFR 与肿瘤细胞的增殖、血管生成、肿瘤侵袭、转移及细胞凋亡的抑制有关。其可能机制有：EGFR 的高表达引起下游信号传导的增强；突变型 EGFR 受体或配体表达的增加导致 EGFR 的持续活化；自分泌的作用增强；受体下调机制的破坏；异常信号传导通路的激活等。突变型 EGFR 的作用可能包括：具有配体非依赖型受体的细胞持续活化；由于 EGFR 的某些结构域缺失而导致受体下调机制的破坏；异常信号传导通路的激活；细胞凋亡的抑制等。突变体的产生是由于 EGFR 基因的缺失、突变和重排。对于中、晚期肺癌患者，EGFR 基因突变常发生在编码 EGFR 酪氨酸激酶区域的 18 ~ 21 号外显子，其中以 19 号 （缺失）和 21 号 （L858R）突变为主。EGFR 基因突变患者对表皮生长因子受体酪氨酸激酶抑制剂 （EGFR – TKI）如易瑞沙、特罗凯等敏感。EGFR19 外显子缺失的患者在疗效上比 EGFR21 外显子点突变者稍占优势，前者在症状改善方面也优于后者。对于晚期结直肠癌，EGFR 基因扩增和蛋白高表达的患者使用针对 EGFR 的单抗，如帕尼单抗和西妥昔单抗，靶向治疗有效。

3. ras 癌基因 ras 癌基因编码的酪氨酸激酶，位于人类 1 号染色体短臂，其表达产物为 188 个氨基酸，分子质量 21kDa，由 K – ras、H – ras 和 N – ras 组成。K – ras、H – ras 和 N – ras 三者高度同源，相互同源性达 85%。当 ras 癌基因的第 12、13、61 位碱基发生点突变，编码产物发生变化时，可导致 ras 癌基因活化。临床上 ras 癌基因点突变多见于胰腺癌、神经母细胞瘤、膀胱癌、急性白血病、消化道肿瘤、乳腺癌。上述肿瘤 ras 癌基因突变率为 15% ~ 70%，突变后表达产物增高且和肿瘤浸润度、转移相关。

目前治疗结肠癌，特别是转移性结肠癌的药物有针对表皮生长因子受体 （EGFR）的 panitumumab/帕尼单抗和 cetuximab/西妥昔单抗。大量临床研究表明，靶向药物 （如西妥昔单抗和帕尼单抗）对于未发生 K – ras 基因突变的患者有效率可达到 60%，而对已发生 K – ras 基因突变的患者则完全无效。通过检测 K – ras 基因有没有突变，可以筛选出抗 EGFR （表皮生长因子受体）靶向药物治疗有效的大肠癌患者，实现肿瘤患者的个体化治疗。

4. BRAF 癌基因 BRAF （v – Raf murine sarcoma viral oncogene homolog B1）编码一种丝/苏氨酸特异性激酶，是 RAS/RAF/MEK/ERK/MAPK 通路重要的转导因子，参与调控细胞的生长、分化和凋亡等多种生化事件。在人类肿瘤的发生和发展过程中，BRAF 癌基因可能独立于 ras 癌基因而发挥作用。8% ~12% 的结直肠癌患者可发生 BRAF V600E 突变，BRAF V600E 突变可导致部分 K – ras 基因野生型患者对 EGFR 单抗药物和 EGFR – TKI 治疗不敏感。因此检测肿瘤患者 BRAF 基因突变情况可用于指导 EGFR 的靶向用药。与 K – ras 基因突变不同，BRAF 基因突变还预示患者。预后不良。

5. myc 癌基因 myc 基因是从白血病病毒中发现的，与转录调节有关。myc 家族包括 C – myc、N – myc、L – myc 和 R – myc，其中 C – myc 研究最详细。C – myc 由 3 个外显子组成，编码 64kDa 的磷酸化蛋白，与特定的 DNA 序列结合而起转录因子作用，从而在细胞生长调控中起重要作用。最早在 B、T 淋巴细胞瘤、肉瘤中发现 myc 癌基因激活；随后又发现小细胞肺癌、幼儿神经母细胞瘤的临床进展和 myc 表达扩增有关，并且多见于转移的肿瘤组织。目前 myc 标志主要用于判断肿瘤的复发和转移。

6. erbB – 2 癌基因 erbB – 2 基因又称 HER – 2/neu 基因，它属于 src 癌基因家族，和 EGFR 同源，在结构和功能上与 EGFR 相似，能激活酪氨酸激酶。它编码的蛋白为 P185，分子质量 185kDa。erbB – 2

通过基因扩增而激活，多见于乳腺癌、卵巢癌和胃肠道肿瘤。免疫组化检测 erbB-2 在乳腺癌中阳性率为 15%～30%。P185 过量表达的水平影响着肿瘤的分化程度及恶性行为，与肿瘤分期、扩散程度、淋巴结转移及预后有关，与临床分期呈显著正相关。对腋窝淋巴结阴性的乳腺癌患者，经单因素分析显示 erbB-2 对远处转移、无瘤生存和总生存率有明显的预后价值。研究表明，erbB-2 表达与雌激素（ER）、孕激素（PR）水平呈负相关。erbB-2 表达阳性患者无论 ER、PR 状态如何，对内分泌治疗反应均差；至少有部分 ER、PR 阳性患者对内分泌治疗不敏感。因此，erbB-2 可作为乳腺癌的分化程度、生物行为及预后的相对独立的重要指标，为临床治疗提供依据。

7. p53 抑癌基因　p53 基因是一种抑癌基因，位于 17 号染色体短臂（17p13），它在 G_1/S 期控制点起重要作用，决定细胞是否启动 DNA 合成或决定细胞是否进行程序化死亡，发挥监视细胞基因组的完整性，阻止具有癌变倾向的基因发生突变。野生型 p53 基因发生突变使这一控制作用消失，诱发肿瘤。p53 基因的产物为 p53 蛋白，是由 393 个氨基酸组成的磷酸化蛋白。p53 基因点突变常见第 175、248、273 位的碱基变异，而在肝癌细胞中 p53 基因第 249 位的碱基由 G 变成 T。突变的 p53 蛋白半衰期较长。由于许多肿瘤与 p53 基因异常有关，大部分肿瘤患者都可检测到突变的 p53 蛋白，尤其是乳腺癌、胃肠道肿瘤、肝癌和肺癌，阳性率为 15%～50%。

8. ALK（anaplastic lymphoma kinase）融合基因　EML4-ALK 融合基因是癌基因，能提高间变性淋巴瘤激酶（ALK）表达水平，激活 ALK 引起肿瘤细胞生长、增殖、抗凋亡。其存在于 3%～7% 的非小细胞肺癌中，常见于不吸烟的年轻女性腺癌患者。以该癌基因为靶点的分子靶向药物 crizotinib 可显著提高肺癌患者的生存率，因此检测 ALK 融合基因可用于指导靶向药物 crizotinib 的治疗。

9. c-Kit 酪氨酸激酶和血小板衍化生长因子受体（PDGFRA）　胃肠道间质瘤（gastrointestinal stromal tumors，GIST）占胃肠道恶性肿瘤的 1%～3%。GIST 对常规放射治疗和化学治疗均不敏感，主要采取外科手术和分子靶向药物治疗。伊马替尼（格列卫）是小分子酪氨酸激酶抑制剂，作为靶向药物用于治疗 GIST，可特异性抑制 c-Kit 酪氨酸激酶及血小板衍化生长因子受体（PDGFRA），抑制肿瘤细胞的增殖和诱导其凋亡。伊马替尼可用于治疗转移或不可切除的 GIST。临床研究表明，c-Kit 或 PDGFRA 基因特定位点突变的胃肠道间质瘤患者可从伊马替尼治疗中获益，因此在接受伊马替尼治疗前进行 c-Kit 和 PDGFRA 基因突变检测有助于帮助选择适合的个体化治疗方案。

10. 肿瘤相关 miRNA　miRNA 是一类在进化史上极为保守的内源性非编码小 RNA，它们通过诱导目标 mRNA 的降解或干扰蛋白质的翻译过程下调特异性基因的表达，在控制细胞的生长、分化和凋亡等方面起着非常重要的作用。许多 miRNA 与肿瘤的发生和发展有重要的关系，它们扮演着癌基因或抑癌基因的角色，称为肿瘤相关 miRNA。肿瘤患者的血浆或血清中也可以检测到肿瘤相关 miRNA，且较稳定、易于检测，常用定量荧光 PCR 技术检测。各种肿瘤患者血浆中存在肿瘤特异性 miRNA，因而检测循环 miRNA 可以辅助诊断肿瘤，如前列腺癌患者血浆 let-7c 和 let-7e；乳腺癌患者血浆 miR-10b、miR-21、miR-145 和 miR-155；结直肠癌患者血浆 miR-29a、miR-19a、miR-18a 等可作为这些肿瘤的辅助诊断，但是其诊断性能还需要临床大规模验证。另外，一些循环 miRNA 还可以作为肿瘤预后指标；与常规肿瘤标志物比较，循环 miRNA 具有较高的灵敏度和特异性，但其临床应用还需进一步验证。

（八）循环肿瘤细胞、白血病相关标志物

1. 循环肿瘤细胞（circulating tumour cell，CTC）　通常把从原发灶或转移灶脱落入血，并随机体血液循环一起转运的实体肿瘤细胞称为循环肿瘤细胞。循环肿瘤细胞的检测可有效地应用于肿瘤的诊断、化疗药物的快速评估、个体化治疗包括临床筛药、耐药性的检测、肿瘤复发的监测及肿瘤新药物的开发等。目前 CTC 的检测主要用于肿瘤转移和复发的诊断，如临床研究显示，CTC 可作为乳腺癌、前列腺癌和结直肠癌肿瘤转移和预后不良的标志物；如果 7.5ml 血液中 ≥5 个 CTC，则提示肿瘤转移、治疗效果不好和预后不良。循环肿瘤细胞还可用于个体化分子诊断，对于原发灶切除的肿瘤患者，循环肿瘤细胞无疑是靶向药分子诊断的最好检测材料，可以及时判断患者治疗后靶向基因或蛋白的变化，指导临床及时调整治疗方案。

2. 白血病免疫分型 至今人们尚未发现白血病的特异性抗原，但基于白血病形成的分化阻断学说，即由于分化受阻于某一阶段而形成不同亚型的白血病，所以能用正常血细胞的单克隆抗体来进行白血病的免疫分型。应用已知的单克隆抗体去鉴别细胞表面或胞质中的细胞分化抗原或免疫标志，可用于分析白血病细胞的来源及分化阶段，辅助临床白血病的诊断。白血病的抗原常用一组相关抗原来确定，流式细胞仪进行检测。白血病免疫分型常用的抗体及意义罗列如下。

T 淋巴细胞白血病：CD2、CD3、CD5、CD7。

B 淋巴细胞白血病：CD10，CD19、CD20、CD22、CD79a。

髓细胞白血病：CD13、CD35、CD11b、CD15、CD66、CD14、CD117、MPO。

红白血病：GlyA（血型糖蛋白 A）。

巨核细胞白血病：CD41、CD42、CD61。

白细胞共同抗原：CD45（淋巴细胞高表达，单核细胞、粒细胞早期造血细胞依次减弱，红细胞不表达）。

白细胞非特异性抗原：CD34（早期细胞抗原）、HLA – DR。

3. 白血病微小残留物（minimal residual disease，MRD） 白血病微小残留物是指白血病经诱导化疗获完全缓解后或骨髓移植治疗后，体内仍残留的少量白血病细胞，用一般形态学方法已难以检出白血病细胞的存在，其数量少于 10^9，这些残存的细胞即成为白血病复发的根源。MRD 的检测技术有 PCR 和流式细胞仪方法。每个患者白血病细胞的特异标志不尽相同，并且白血病细胞上还带有很多正常细胞的标志，所以如何确定白血病细胞特有的标志是 MRD 的检测关键。如果白血病细胞有特异的染色体易位或融合基因，那就首选其作为 MRD 检测标志物。如果是没有染色体易位或融合基因的白血病患者，首先要在初诊时分析白血病细胞的十几种标志，然后找出几种标志的特定组合作为该白血病细胞 MRD 检测的特有标志。临床意义：①MRD 检测有利于更早地预测白血病的复发，指导白血病的临床治疗，根据体内白血病细胞多少以决定是继续化疗或停止治疗；②有利于较早发现白血病细胞是否耐药，并依此指导临床选用更敏感、更具杀伤力的治疗措施；③有助于评价自体造血干细胞移植的净化效果。白血病需要多次巩固和强化治疗以进一步减少体内白血病细胞的数量。研究表明，如果治疗第 33 天的 MRD 能达 10^4 以下，今后复发的可能性就非常小了；如果 MRD 到第 12 周还在 10^4 以上，复发的可能性就较大。

（虞向阳）

第三章

肿瘤的病理诊断

第一节　肺炎

肺炎（pneumonia）通常是指肺的急性渗出性炎性疾病，是呼吸系统的常见病、多发病。它可以是原发的独立性疾病，也可以是其他疾病的并发症。由于病因和机体的免疫状态不同，肺炎病变的性质与累及范围也常各不相同，从而形成各种不同的肺炎。由各种生物因子引起的肺炎，可分为细菌性肺炎、病毒性肺炎、支原体肺炎、真菌性肺炎和寄生虫性肺炎等；由理化因子引起的肺炎，可分为放射性肺炎、类脂性肺炎和吸入性肺炎或过敏性肺炎等；根据炎症发生部位，分为肺泡性肺炎、间质性肺炎；根据病变累及的范，分为大叶性肺炎、小叶性肺炎和节段性肺炎（图 3－1）；按炎症性质可分为浆液性、纤维素性、化脓性、出血性、干酪性及肉芽肿性肺炎等。

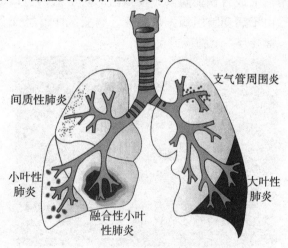

图 3－1　按肺炎累及的范围分类

一、细菌性肺炎

（一）大叶性肺炎

大叶性肺炎（lobar pneumonia）是主要由肺炎链球菌引起的以肺泡内纤维素渗出为主的炎症性疾病，病变常累及肺大叶的全部或大部。临床起病急骤，常以寒战、高热开始，继而出现胸痛、咳嗽、咳铁锈色痰、呼吸困难，并常伴有肺实变体征及外周血白细胞增多等。一般病程为 5～10 天，退热后，症状和体征消退。多见于青壮年，冬春季节多见。

1. 病因和发病机制　本病 90% 以上由肺炎链球菌引起，以 1、3、7 和 2 型多见，以 3 型毒力最强。少数由肺炎杆菌、金黄色葡萄球菌、流感嗜血杆菌及溶血性链球菌等引起。本病主要经呼吸道感染、传染源为患者及健康带菌者。当感冒、受寒、醉酒、疲劳和麻醉时呼吸道防御功能减弱，机体抵抗力降低，易致细菌侵入肺泡而发病。进入肺泡的病原菌迅速繁殖并引发肺组织的超敏反应，使肺泡－毛细血管膜发生炎症反应与微循环障碍，出现肺泡间隔毛细血管扩张，通透性升高，浆液和纤维蛋白原大量渗出。细菌和炎性渗出物沿肺泡间孔或呼吸性细支气管向邻近肺组织蔓延，从而波及整个大叶或部分大叶的肺组织。

2. 病理变化和临床病理联系　大叶性肺炎的主要病理变化是肺泡腔内的纤维素性炎。常见于单侧肺，以左肺或右肺下叶多见，也可同时或先后发生于两个或多个肺叶。典型的自然发展过程大致可分为四期：

（1）充血水肿期（发病第1~2天）：病变肺叶肿胀，重量增加，呈暗红色，切面湿润并可挤出多量血性浆液。

镜下见肺泡间隔内毛细血管扩张充血，肺泡腔内有较多浆液渗出及少量红细胞、中性粒细胞和巨噬细胞。渗出物中可检出肺炎链球菌。

临床有因毒血症而引起的寒战、高热、外周血液中白细胞升高等。由于肺泡腔内有渗出液，听诊可闻及湿啰音。X线检查显示肺纹理增多和淡薄而均匀的片块状阴影。

（2）红色肝样变期（发病后第3~4天）：病变肺叶肿胀，重量增加，色暗红，质地变实如肝，故称为"红色肝样变"。相应部位之胸膜面有纤维素渗出物覆盖（纤维素性胸膜炎）。

镜下见肺泡壁毛细血管仍扩张充血，肺泡腔内充满大量连接呈网状的纤维素和红细胞，并有一定数量中性粒细胞和少量吞噬细胞。有的纤维素穿过肺泡孔与相邻肺泡中的纤维素网相连接（图3-2）。纤维素网的大量形成既防止了细菌的扩散和减少毒素的吸收，又为巨噬细胞提供了更多表面，促进了吞噬作用。但大量渗出物充塞肺泡腔，使肺泡发生实变，换气和通气功能障碍，并致肺动脉血不能进行气体交换而直接进入左心，形成静脉血掺杂，造成动脉血氧分压降低，并出现发绀等缺氧症状。肺泡腔内的红细胞被巨噬细胞吞噬，崩解后形成含铁血黄素，使咳出的痰呈铁锈色；由于病变波及胸膜，常有胸痛，并随呼吸和咳嗽而加重；由于病变肺组织发生实变，病变区叩诊呈浊音，听诊可闻及支气管呼吸音。X线可见大片致密阴影，常波及一个肺段或大叶。

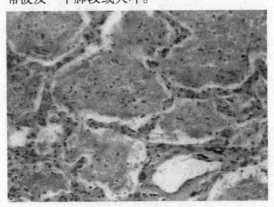

图3-2　大叶性肺炎红色肝样变期
肺泡壁毛细血管扩张充血，肺泡腔内充满大量连接呈网状的纤维素和红细胞，并有一定数量中性粒细胞和少量巨噬细胞

（3）灰色肝样变期（发病后第5~6天）：病变肺叶仍肿胀，但充血消退，病变区由暗红转为灰白色，质实如肝，故称"灰色肝样变"（图3-3）。

镜下见，肺泡腔内纤维素渗出继续增多，红细胞逐渐被巨噬细胞吞噬而消失，但仍充满纤维素和大量中性粒细胞。纤维素通过肺泡间孔相连接的现象更明显。胸膜扩张充血，表面仍有纤维素渗出。此期机体特异性抗体已形成，渗出物中肺炎链球菌大多数已被消灭，故不易检出细菌（图3-4）。

临床上病变区叩诊呈浊音，听诊可闻及支气管呼吸音。X线可见大片致密阴影，患者咳出的痰液由铁锈色逐渐转变成黏液脓性痰。此期虽然病变区肺泡仍无气体，但因流经该部的血流大为减少，静脉血掺杂现象也因此而减少，缺氧状况得以改善。

（4）溶解消散期（发病后第7天进入此期）：此时机体防御功能显著增强。病变肺组织质地变软，切面颗粒状外观逐渐消失，加压时有脓样混浊液体流出。

　　镜下见，肺泡腔内中性粒细胞大多变性崩解，并释放大量蛋白水解酶将渗出物中的纤维素溶解，由淋巴管吸收或经呼吸道咳出，肺内实变病灶消失，肺组织逐渐恢复正常的结构和功能。胸膜渗出物亦被吸收或机化。患者体温下降，临床症状和体征逐渐减轻、消失，X线检查显示病变区阴影密度逐渐降低，透光度增加，恢复正常。

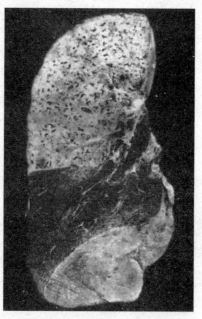

图3-3　大叶性肺炎灰色肝样变期
右肺上叶实变，呈灰白色

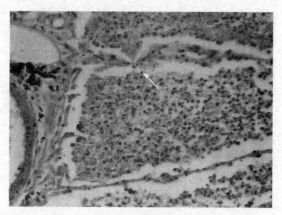

图3-4　大叶性肺炎灰色肝样变期
肺泡腔内充满大量纤维素和中性粒细胞，纤维素穿过肺泡孔（箭头所示）

　　上述各期病变的发展是连续的，彼此之间并无绝对界限，同一肺叶的不同部位可出现不同阶段病变，尤其是病变早期使用抗生素后，常干预疾病的自然经过，故临床已很少见到典型四期病变过程，常表现为节段性肺炎，病程也明显缩短（图3-5，图3-6）。

　　3. 结局和并发症　绝大多数患者经及时治疗均可痊愈；如延误诊断或治疗不及时则可发生以下并发症：

　　（1）中毒性休克：见于重症病例，是最危重的并发症。可引起严重全身中毒症状和微循环衰竭，故称中毒性或休克性肺炎，临床较易见到，死亡率较高。

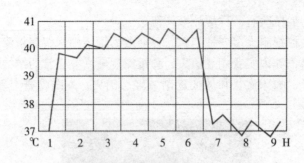

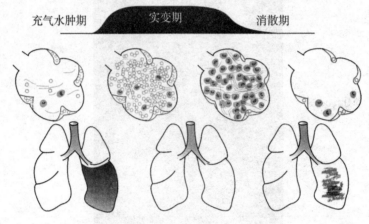

图3-5 典型的大叶性肺炎

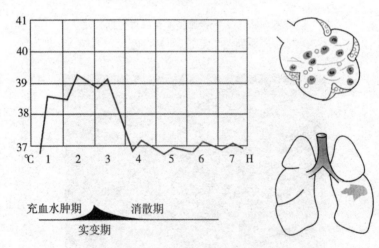

图3-6 不典型的大叶性肺炎

（2）肺脓肿及脓胸：见于病原菌毒力强或机体抵抗力低下时。由金黄葡萄球菌和肺炎链球菌混合感染者，易并发肺脓肿，并常伴有脓胸。

（3）肺肉质变：也称机化性肺炎。由于肺内渗出中性粒细胞过少，释放的蛋白酶不足，致肺泡内纤维素性渗出物不能完全溶解吸收而由肉芽组织取代并机化，病变肺组织呈褐色肉样外观，故称肺肉质变。

（4）胸膜增厚和粘连：大多数大叶性肺炎伴有纤维素性胸膜炎，但一般均随肺炎病变的消散而消散，若胸膜及胸腔内纤维素不能被完全溶解吸收，则可发生机化，并导致胸膜增厚或粘连。

（5）败血症或脓毒败血症：少见，发生在严重感染时，细菌侵入血液大量繁殖并产生毒素所致，如发生全身迁徙性感染，则称脓毒败血症。

（二）小叶性肺炎

小叶性肺炎（lobular pneumonla）是以肺小叶为病变单位的急性渗出性炎症，其中绝大多数为化脓性炎症。由于病变是以细支气管为中心向周围肺组织扩展，故也称支气管肺炎。临床上有发热、咳嗽、咳痰等症状，肺部听诊可闻及散在湿性啰音。多见于小儿、老年体弱或久病卧床的患者。

1. 病因和发病机制　小叶性肺炎大多由细菌感染引起。常见的致病菌为致病力较弱的 4、6、10 型肺炎链球菌、葡萄球菌、嗜血流感杆菌、肺炎克雷白杆菌、链球菌、铜绿假单胞菌及大肠杆菌等。这些病原菌多系正常人口腔及上呼吸道内的常驻菌，当患传染病（如麻疹、百日咳、流感、白喉等）或营养不良、受寒、醉酒、麻醉、昏迷、恶病质和手术后等状况下，由于机体抵抗力降低，呼吸系统防御功能受损，上述呼吸道常驻细菌就可侵入细支气管与末梢肺组织生长繁殖，引起小叶性肺炎。因此，小叶性肺炎常是某些疾病的并发症。故临床上根据继发原因把某些小叶性肺炎又称为麻疹后肺炎、吸入性肺炎、坠积性肺炎等。

2. 病理变化　小叶性肺炎的病变特征是以细支气管为中心的肺组织化脓性炎症。

肉眼观：双肺表面和切面可见散在分布之灰黄色或暗红色实性病灶，以下叶背侧多见，病灶大小不一，直径多在 0.5~1cm 左右（相当于 1 个小叶范围），形态不规则，病灶中央常可见细支气管的横断面，挤压时有脓性液体溢出。严重病例，病灶可互相融合，甚或累及整个大叶，称融合性小叶性肺炎（图 3-7）。一般胸膜不受累及。

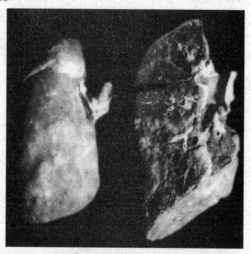

图 3-7　小叶性肺炎
肺表面和切面可见散在分布之灰黄色小的实变病灶

镜下见，病灶中央或周边常有一些病变的细支气管，管壁充血、水肿并有大量中性粒细胞浸润，管腔内充满中性粒细胞及脱落崩解的黏膜上皮，病变细支气管周围肺泡腔内也充满中性粒细胞、少量红细胞和脱落肺泡上皮细胞。病灶周围肺组织充血，有浆液渗出，部分肺泡过度扩张（代偿性气肿）（图 3-8）。由于病变发展阶段不同，各病灶的病变程度不一，严重的病例可引起支气管和肺组织结构破坏。

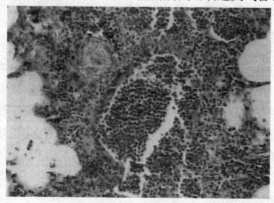

图 3-8　小叶性肺炎
以支气管为中心周围肺泡脓性渗出物，最外边肺泡代偿性肺气肿

3. 临床病理联系 由于小叶性肺炎常为其他疾病的并发症，其临床症状常被原发疾病所掩盖，但发热、咳嗽、咳痰症状仍是通常最常见的症状。支气管黏膜由于炎性渗出物刺激及黏液分泌增多可引起咳嗽、咳痰，痰液往往为黏液脓性或脓性。由于病变细支气管及肺泡腔内有炎性渗出物，听诊可闻及湿性啰音。由于病灶呈散在小灶分布，一般无实变体征，但融合性病变范围达到 3~5cm 以上时，也可出现实变。X 线检查可见散在不规则小片状或斑点状阴影。

4. 结局及并发症 本病大多数经及时有效治疗可以痊愈。但幼儿、老人，特别是并发其他严重疾病者，预后较差。小叶性肺炎的并发症较严重，甚至可危及生命，常见的有呼吸功能不全、心功能不全、脓毒败血症、肺脓肿和脓胸等。

二、病毒性肺炎

病毒性肺炎（viral pneumonia）常是上呼吸道病毒感染向下蔓延所致。常见的病毒是流感病毒，其次为呼吸道合胞病毒、腺病毒、副流感病毒、麻疹病毒、单纯疱疹病毒及巨细胞病毒等。除流感病毒、副流感病毒外，其余的病毒性肺炎多见于儿童。此类肺炎的发病可由一种病毒感染，也可由多种病毒混合感染或继发于细菌感染引起。临床症状、病变特点及其严重程度可因病毒类型和患者状态而异，但一般除有发热和全身中毒症状外，主要表现为剧烈咳嗽、气急和发绀等缺氧症状。

病理变化：病变主要表现为间质性肺炎，炎症从支气管、细支气管开始沿间质伸展。肉眼观，肺组织因充血水肿而轻度肿大，无明显实变。镜下常表现为肺泡间隔明显增宽，其内血管扩张充血，间质水肿，淋巴细胞和单核细胞浸润，肺泡腔内一般无渗出物或仅有少量浆液（图3-9）。

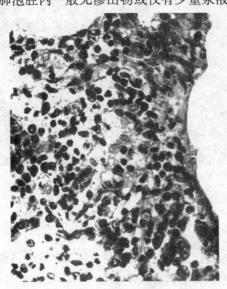

图3-9 间质性肺炎
肺泡间隔增宽，血管充血，间质水肿，伴淋巴细胞和单核细胞浸润

严重病例，肺泡腔内有巨噬细胞和多少不等浆液与红细胞渗出，甚至出现肺组织坏死。由流感病毒、麻疹病毒和腺病毒引起的肺炎，其肺泡腔内渗出的浆液性渗出物常可浓缩成一薄层膜样物贴附在肺泡内表面，即透明膜形成。此外，细支气管和肺泡上皮可明显增生并形成多核巨细胞。如麻疹性肺炎时出现的巨细胞就较多，故又称巨细胞肺炎。在增生的支气管和肺泡上皮细胞内可见病毒包涵体。病毒包涵体呈圆形或卵圆形、约红细胞大小、嗜酸或嗜碱，周围有薄而不均匀的透明晕，其在细胞内的位置可因病毒不同而异，腺病毒、单纯疱疹病毒和巨细胞病毒感染时，病毒包涵体出现在上皮细胞核内并呈嗜碱性；呼吸道合胞病毒感染时，出现在胞质呈嗜酸性；麻疹病毒感染时，胞质和胞核均可见到。检出病毒包涵体是诊断病毒性肺炎的重要依据。

病毒性肺炎若为两种病毒并发感染或继发细菌感染，则病变将更严重和复杂。如麻疹肺炎并发腺病毒感染时病灶可呈小叶性、节段性和大叶性分布，且支气管和肺组织可出现坏死、出血（坏死性支气管炎和坏死性支气管肺炎）。继发细菌感染时，常混杂有化脓性病变，可掩盖病毒性肺炎的病变特征。

附：严重急性呼吸综合征

严重急性呼吸综合征（severe acute respiratory syndrome，SARS）是新近由世界卫生组织命名的以呼吸道传播为主的急性传染病。曾称"非典型性肺炎"。本病有极强传染性，自 2002 年 11 月我国广东第一个病例发现起，数月内在国内一些省市及港台地区就发生了暴发流行，而且同时波及世界 30 余个国家及地区。现已确定本病的病原体是一种新型冠状病毒。SARS 病毒以近距离空气飞沫传播为主，直接接触患者血液、尿液及粪便也可被感染，故医务人员为高发人群，发病有家庭和医院聚集现象。发病机制尚未阐明，可能与病毒直接损伤呼吸系统和免疫器官有关。SARS 起病急，常以发热为首发症状，体温一般高于 38℃，偶有畏寒，可伴有头痛、关节和肌肉酸痛、乏力、腹泻，干咳、少痰、偶有血丝痰，严重者出现呼吸困难，气促，进而呼吸衰竭。外周血白细胞不高或降低，常有淋巴细胞计数减少。X 线检查，两肺呈大片云絮状、片状阴影，但密度比一般间质性肺炎要高，病变分布也更广泛。

病理变化：部分 SARS 死亡病例尸检报告显示病变主要集中在肺和免疫系统；心、肝、肾、肾上腺等实质器官有不同程度累及。

1. 肺部病变　肉眼观双肺呈斑块状实变，重症患者双肺完全性水肿实变；表面暗红色，切面可见肺出血灶及出血性梗死灶（图 3 - 10）。镜下病变以弥漫性肺泡损伤为主，肺组织重度充血、出血和肺水肿。肺泡腔内充满大量脱落和增生的肺泡上皮细胞及渗出的单核细胞、淋巴细胞和浆细胞。部分肺泡上皮细胞胞质内可见典型病毒包涵体，电镜证实是病毒颗粒。大部分肺泡腔及肺泡管内有透明膜形成（图 3 - 11）。部分病例肺泡腔内渗出物出现机化呈肾小球样机化性肺炎改变（图 3 - 12）。肺小血管呈血管炎改变，部分管壁可见纤维素样坏死伴血栓形成；微血管内有纤维素性血栓形成。

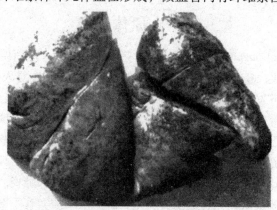

图 3 - 10　SARS 肺脏大体病变

外观呈苍白色，肺脏明显膨胀，体积增大，重量明显增加，肺表面有散在出血灶

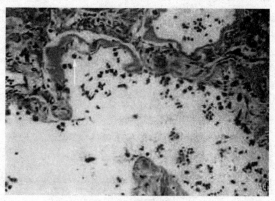

图 3 - 11　SARS 肺组织病变之一

大部分肺泡腔及肺泡管内透明膜（↑）形成

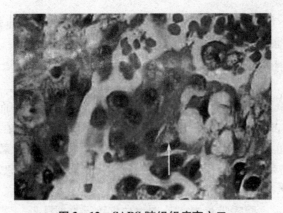

图 3-12　SARS 肺组织病变之二
立方形的 II 型上皮细胞增生，部分呈腺样结构（假性肾小球样病变）（↑）
少数区域呈乳头状增生

2. 脾和淋巴结病变　脾体积略有缩小，质软。镜下，脾小体明显萎缩，脾中央动脉周围淋巴鞘内淋巴细胞减少，红髓内淋巴细胞稀疏。白髓和被膜下淋巴组织大片或灶性出血坏死。肺门及腹腔淋巴结皮髓质分界不清，皮质区淋巴细胞数明显减少，并常出现淋巴组织灶性坏死。

3. 心、肝、肾、肾上腺等器官　除小血管炎症病变外，均有不同程度变性、坏死和出血。

本病经过凶险，但如能及时发现并积极有效治疗，大多数可以治愈；有 5% 左右严重病例可死于呼吸衰竭。

三、支原体肺炎

支原体肺炎（mycoplasmal pneumonia）是由肺炎支原体引起的一种间质性肺炎。在未发现肺炎支原体前曾称为原发性非典型肺炎。支原体种类很多，但仅有肺炎支原体对人体呼吸道致病。多见于青少年，主要经飞沫感染，常为散发，偶见流行。临床上起病较急，多有发热、头痛、咽喉痛和咳嗽、气促与胸痛，咳痰常不显著。肺部可闻及干、湿性啰音，X 线显示节段性纹理增强及网状或片状阴影。外周血白细胞计数轻度增多，淋巴细胞和单核细胞增多。本病在临床上不易与病毒性肺炎相鉴别，可通过对患者痰、鼻分泌物和喉拭子培养检出肺炎支原体确诊。本病一般预后良好，死亡率在 1% 以下。

病理变化：病变可以波及整个呼吸道，引起气管炎、支气管炎和肺炎。常累及一叶肺组织，呈节段性分布，下叶多见，也偶尔波及双肺。病变主要发生在肺间质，故实变不明显，可伴有急性支气管炎和细支气管炎。肉眼观呈暗红色，切面有少量红色泡沫液体溢出，支气管和细支气管腔内有黏液性渗出物，胸膜一般不累及。镜下见病变区肺泡间隔明显增宽，血管扩张、充血，并有大量淋巴细胞、浆细胞和单核细胞浸润。肺泡腔内无渗出物或仅有少量浆液与单核细胞。小细支气管壁及其周围组织间质充血水肿，并有淋巴细胞和单核细胞浸润，如伴细菌感染时可有中性粒细胞浸润。严重病例支气管黏膜上皮和肺组织可发生明显坏死、出血。

（宋　洁）

第二节　结核病

一、概论

结核病（tuberculosis）是由结核分枝杆菌引起的一种慢性肉芽肿性疾病。以肺结核最常见，但可见于全身各器官。典型病变为结核结节形成伴有不同程度干酪样坏死。

结核病曾威胁整个世界，由于有效抗结核药物的发明和应用，由结核病引起的死亡一直呈下降趋势。20 世纪 80 年代以来，由于艾滋病的流行和耐药菌株的出现，其发病率又趋于上升。全球现有结核患者 2 000 万，如不控制，今后 10 年还将有 9 000 万人发病。中国结核病人数位居世界第二，仅次于印度。1993 年 WHO 宣布"全球结核病紧急状态"，1998 年又重申遏制结核病刻不容缓。由此可见，控制结核病已成为全球最紧迫任务。

（一）病因和发病机制

结核病的病原菌是结核分枝杆菌，对人致病的主要是人型、牛型。结核菌主要经呼吸道传染，少数可因进食带菌食物或含菌牛奶而经消化道感染，偶见经皮肤伤口感染。

呼吸道传播是通过肺结核（主要是空洞型肺结核）患者在谈话、咳嗽和喷嚏时，从呼吸道排出大量带菌微滴，每个微滴可有 1~20 个细菌，带菌微滴直径小于 5μm 即可被吸入并到达肺泡引起感染。到达肺泡的结核杆菌趋化和吸引巨噬细胞，并为巨噬细胞吞噬。在有效细胞免疫建立以前，巨噬细胞对结核杆菌的杀伤能力很有限，结核杆菌可以在细胞内繁殖，一方面引起局部炎症，另一方面可发生全身性血源性播散，成为今后肺外结核病发生的根源。机体对结核杆菌产生特异性细胞免疫一般需 30~50 天时间。这种特异的细胞免疫在临床上表现为皮肤结核菌素试验阳性。

结核病的抗感染免疫反应和超敏反应常同时发生和相伴出现，贯穿在结核病过程中。抗感染免疫反应的出现提示机体已获得免疫力，对病原菌有杀伤作用和抵抗力。而超敏反应常引起干酪样坏死，引起局部组织结构的破坏。已经致敏的个体动员机体产生防御反应较未致敏的个体快，但组织的坏死也更明显。故机体对结核杆菌感染所作出的临床表现决定于不同的机体免疫状态。如机体状态是以抗感染免疫反应为主，则病灶局限，结核菌可被杀灭；如机体状态是以超敏反应为主，则病变将以急性渗出和组织结构破坏为主。结核病基本病变与机体的免疫状态有关（表 3-1）。

表 3-1　结核病基本病变与机体的免疫状态

病变	机体状态		结核杆菌		病理特征
	免疫力	超敏反应	菌量	毒力	
渗出为主	低	较强	多	强	浆液性或浆液纤维素性炎
增生为主	较强	较弱	少	较低	结核结节
坏死为主	低	强	多	强	干酪样坏死

（二）结核病的基本病理变化

结核病是一种特殊性炎症。其基本病变也具有变质、渗出和增生。由于机体的免疫反应、超敏反应和细菌的数量、毒力以及病变组织的特性不同，可表现三种不同病变类型。

见于病变早期或机体免疫力低下、细菌数量多、毒力强或超敏反应较强时。好发于肺、浆膜、滑膜及脑膜等处。表现为浆液性或浆液纤维素性炎。早期有中性粒细胞浸润，但很快为巨噬细胞所取代。在渗出液和巨噬细胞内可查见结核杆菌。当机体抵抗力增强时，可完全吸收不留痕迹，或转变为增生为主的病变，如机体抵抗力低、超敏反应剧烈或细菌数量多、毒力强时，渗出性病变可迅速发生坏死，转变为以变质为主的病变。

1. 渗出为主的病变　见于机体免疫力较强、细菌数量较少、毒力较低时。由于机体对结核杆菌已有一定免疫力，病变常以增生为主，形成具有一定形态特征的结核结节。结核结节是在细胞免疫反应的基础上形成的。由上皮样细胞、朗汉斯巨细胞（Langhans giant cell）以及外周局部集聚的淋巴细胞和少量反应性增生的成纤维细胞构成。典型的结核结节中央有干酪样坏死。巨噬细胞吞噬结核杆菌后细胞胞体可增大逐渐转变为上皮样细胞。上皮样细胞体积变大，呈梭形或多角形，胞质丰富，淡伊红染，境界不清，细胞间常有胞质突起互相联络。核呈圆形或卵圆形，染色质少，可呈空泡状，核内有 1~2 个核仁。上皮样细胞的活性增加，有利于吞噬和杀灭结核杆菌。朗汉斯巨细胞是由多个上皮样细胞互相融合或一个上皮细胞核分裂而胞质不分裂形成的。朗汉斯巨细胞是一种多核巨细胞，细胞体积大，直径可达 300μm，胞质丰富，染淡伊红色，胞质突起常和上皮样细胞的胞质突起相连接，核与上皮样细胞核相似，核数由十几个到几十个不等。核排列在胞质周围呈花环状、马蹄形或密集在胞体一端。单个结核结节肉眼和 X 线片不易查见，3 ~ 4 个结节融合成较大结节时才能看到，约粟粒大小，灰白色，半透明，境界分明。有干酪样坏死时略带黄色，可微隆起于脏器表面。

2. 坏死（变质）为主的病变　常见于结核杆菌数量大、毒力强，机体抵抗力低或超敏反应强烈时。上述渗出性和增生性病变也可发生干酪样坏死，也有极少数病变一开始就发生干酪样坏死。

结核坏死灶由于含脂质较多呈淡黄色，均匀细腻，质地较实，状似奶酪，故称干酪样坏死。镜下为红染无结构的颗粒状物。干酪样坏死对结核病病理诊断具有一定的意义。干酪样坏死物中大都会有一定量的结核杆菌，可成为结核病恶化进展的原因。

渗出、坏死和增生三种变化往往同时存在而以某一种改变为主，而且可以互相转化。

（三）结核病基本病理变化的转化规律

结核病的发展和结局主要取决于机体抵抗力和结核杆菌致病力之间的斗争。当机体抵抗力增强时，病变可向好的方向转化，即吸收、消散或纤维化、钙化；反之，则向坏的方向转化，即浸润进展或溶解播散。

1. 转向愈合

（1）吸收、消散：是渗出性病变的主要愈合方式。当机体抵抗力增强或经治疗有效时，渗出物可通过淋巴道吸收而使病灶缩小或完全吸收、消散。X 线检查时可见边缘模糊、密度不匀的云絮状阴影逐渐缩小或完全消失。临床上称为吸收好转期。

（2）纤维化、纤维包裹、钙化：增生性病变、未被完全吸收的渗出性病变以及较小的干酪样坏死灶，可被逐渐纤维化形成瘢痕而愈合。较大的干酪样坏死灶难以纤维化，病灶周围的纤维组织可增生，将干酪样坏死包裹，中央逐渐干燥浓缩，并经钙盐沉着而发生钙化。钙化亦为临床痊愈一种指标，但钙化灶内常残留少量细菌，在一定条件下可以引起复发。病灶纤维化后，一般已无结核杆菌存活，可认为是完全愈合。X 线检查可见纤维化病灶边缘清晰，密度增大，钙化病灶密度更高。临床上称硬结钙化期。

2. 转向恶化

（1）浸润进展：当机体抵抗力低下，又未能得到及时治疗时，在原有病灶周围可出现渗出性病变，范围不断扩大，并继发干酪样坏死。X 线检查，原病灶周围出现云絮状阴影，边缘模糊。临床上称为浸润进展期。

（2）溶解播散：是机体抵抗力进一步下降，病变不断恶化的结果。干酪样坏死发生溶解、液化后，可经体内的自然管道（如支气管、输尿管）排出，致局部形成空洞。液化的干酪样坏死物中含有大量结核杆菌，播散至其他部位后，可形成新的渗出、变质病灶。X 线检查，可见病灶阴影密度深浅不一，出现透亮区及大小不等之新播散病灶阴影。临床上称为溶解播散期。此外，结核杆菌还可经淋巴道播散到淋巴结，引起结核性淋巴结炎，经血道播散到全身各处，引起全身粟粒性结核。

二、肺结核病

结核杆菌主要经呼吸道侵入人体，故肺是发生结核病最常见器官。由于初次感染和再次感染结核杆菌时机体的反应性不同，肺部病变的发生和发展亦各有其特点，故肺结核病（pulmonary tuberculosis）可分为原发性和继发性两大类。

（一）原发性肺结核病

原发性肺结核病（primary pulmonary tuberculosis）是指机体第一次受结核杆菌感染后所发生的肺结核病。多见于儿童，故又称儿童型肺结核病。偶见于从未感染过结核杆菌的青少年或成年人。由于初次感染，机体尚未形成对结核杆菌的免疫力，病变有向全身各部位播散的趋向。

1. 病变特点　结核杆菌经支气管到达肺组织，最先引起的病灶称原发病灶或称 Ghon′s 病灶。原发病灶通常只有一个，多见于通气较好的部位，即上叶下部或下叶上部靠近胸膜处，以右肺多见。病灶直径多在 1.0 ~ 1.5cm，呈灰白或灰黄色。病变开始为渗出性变化，继而中央发生干酪样坏死，周围则有结核性肉芽组织形成。由于是初次感染，机体缺乏对结核杆菌的免疫力，病变局部巨噬细胞虽能吞噬结核杆菌，但不能杀灭，结核杆菌在巨噬细胞内仍继续生存，并侵入淋巴管循淋巴流到达肺门淋巴结，引起结核性淋巴管炎和肺门干酪性淋巴结结核。肺部原发病灶、结核性淋巴管炎和肺门淋巴结结核，三者合称原发综合征（primarycomplex），是原发性肺结核的特征性病变。X线检查，可见肺内原发病灶和肺门淋巴结阴影，两者间有结核性淋巴管炎的条索状阴影相连，形成哑铃状阴影。

2. 发展和结局　绝大多数（约95%）原发性肺结核，由于机体免疫力逐渐增强而自然愈合。小的病灶可完全吸收或纤维化，较大的病灶可纤维包裹和钙化。这些病变常无任何自觉症状而不治自愈，但结核菌素试验阳性。有时肺内原发病灶已愈合，而肺门淋巴结结核病变仍存在，甚至继续发展蔓延到肺门附近淋巴结，引起支气管淋巴结结核。X线检查，可见病侧肺门出现明显的淋巴结肿大阴影。经过适当治疗，此病灶可被包裹、钙化或纤维化。

少数病例因营养不良或患其他传染病（如麻疹、流感、百日咳等），使机体抵抗力下降，肺部原发病灶及肺门淋巴结结核病灶继续扩大，病灶中干酪样坏死可液化并进入血管、淋巴管和支气管引起播散。

（1）支气管播散：原发病灶不断扩大，干酪样坏死物液化，侵及连接的支气管，病灶内液化坏死物可通过支气管排出而形成空洞，含菌的干酪样坏死物可沿支气管向同侧或对侧肺叶播散，引起多数小叶性干酪样肺炎。此外，肺门淋巴结干酪样坏死也可因淋巴结破溃而进入支气管，引起上述同样播散。但原发性肺结核经支气管播散较少见，可能儿童的支气管发育不完全、口径较小、易受压而阻塞有关。

（2）淋巴道播散：肺门淋巴结病灶内的结核杆菌，可沿引流淋巴管到达支气管分叉处、气管旁、纵隔及锁骨上、下淋巴结。如淋巴管被阻塞，也可逆流到达腹膜后、腋下和腹股沟淋巴结，引起多处淋巴结结核。颈部淋巴结常可受累而肿大，中医称"瘰疬"。病变轻者，经适当治疗可逐渐纤维化或钙化而愈合；重者可破溃穿破皮肤，形成经久不愈的窦道（俗称"老鼠疮"）。

（3）血道播散：在机体免疫力低下的情况下，肺内或淋巴结内的干酪样坏死灶可侵蚀血管壁，结核菌直接进入血液或经淋巴管由胸导管入血，引起血行播散性结核病。若进入血流的菌量较少，而机体的免疫力很强，则往往不发生明显病变。

（二）继发性肺结核病

继发性肺结核病（secondary pulmonary tuberculosis）是指机体再次感染结核杆菌后所发生的肺结核病。多见于成年人，故称成人型肺结核病。其感染来源有二：①外源性再感染：结核杆菌由外界再次侵入机体引起。②内源性再感染：结核杆菌来自已呈静止状态的原发复合征病灶，当机体抵抗力降低时，潜伏的病灶可重新活动而发展成为继发性肺结核病。

1. 病变特点　由于继发性肺结核病患者对结核杆菌已有一定免疫力和敏感性，故其病变与原发性肺结核相比较，有以下不同特点：

（1）早期病变多位于肺尖部，且以右肺多见：其机制尚未完全阐明，可能是由于直立体位时该处动脉压较低，且右肺动脉又较细长，局部血液循环较差，加之通气不畅，以致局部组织抵抗力较低，结核杆菌易于在该处繁殖有关。

（2）由于超敏反应，病变易发生干酪样坏死：且液化溶解形成空洞的机会多于原发性肺结核。同时由于机体已有一定免疫力，局部炎症反应又常以增生为主，病变容易局限化。且由于结核杆菌的繁殖被抑制，不易发生淋巴道、血道播散，故肺门淋巴结病变，全身粟粒性结核病患者较少见。

（3）病程长：随着机体免疫反应和超敏反应的相互消长，病情时好时坏，常呈波浪式起伏，有时以增生为主，有时以渗出、变质为主。肺内病变呈现新旧交杂、轻重不一，远较原发性肺结核病复杂多样。

（4）因机体已有一定免疫力，病变在肺内蔓延主要通过受累的支气管播散。

2. 类型及病变　继发性肺结核的病理变化和临床表现比较复杂。根据病变特点和临床经过，可分为以下几种主要类型：

（1）局灶型肺结核：是继发性肺结核的早期病变，多位于肺尖部，右侧多见，病灶常为一个或数个，一般0.5~1.0cm大小。病变多数以增生为主，也可有渗出性病变和干酪样坏死，临床症状和体征常不明显。病灶常发生纤维化或钙化而愈合。X线检查，肺尖部有单个或多个结节状阴影，境界清楚。如患者抵抗力降低时，病变可恶化发展为浸润性肺结核。

（2）浸润型肺结核：是继发性肺结核最常见的临床类型，属活动性肺结核病。多数由局灶型肺结核发展而来。病灶多位于右肺锁骨下区，故临床上又称锁骨下浸润。病变常以渗出为主，中央有干酪样坏死，周围有直径约2~3cm渗出性病变（即病灶周围炎）。镜下，病灶中央为干酪样坏死，病灶周围肺泡腔内充满浆液、单核细胞、淋巴细胞和少量中性粒细胞。X线检查在锁骨下区可见边缘模糊的云雾状阴影。患者常有低热、盗汗、食欲不振、乏力等中毒症状和咳嗽、咯血。如能得到及时恰当治疗，渗出病变可在半年左右完全或部分吸收（吸收好转期）；中央干酪样坏死灶可通过纤维化、纤维包裹和钙化而愈合（硬结钙化期）。如病变继续发展，干酪样坏死病灶可扩大（浸润进展期）；如干酪样坏死液化溶解，液化坏死物可经支气管排出而形成急性薄壁空洞，空洞壁坏死层含有大量结核杆菌，坏死物经支气管播散可引起干酪样肺炎（溶解播散期）。急性空洞一般易愈合，适当治疗后洞壁肉芽组织增生，空洞腔可逐渐缩小、闭合，最后形成瘢痕而愈合（图3-13）。如空洞经久不愈，则可发展为慢性纤维空洞型肺结核。

（3）慢性纤维空洞型肺结核：为成人慢性肺结核病常见类型，多在浸润型肺结核形成急性空洞的基础上发展而来。此型病变的特点为：①肺内有一个或多个形态不规则、大小不一的厚壁空洞，多位于肺上叶。厚壁空洞最厚处达1cm以上（图3-14）。镜下见，空洞壁由三层结构组成：内层为干酪样坏死物，中层为结核性肉芽组织，外层为纤维组织。此外，空洞内还常见有残存之梁柱状组织，多为有血栓形成并机化而闭塞的血管。②在同侧或对侧肺内常有经支气管播散引起的很多新旧不一、大小不等、病变类型不同的病灶。病变发展常自上而下，一般肺上部病变旧而重、下部病变新而较轻。③由于病程长，病变常时好时坏，反复发作，最后导致肺组织的严重破坏和广泛纤维化，胸膜增厚并与胸壁粘连，肺体积缩小、变形、变硬，称为硬化性肺结核，严重影响肺功能，甚至功能丧失。此时，由于病变处毛细血管床减少，肺循环助理增加，肺动脉压增高，导致右心负担加重，进而引起肺源性心脏病。

此外，由于空洞和支气管相通，空洞内大量结核杆菌可随痰咳出而成为本病的传染源（开放性肺结核）；若大血管被侵蚀可引起咯血；如空洞穿破肺膜，可造成气胸和脓气胸；如咽下含菌痰液，可引起肠结核。

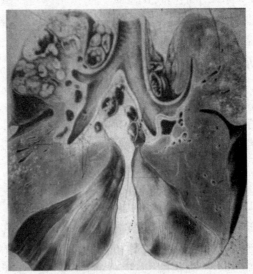

图3-13 继发性肺结核

左肺上叶有干酪样坏死，右肺上叶及左肺下叶有散在性结核，肺门淋巴结病变不明显

（4）干酪样肺炎：常发生在机体抵抗力极差和对结核杆菌敏感性过高的患者。是由于大量结核杆菌经支气管播散引起，在肺内可形成广泛渗出性病变，并很快发生干酪样坏死。按病变范围可分为大叶

性和小叶性干酪样肺炎。受累肺叶肿大、实变、干燥，切面淡黄色、干酪样；有时干酪样坏死液化，可形成多数边缘不整齐之急性空洞，并进一步引起肺内播散。镜下见，肺泡腔内有浆液、纤维素性渗出物，内含以巨噬细胞为主之炎细胞，并可见广泛红染无结构之干酪样坏死。临床有高热、咳嗽、呼吸困难等严重全身中毒症状，如不及时抢救，可迅速死亡（称为"奔马痨"）。

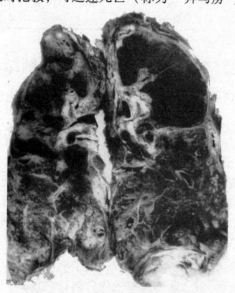

图 3 - 14　慢性纤维空洞型肺结核
右上肺有大空洞，空洞壁有纤维组织，下叶有散在的干酪样结核

（5）结核球：结核球又称结核瘤（tuberculoma），是一种直径 2~5cm 孤立的纤维包裹性球形干酪样坏死灶。多数为单个，偶见多个，常位于肺上叶。可以由浸润型肺结核之干酪样坏死灶纤维包裹形成；也可因空洞的引流支气管被阻塞，空洞腔由于干酪样坏死物填满而形成；有时亦可由多个结核病灶融合而成。结核球是一种相对静止的病灶，临床上常无症状，可保持多年而无进展；但当机体抵抗力降低时，可恶化进展，在肺内重新播散。由于结核球有较厚的纤维膜，药物一般不易渗入发挥作用。X 片有时需与肺癌鉴别，故临床常采用手术切除。

（6）结核性胸膜炎：在原发性和继发性肺结核的各个时期均可发生。按其病变性质，可分为湿性和干性两种，以湿性多见。

1）湿性胸膜炎：又称渗出性胸膜炎。较多见，常见于 20~30 岁的青年人。大多为肺内原发病灶的结核菌播散到胸膜引起，或为结核杆菌菌体蛋白发生的超敏反应。病变为浆液纤维素性炎。渗出物中有浆液、纤维素和淋巴细胞，有时有较多红细胞。浆液渗出多时可引起胸腔积水或血性胸水。临床上有胸痛及胸膜摩擦音，叩诊呈浊音，呼吸音减弱。积液过多时可压迫心脏。或致纵隔移位。一般经适当治疗 1~2 个月后可吸收。有时渗出物中纤维素较多，表现为纤维素性胸膜炎，则不易吸收而发生机化与粘连。

2）干性胸膜炎：又称增生性胸膜炎。是由肺膜下结核病灶直接蔓延至胸膜所致。常发生于肺尖部，多为局限性，病变以增生性病变为主，很少有胸腔积液。痊愈后常致局部胸膜增厚、粘连。

综上所述，原发性肺结核与继发性肺结核在多方面有不同的特征，其区别见表 3 - 2。

表 3 - 2　原发性和继发性肺结核病比较表

	原发性肺结核病	继发性肺结核病
结核杆菌感染	初染	再染或静止病灶复发
发病人群	儿童	成人
对结核杆菌的免疫力或过敏性	无	有
病理特征	原发复合征	病变多样，新旧病灶并存，较局限

	原发性肺结核病	继发性肺结核病
起始病灶	上叶下部、下叶上部近胸膜处	肺尖部
主要播散途径	淋巴道或血道	支气管
病程	短，大多自愈	长，需治疗

三、肺结核病引起血源播散性肺结核病

原发性和继发性肺结核病恶化进展时，细菌可通过血道播散引起血源性结核病。除肺结核外，肺外结核病也可引起血源性结核病。

由于肺内原发病灶、再感染病灶或肺门干酪样坏死灶，以及肺外结核病灶内的结核杆菌侵入血流或经淋巴管由胸导管入血，可引起血源播散性结核病。分以下类型：

1. 急性全身粟粒性结核病 结核杆菌在短时间内一次或多次大量侵入肺静脉分支，经左心至体循环，播散至全身各器官（如肺、肝、脾、肾、腹膜和脑膜等），引起粟粒性结核，称为急性全身粟粒性结核病。病情凶险，临床有高热、寒战、盗汗、衰竭、烦躁不安，甚至神志不清等中毒症状，肝脾肿大，并常有脑膜刺激征。各器官均可见均匀密布、大小一致、灰白或灰黄色、圆形、粟粒大小的结核病灶。镜下见，病灶常为增生性病变，有结核结节形成，偶尔出现渗出、变质为主的病变。X 线检查双肺可见密度均匀、大小一致的细点状阴影。若能及时治疗，仍可愈复，少数病例可死于结核性脑膜炎。若抵抗力极差，或应用大量激素、免疫抑制药物或细胞毒药物后，可发生严重的结核性败血症，患者常迅速死亡。尸检时各器官内出现无数小坏死灶，灶内含大量结核杆菌，灶周无明显细胞反应，故有"无反应性结核病"之称。此种患者可出现类似白血病的血象，称类白血病反应。

2. 慢性全身粟粒性结核病 如急性期不能及时控制而病程迁延 3 周以上，或病菌在较长时间内以少量反复多次进入血液，则形成慢性粟粒性结核病。病变的性质和大小均不一致，同时可见增生、坏死及渗出性病变，病程长，成人多见。

3. 急性粟粒性肺结核 常是全身粟粒性结核病的一部分，有时仅局限于肺。由于肺门、纵隔、支气管旁的淋巴结干酪样坏死破入邻近大静脉（如无名静脉、颈内静脉、上腔静脉），或因含菌的淋巴液由胸导管回流，经静脉入右心，沿肺动脉播散于两肺，引起两肺急性粟粒性结核病（图 3 - 15）。临床上多起病急骤，有较严重结核中毒症状。X 线见两肺有散在分布、密度均匀、粟粒大小的细点阴影。

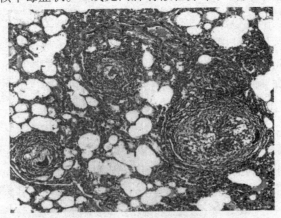

图 3 - 15 急性粟粒性肺结核
肺内有大小一致，分布均匀的结核结节

4. 慢性肺粟粒性结核病 多见于成人。患者原发灶已痊愈，由肺外某器官的结核病灶内的细菌在较长时间内间歇性地入血而致病。病程较长，病变新旧、大小不一。小的如粟粒大，大的直径可达数厘米以上。病变以增生为主。

5. 肺外结核　也称肺外器官结核病，多由原发性肺结核病经血道播散所致。在原发复合征期间，如有少量细菌经原发灶侵入血液，在肺外一些脏器内可形成潜伏病灶，当机体抵抗力下降时，恶化进展为肺外结核病。

四、肺外结核

（一）肠结核病

肠结核病（intestinal tuberculosis）可分为原发性和继发性。原发性肠结核病很少见，常发生于小儿，一般由饮用未经消毒、带结核杆菌的牛奶或乳制品而感染。细菌侵入肠壁，在肠黏膜形成原发性结核病灶，结核杆菌沿淋巴管到达肠系膜淋巴结，形成与原发性肺结核相似的肠原发复合征（肠原发性结核性溃疡、结核性淋巴管炎和肠系膜淋巴结结核）。绝大多数肠结核继发于活动性空洞型肺结核病，常由于咽下含大量结核杆菌的痰引起。

继发性肠结核病85%发生在回盲部，其次为升结肠。病变多见于回盲部的原因，可能是由于该段淋巴组织特别丰富，结核菌易通过淋巴组织侵入肠壁，加之肠内容物通过回盲瓣处，滞留于回肠末端时间较长，增加与结核菌接触的机会。

根据病理形态特点，肠结核病可分为两型：①溃疡型：较多见。结核菌首先侵入肠壁淋巴组织，形成结核结节，结节融合并发生干酪样坏死，黏膜破坏脱落形成溃疡。病变沿肠壁淋巴管向周围扩展，使溃疡逐渐扩大，由于肠壁淋巴管沿肠壁呈环形分布，故溃疡多呈半环状，其长径与肠长轴垂直。溃疡一般较浅，边缘不整齐，如鼠咬状，底部不平坦，附有干酪样坏死物，偶见溃疡深达肌层及浆膜层（图3-16），但很少引起穿孔或大出血，与溃疡相对应的肠浆膜面常见纤维素渗出和结核结节形成。结核结节呈灰白色连接成串，是结核性淋巴管炎所致。临床上有慢性腹痛、腹泻、营养障碍等症状。溃疡愈合后，由于瘢痕组织收缩，可引起肠腔狭窄。一般很少发生肠出血和穿孔。②增生型：较少见。病变以增生为主，在肠壁内有大量结核性肉芽组织和纤维组织增生，使病变处肠壁增厚、变硬，肠腔狭窄，黏膜可有浅在溃疡和息肉形成，故也称息肉型肠结核（图3-17）。临床上表现为慢性不完全低位肠梗阻。右下腹可触及包块，易误诊为结肠癌。

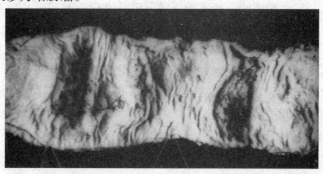

图3-16　溃疡性肠结核回肠呈环状性溃疡，溃疡长轴与肠道呈垂直状

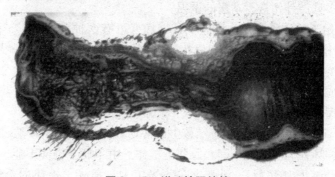

图3-17　增殖性肠结核
回肠肠壁增厚，形成干酪样肿块，肠黏膜有多发性息肉形成

（二）结核性腹膜炎

结核性腹膜炎（tuberculous peritonitis）多见于青少年。大多继发于溃疡型肠结核、肠系膜淋巴结结核或结核性输卵管炎，少数可因血行播散引起。本病可分为湿、干两型，但通常以混合型多见。湿型的特点是腹腔内有大量浆液纤维素性渗出液，外观草黄色，混浊或带血性，肠壁浆膜及腹膜上密布无数粟粒大小结核结节，一般无粘连。临床常有腹胀、腹痛、腹泻及中毒症状。干型较常见，其特点是腹膜除有结核结节外，尚有大量纤维素性渗出物，机化后可引起腹腔脏器特别是肠管间、大网膜、肠系膜广泛粘连，甚至引起慢性肠梗阻。腹上部可触及横行块状物，为收缩及粘连之大网膜。由于腹膜有炎性增厚，触诊时有柔韧感或橡皮样抗力。坏死严重者病灶液化可形成局限性结核性脓肿，甚至侵蚀肠壁、阴道、腹壁、形成瘘管。

（三）结核性脑膜炎

结核性脑膜炎（tuberculous menlngitis）多见于儿童。常由原发复合征血道播散引起，故常是全身粟粒性结核病的一部分。成人的肺及肺外结核晚期亦可引起血源播散导致本病。病变以脑底部最明显，在视交叉、脚间池、脑桥等处，可见多量灰黄色胶冻样混浊的渗出物积聚，偶见灰白色粟粒大结核结节。镜下见：蛛网膜下腔内有炎性渗出物，主要为浆液、纤维素、单核细胞、淋巴细胞，也可有少量中性粒细胞。部分区域可发生干酪样坏死，偶见典型的结核结节病变，严重者可累及脑皮质，引起脑膜脑炎。病程较长者常并发闭塞性血管内膜炎，从而导致循环障碍而引起多发性脑软化灶。若病程迁延，可因渗出物机化粘连而致脑积水，出现颅内压增高症状和体征，如头痛、呕吐、眼底视盘水肿和不同程度意识障碍甚至脑疝形成。

（四）泌尿生殖系统结核病

1. 肾结核病　最常见于20～40岁男性，以单侧多见。多由原发性肺结核血行播散引起。病变常起始于皮髓质交界处或肾乳头。病变初为局灶性，继而发生干酪样坏死破坏肾乳头而破溃入肾盂，形成结核性空洞。随着病变在肾内继续扩大蔓延，可形成多个结核性空洞，肾组织大部分或全部被干酪样坏死物取代，仅留一空壳。由于液化的干酪样坏死物随尿下行，输尿管、膀胱可相继感染受累。临床上引起尿频、尿急、尿痛及血尿、脓尿等症状。膀胱受累后可因纤维化而容积缩小（膀胱挛缩）；如病变导致输尿管口狭窄，可引起肾盂积水，或逆行感染对侧肾脏。如两侧肾脏严重受损，可导致肾功能不全。

2. 生殖系统结核病　男性泌尿系统结核病常波及前列腺、精囊和附睾，以附睾结核多见，病变器官有结核结节形成和干酪样坏死。临床上附睾结核表现为附睾肿大、疼痛，与阴囊粘连，破溃后可形成经久不愈的窦道。女性以输卵管和子宫内膜结核病多见。主要经血道或淋巴道播散，亦可由邻近器官结核病直接蔓延引起。临床可引起不孕症。

（五）骨与关节结核病

骨与关节结核病多见于儿童及青少年，因骨发育旺盛时期骨内血管丰富，感染机会较多。主要由原发复合征血源播散引起。骨结核多见脊椎骨、指骨及长骨骨骺（股骨下端和胫骨上端）。关节结核以髋、膝、踝、肘等关节多见。外伤常为本病的诱因。

1. 骨结核　病变起始于松质骨内的小结核病灶，病变可有两种表现：①干酪样坏死型：病变部出现大量干酪样坏死和死骨形成，周围软组织发生干酪样坏死和结核性"脓肿"，由于局部无红、肿、热、痛，故有寒性脓肿（冷脓肿）之称。病灶若穿破皮肤，可形成经久不愈之窦道。此型比较多见。②增生型：骨组织中形成大量结核性肉芽组织，病灶内的骨小梁渐被侵蚀、吸收和消失。但无明显干酪样坏死和死骨形成。此型较少见。

脊椎结核（tubeculosis of the spine）是骨结核中最常见者，多见于第10胸椎至第2腰椎。病变始于椎体中央，常发生干酪样坏死，可破坏椎间盘及邻近椎体。由于病变椎体不能负重，可发生塌陷而被压缩成楔形，造成脊柱后凸畸形（驼背），甚至压迫脊髓，引起截瘫。液化的干酪样坏死物可穿破骨皮质，侵犯周围软组织，在局部形成结核性"脓肿"。还可沿筋膜间隙向下流注，在远隔部位形成"冷脓肿"。如腰椎结核可在腰大肌鞘膜下、腹股沟韧带下以及大腿部形成"冷脓肿"；胸椎结核时脓肿可沿肋骨出现于皮下；颈椎结核时可于咽后壁出现"冷脓肿"。如穿破皮肤可形成经久不愈的窦道。

2. 关节结核　多继发于骨结核，常见于髋、膝、踝、肘等关节。如膝关节结核，常由于胫骨上端或股骨下端之骨骺或干骺端先有病变，当干酪样坏死侵及关节软骨和滑膜时，则形成膝关节结核。关节结核时关节滑膜上有结核性肉芽组织形成，关节腔内有浆液、纤维素渗出。游离纤维素凝块长期互相撞击，可形成白色圆形或卵圆形小体，称为关节鼠。由于软组织水肿和慢性炎症，关节常明显肿胀。若病变累及软组织和皮肤，可穿破皮肤形成窦道。关节结核愈合后，关节腔内渗出物机化可造成关节强直而失去运动功能。

（六）淋巴结结核病

淋巴结结核病（tuberculosis of the lymph node）常由肺门淋巴结结核沿淋巴道播散，也可来自口腔、咽喉部结核感染灶。临床上以颈部淋巴结（中医称瘰疬）最常见，其次为支气管和肠系膜淋巴结结核。病变淋巴结常成群受累，有结核结节形成和干酪样坏死。淋巴结逐渐肿大，当病变累及淋巴结周围组织时，淋巴结可互相粘连，形成包块。淋巴结结核干酪样坏死物液化后可穿破皮肤，形成多处经久不愈的窦道。

（宋　洁）

第三节　胃炎

一、急性胃炎

（一）病因

急性胃炎的病因常比较明确：感染（败血症、脓毒败血症或胃外伤等）；刺激性食物（烈性酒、过热食物等）；腐蚀性化学毒物（强酸、强碱等）；药物（水杨酸、皮质激素等）。

（二）肉眼改变

胃黏膜红肿，表面被覆厚层黏稠的黏液，可有散在小的出血、糜烂灶，甚至形成急性溃疡。

（三）镜下改变

胃黏膜充血、水肿；大量中性粒细胞浸润，并可侵入腺上皮而进入腺腔；常呈多灶性或弥漫性出血；病变严重时黏膜可坏死脱落，形成糜烂或溃疡。根据病变特点可分为：①急性出血性胃炎：以胃黏膜出血为主要特点。②急性糜烂性胃炎：以胃黏膜多发性浅表性糜烂为主要特点。③急性蜂窝织炎性胃炎：较少见，是机体抵抗力极低下时，化脓菌感染引起的，胃壁全层大量中性粒细胞弥漫浸润。④腐蚀性胃炎：腐蚀性化学物质引发胃黏膜以至胃壁深层广泛性坏死、溶解。

二、慢性胃炎

慢性胃炎是指由多种原因引起的局限于胃黏膜的炎症性疾病，其病因目前尚未完全明了，大致可分为以下4类：幽门螺杆菌感染；长期慢性刺激；十二指肠液反流对胃黏膜屏障的破坏；自身免疫性损伤。多见于中、老年人，常见临床症状是胃痛和胃部不适。

（一）慢性浅表性胃炎

1. 肉眼改变　病变胃黏膜充血、水肿，呈深红色；表面覆盖黏液样分泌物；可伴散在出血、糜烂。

2. 镜下改变　黏膜厚度正常，固有腺体无明显萎缩；炎症限于黏膜浅层，即胃小凹以上的固有膜内；固有膜浅层充血、水肿，有较多淋巴细胞、浆细胞及中性粒细胞浸润；黏膜表面和小凹上皮细胞可有不同程度的变性、坏死、脱落和修复、再生。

（二）慢性萎缩性胃炎

1. 临床特点和分类　慢性萎缩性胃炎多见于中、老年人，常胃酸分泌下降，好发于幽门和胃小弯区域，也可发生于胃体、胃底，可与胃、十二指肠溃疡病、胃癌或恶性贫血等并发。按病因、发病部位及临床表现等分为3类：①A型胃炎（又称自身免疫性萎缩性胃炎）：少见；胃液、血清抗内因子、抗壁细胞抗体阳性；胃黏膜功能严重受损，胃酸分泌明显降低，常伴恶性贫血；血清胃泌素水平高；主要累及胃体黏膜。②B型胃炎：多见；与幽门螺杆菌感染相关；胃液、血清抗内因子、抗壁细胞抗体均阴性；胃黏膜功能受损轻，胃酸分泌中度降低或正常，血清胃泌素水平低；主要累及胃窦部。③C型胃炎：较多见；与化学物质、阿司匹林等非固醇类抗炎药等损伤相关。

2. 肉眼改变　胃黏膜变薄、平滑或颗粒状，皱襞减少甚至消失，色苍白；黏膜下血管清晰可见；可伴出血、糜烂。

3. 镜下改变

（1）胃黏膜固有腺体（胃体胃底腺、幽门腺和贲门腺）不同程度萎缩，表现为腺体变小、囊性扩张、减少以至消失，仅残存小凹上皮；固有膜间质因而相应增宽；胃黏膜糜烂、溃疡边缘处固有腺体的破坏、减少不列为萎缩。

（2）固有膜弥漫性淋巴细胞和浆细胞浸润；可有淋巴滤泡形成（胃窦部黏膜含少量淋巴滤泡不列为萎缩，胃体部黏膜出现淋巴滤泡时考虑萎缩）；可有数量不等中性粒细胞浸润固有膜间质、腺体，提示为活动性慢性萎缩性胃炎。

（3）肠上皮化生或假幽门腺化生；肠上皮化生多见于胃窦部，胃黏膜固有腺（幽门腺、胃底腺）上皮被肠腺上皮取代，出现吸收上皮细胞、杯状细胞、潘氏细胞，也可出现纤毛细胞和内分泌细胞；假幽门腺化生多见于胃体和胃底腺区，胃黏膜固有腺（胃底腺）上皮（壁细胞和主细胞）被幽门腺样黏液分泌细胞取代。

4. 组织学分级　按5种组织学变化（H. pylori、慢性炎症、活动性、萎缩和肠化）进行分级，分为轻度、中度和重度。

（1）H. pylori：观察胃黏膜黏液层、表面上皮、小凹上皮和腺管上皮表面的 H. pylori。①轻度，偶见或者小于标本全长1/3有少数 H. pylori；②中度，H. pylori 分布超过标本全长1/3而未达2/3或连续性、薄而稀疏地存在于上皮表面；③重度，H. pylori 成堆存在，基本分布于标本全长。

（2）活动性：慢性炎症背景上有中性粒细胞浸润。

1）轻度：黏膜固有层有少数中性粒细胞浸润。

2）中度：中性粒细胞较多存在于黏膜层，可见于表面上皮细胞、小凹上皮细胞和腺管上皮内。

3）重度：中性粒细胞较密集，或除中度所见外还可见小凹脓肿。

（3）慢性炎症：根据黏膜层慢性炎症细胞密集程度和浸润深度分级，两可时，以前者为主。

1）轻度：慢性炎细胞较少并局限于黏膜浅层，不超过黏膜层的1/3。

2）中度：慢性炎性细胞较密集，不超过黏膜层的2/3。

3）重度：慢性炎性细胞密集，占据黏膜全层。计算密度程度时要避开淋巴滤泡及其周围的小淋巴细胞区。

（4）萎缩：萎缩是指胃黏膜固有腺体减少，分为2种类型。

1）化生性萎缩：胃黏膜固有腺体被肠化或被假幽门化生腺体所替代。

2）非化生性萎缩：胃黏膜固有腺体被纤维或纤维肌性组织替代，或炎细胞浸润引起固有腺数量减少。

按胃黏膜固有腺体萎缩程度，慢性萎缩性胃炎可分为轻、中、重3级：①轻度，萎缩、消失的固有腺体<1/3；②中度，萎缩、消失的固有腺体介于1/3～2/3；③重度，萎缩、消失的固有腺体>2/3。胃萎缩是指胃黏膜固有腺体全部或几近全部萎缩消失，固有膜内不见任何腺体，或仅含数量不等的肠型化生腺体，而炎症轻微。

（5）肠上皮化生

1）轻度：肠化区占腺体和表面上皮总面积1/3以下。

2）中度：肠化区占腺体和表面上皮总面积的1/3～2/3。

3）重度：肠化区占腺体和表面上皮总面积的 2/3 以上。

肠上皮化生可分为：①完全型肠上皮化生（Ⅰ型化生、小肠型化生），化生上皮含有吸收细胞（腔面具有刷状缘或纹状缘）、杯状细胞和潘氏细胞。②不完全型肠上皮化生（Ⅱ型化生、不完全型化生），仅有柱状上皮细胞和杯状细胞，又分为Ⅱa 型（胃型）化生，柱状细胞分泌中性黏液（似胃小凹上皮），杯状细胞分泌涎酸黏液；Ⅱb 型（结肠型）化生，柱状细胞分泌硫酸黏液（似结肠腺上皮），杯状细胞分泌涎酸黏液。一般认为Ⅱb 型化生与胃癌的关系密切。

（三）慢性肥厚性胃炎

1. 单纯性肥厚性胃炎

（1）肉眼改变：胃黏膜增厚，皱襞加深、变宽，呈脑回状。

（2）镜下改变：黏膜层增厚，黏膜腺体变长，但结构正常；固有膜内弥漫性淋巴细胞、浆细胞浸润。

2. 巨大肥厚性胃炎，又称 Menetrier 病、胃皱襞巨肥症等

（1）临床特点：是一种少见的特殊类型的肥厚性胃炎；多见于中年男性；临床特点为消化不良、呕血，低胃酸或无胃酸，低蛋白血症；放射学和胃镜所见易与淋巴瘤和癌混淆。

（2）肉眼改变：胃底胃体部，特别是大弯侧黏膜弥漫性肥厚，形成巨大皱襞而呈脑回状，或形成息肉结节状巨块；胃窦部黏膜很少累及；病变黏膜与正常黏膜界限清楚；胃重量［正常（150±25）g］明显增加，可达 900～1 200g，甚至 2 000g。

（3）镜下改变：胃黏膜全层增厚，呈乳头状；小凹上皮细胞增生致小凹延长加深，形成腺性裂隙，可达腺体基底部，甚至越过黏膜肌层；固有腺体相对减少。壁细胞和主细胞常减少，黏液细胞增多；可见假幽门腺化生，但无肠上皮化生；黏膜深部腺体可囊性扩张；固有层水肿伴淋巴细胞、浆细胞等浸润。

三、特殊性胃炎

（一）淋巴细胞性胃炎

1. 病因　淋巴细胞性胃炎的病因和发病机制尚不清楚，可能代表胃黏膜对于局部抗原（如幽门螺杆菌）的异常免疫反应。

2. 镜下改变　多累及胃窦，也可累及胃体；胃黏膜内大量淋巴细胞浸润，尤其表面上皮和小凹上皮内大量成熟 T 淋巴细胞浸润，淋巴细胞数目大于正常胃黏膜的 5 倍以上；黏膜固有腺体常不同程度萎缩；大量淋巴细胞增生、浸润，导致胃黏膜肥厚。

（二）嗜酸性胃炎，又称嗜酸性细胞性胃炎

1. 病因和临床特点　病因不明，可能与过敏有关，25% 的患者有过敏史，血嗜酸性粒细胞计数和血清 IgE 均升高。好发于胃远部和十二指肠，甚至累及空肠；常致幽门梗阻；浆膜明显受累及时，可继发嗜酸性腹膜炎和腹水；常伴外周血嗜酸性粒细胞增多和过敏症状。

2. 镜下改变　胃壁有大量嗜酸性粒细胞弥漫浸润，甚至有嗜酸性小脓肿形成，并有多少不等的其他炎细胞浸润及慢性炎症性间质增生；可出现血管炎、坏死性肉芽肿和溃疡。

（三）肉芽肿性胃炎

1. 病因和病变特点　此型胃炎较少见，病因上可分为感染性肉芽肿性炎（结核病、梅毒和真菌病等）和非感染性或原因未明肉芽肿性炎。其特点是肉眼上形成肿瘤样损害，组织学上有多少不等的肉芽肿形成。

2. 病理改变

（1）胃结核病：病变常位于胃窦或小弯，形成溃疡或炎性肿物，局部淋巴结大，可见干酪样坏死。

（2）胃梅毒：初期为幽门部黏膜糜烂或溃疡，进而黏膜皱襞弥漫性增厚、增宽和弥漫性纤维化，可导致胃壁硬化和胃收缩，X 线上形似革囊胃；镜下可见胃壁有大量淋巴细胞和浆细胞浸润及闭塞性动

脉内膜炎等改变。

（3）胃真菌病：由念珠菌、曲霉菌、毛霉菌等多种真菌感染引起；真菌性溃疡一般较大，底部覆以较厚而污秽的脓苔；真菌性肉芽肿多有脓肿形成或含大量中性粒细胞的肉芽肿；溃疡底部肉芽组织和肉芽肿内可见相关的真菌菌丝、孢子。

（4）胃病毒感染：胃巨细胞病毒感染见于骨髓移植受体和免疫损害患者，多为全身感染的一部分；可并发穿孔和瘘管形成；需要依靠免疫细胞化学和原位杂交来诊断。

（5）胃血吸虫病：多发生于重症血吸虫病患者；幽门部病变明显；主要累及黏膜和黏膜下层，形成含虫卵的肉芽肿和结缔组织增生；部分病例可伴发溃疡病或胃癌。

（6）胃软斑病：为灶性胃黏膜病变；病变处有大量嗜酸性颗粒状胞浆的巨噬细胞浸润，胞浆内有PAS 阳性含铁的钙化小球（Michaelis – Gutmann 小体）。

（7）胃 Crohn 病：胃是少见部位；病变处胃黏膜呈颗粒状，有时也可见鹅卵石样改变；胃壁因水肿和纤维化而增厚、变硬，胃腔变小，严重者如革囊胃；局部淋巴结大；光镜下与小肠 Crohn 病改变相同。

（8）胃结节病：罕见；需排除胃结核病和胃 Crohn 病等肉芽肿疾病后，才能结合临床资料考虑结节病的诊断；大体上与胃 Crohn 病和胃结核相似，光镜下显示有非干酪样坏死性肉芽肿形成。

（宋　洁）

第四节　胃肠道间质肿瘤

一、基本概念

胃肠道间质肿瘤（gastroinresrinal stromal tumors，GIST）是一类特殊的以 CD117 蛋白表达阳性为特征的胃肠道最常见的间叶源性肿瘤。消化道从食管至直肠均可发生 GIST，少数病例可发生在胃肠道外。在组织学上，GIST 主要由梭形细胞和上皮样细胞组成，偶见多形性细胞，呈束状或弥漫性排列。免疫表型上表达 c – kit 基因蛋白产物 KIT（CD117 抗体），基因型上则存在 c – kit 基因或血小板源性生长因子受体（PDGFRa）基因突变。

胃肠道间质肿瘤的命名和诊断一直存在不同的观点。WHO 对 GIST 的定义也尚不明确。GIST 的命名在历史上有两次转折点，第一次发生存 1983 年，波兰学者依据传统诊断的胃平滑肌瘤或平滑肌母细胞瘤或平滑肌肉瘤均不表达平滑肌细胞特异性蛋白如 Desmin，SMA，和不具备平滑肌细胞分化的超微结构而否定了平滑肌源性理论，提出一个中性的诊断名称 GIST，来替代原先的命名。尽管也有学者提出胃肠道自主神经肿瘤（gastrointestinal autonomic nerve tumors，GANT）的诊断及病理学特征，但是 GIST 一直处于主流地位，并得到病理同行的认可和广泛应用。第二次发生在 1998 年，日本学者应用分子生物学技术研究发现 GIST 肿瘤细胞中存在 KIT 基因外显子的核苷酸碱基突变，随后的研究又发现胃肠道自主神经肿瘤也存在与 GIST 相似的 KIT 基因突变，从基因水平证明 GIST 和 GANT 是一种在发病机制、组织形态、免疫表型等方面具有相同特征的肿瘤，仅仅在超微结构水平神经内分泌颗粒分化上存在一定的差异，解决 GIST 和 GANT 在病理诊断上分歧。自 2005 年后，GANT 的诊断及其研究已淡出文献。

二、流行病学

全球的 GIST 发病情况尚无统计学资料。据 SEER 资料，胃 GIST 约占胃恶性肿瘤的 2.2%，无性别差异，发病年龄以 60～80 岁老年人占主导。在美国，黑种人的发病率明显高于白种人。黑种人妇女的年发病率为 0.6/10 万，是白种人妇女的 6 倍（0.1/10 万）。据估算，美国每年新增 GIST 病人数位 5 000～6 000 人。意大利 Modena 省 1991—2004 年 GIST 的发病率为每百万人口 6.6，与美国的资料接近。据报道，中国香港地区的 GIST 发病率在 16.8～19.6/10 万，中国台湾地区为 13.7/10 万。中国大陆的发病率尚无详细的数据，但从单个医疗机构收治 GIST 患者的统计数字来看，GIST 的发病数在逐年上升。

三、发病机制

1998 年 Hirota 首次揭示 GIST 组织中存在 KIT 基因 11 外显子突变以来，对 GIST 的发病机理有了突破性的认识。现有的人体和动物实验研究均表明，胃肠道 Cajal 间质细胞 KIT 基因突变在 GIST 发病中起到决定性作用。Cajal 于 1911 年首次描述这一特殊细胞的形态和功能，为纪念 Cajal 的贡献，现命名为 Cajal 间质细胞。在正常消化道的管壁中，Cajal 间质细胞分布有三种形式。①在固有肌层的内环和外纵肌层间包绕或连接肠肌层神经丛形成网状结构；②在肌层神经元和平滑肌细胞间呈线状分布；③分布于内环肌的内侧面。Cajal 间质细胞是胃肠道蠕动的节律始动细胞。免疫组织化学呈现 CD117 和 DOG1 表达阳性。在电镜下 Cajal 间质细胞呈多边形，核卵圆形，核膜呈不规则锯齿状，胞质中等，线粒体丰富，致密核心颗粒群集分布。胞质有多个短突起，个别突起内含有致密核心颗粒。在人 GIST 组织中存在 KIT 基因第 9、11、13、17 外显子和 PDGFRa 基因的第 12、18 外显子的异常改变，KIT 和 PDGFRa 基因异常改变发生率为 80%~90%。2005 年美国学者应用 Knock-in 技术成功建立了胚系细胞含 KIT641 密码子突变（K641E）的小鼠模型，在小鼠体内 KIT 基因相关细胞表现两种不同的病理学改变。一种是 KIT 基因功能获得，表现为从食管至直肠的 Cajal 细胞高度增生，管壁 Cajal 细胞层增生增厚；在盲肠发生类似人类的 GIST；胃幽门狭窄导致胃扩张。另一种是 KIT 基因功能失去，表现为毛发变白，真皮肥大细胞减少，和生殖细胞减少。有学者应用基因序列分析和激光显微切割技术研究 GISTs 肿瘤和瘤旁增生性 ICC 细胞的 KIT 基因突变状态，结果发现 KIT 基因突变不仅发生在 GISTs 细胞中，而且在瘤旁 ICC 细胞中也发现 KIT 基因突变。在 18/36 例 GISTs 中外显子 11 或邻近内含子存在突变，在 6 例（33.3%）的 ICC 细胞在同一外显子有突变。以肿瘤发生部位来分析比较发现，胃 GISTs 的 KIT 基因突变率为 50%，瘤旁 ICC 细胞 KIT 基因的突变率为 25%，而在胃癌癌旁的 ICC，细胞并不存在 KIT 基凶的突变。提示 ICC 细胞 KIT 基因发生突变可能是 GISTs 发病过程中的早期始动事件和 KIT 基因突变的 ICC 细胞可能是潜在的 GIST 瘤前病变。

四、病理变化

GIST 可发生在消化道的任何部位，从食管中段至肛门，但以胃最为常见，占 60%~70%，其次是小肠占 20%~30%，食管和结直肠合计在 10% 以下，极少数发生在胃肠道外如大网膜、肠系膜和后腹膜等部位。

（一）食管 GIST

GIST 在食管较为少见，占总的 GIST 的 1%~2%。多见于食管下端。国外报道 17 例食管 GIST，男女之比为 2.04 : 1，中位年龄为 63 岁（49~75 岁）（Miettinen，2000）。到目前为止，国内食管 GIST 较为少见，尚未见食管单部位的 GIST 病例报道。大多数的食管 GIST 病例是和胃肠道 GIST 病例一起被分析，食管 GIST 在总的 GIST 病例中的构成比为 1.4%~2.0%。

1. 大体检查　体检偶尔发现或在胃癌手术标本中被发现的肿瘤体积较小，为 0.2~3.0mm（平均 1.3mm）。发生食管外侧壁的体积较大，往往大于 >5cm。

2. 镜下检查　组织学形态以梭形细胞为主，占 75%，少数为上皮样细胞型为主。如果肿瘤体积 >10cm 或核分裂象 >5/50HPF，预后凶险。

（二）胃 GIST

是最常见的类型，占总数的 59%~61%，90% 是 60 岁以上的老年人，40 岁以下占 <10%。男性多于女性。在梁玉梅等报道的 156 例 GIST 中，胃 GIST 有 83 例，占 53.2%，男女之比为 2.5 : 1，最大年龄为 83 岁，最小为 13 岁，平均年龄为 55.4 岁，中位年龄为 57 岁。

1. 大体检查　胃 GIST 以胃体部最为多见，其次是胃窦部、胃底及胃食管连接部等。大体形态差异很大，直径0.3~44cm，平均约在6cm。大小在>2~5cm的肿块最较为常见，其次是>5~10cm的肿块和>10cm，≤2cm的肿块最为少见不足10%。胃GIST的大体形态也是多种多样，小肿瘤可长在黏膜下、肌壁间或浆膜下，内生性或息肉状较常见；大肿瘤长在胃壁外层，呈外生性生长，可发生中央坏死形成溃疡或囊性变。切面上肿块界限清楚，无明确的包膜。灰白色或灰褐色，少数为黄色，可见斑点状出血；质地不等，较硬，黏液样或鱼肉状或广泛出血囊性变。Miettinen等对1765例胃GIST的分析，提出胃GIST具有5种大体类型：①浆膜面盘状或结节状；②腔内广基息肉状伴有中央溃疡；③胃壁内球状或卵圆形状；④有蒂附壁结节；⑤外生型广泛出血囊性型。在杨其昌报道的74例GIST中，胃GIST有34例，占45.9%。胃GIST的大体形态特点是，从黏膜下向腔内生长14例，其中10例可见中心性溃疡形成，浆膜下6例，肌壁间5例，哑铃状生长4例，广泛浸润性生长5例。肿块多境界清楚，结节状，可有假包膜，切面灰白灰红，质地韧，或质嫩鱼肉状，或出血坏死、囊性变。与邻近脏器粘连是恶性的重要表现之一。

2. 镜下检查　肿瘤主要由梭形细胞和上皮样细胞组成，而多形性肿瘤细胞较为少见。目前，大多数研究认为，胃GIST在组织学上分为三种亚型，即梭形细胞型、上皮样细胞型和混合型。杨其昌报道的34例胃GIST，组织学形态以梭形细胞型为主，其次是混合细胞型，上皮样细胞型最少见。在梭形细胞型中，梭形肿瘤细胞核呈细长形，条索状排列，细胞间欠密集，有胶原纤维，或出现间质胶原化区域；部分病例梭形细胞核呈胖梭形，排列密集，细胞呈交错条索状或弥漫性分布，少数梭形细胞呈栅栏状排列，瘤细胞核两端可见空泡。梭形肿瘤细胞核染色质细均匀分布，核仁不清楚。少数病例梭形肿瘤细胞可呈器官样、漩涡状、车辐状排列或古钱币样。瘤细胞胞质丰富程度不一，界限欠清，呈浅伊红色。少数病例梭形肿瘤细胞可呈明显的肉瘤样改变，细胞密集、核染色深和核分裂象易见，往往达20/50HPF以上。偶尔出现脂肪肉瘤、软骨肉瘤和横纹肌肉瘤的分化。间质胶原纤维不定，间质血管薄壁，数量丰富。在上皮样细胞型中，肿瘤细胞呈上皮样，胞质丰富淡染或呈浅嗜酸性颗粒状，细胞界限清楚。多数肿瘤细胞核圆形或卵圆形，染色质均一性，有小核仁。细胞大小较为一致，但会出现个体间差异性。较为少数病例肿瘤细胞呈局灶性或区域性多形性，并伴有明显的嗜酸性核仁。核分裂象数目不定。间质纤维成分较少。在混合细胞型中，梭形细胞和上皮样细胞的比例不定，没有明确的限定，可以是瘤内两种细胞成分的混合，也可以是两种成分同时存在不同的肿瘤中。肿瘤坏死可以是凝同性或液化性，前者多见于肿瘤较大或富于核分裂象的肿瘤。其他少见的间质改变是钙化或骨化，或血管周围的玻璃样变。Miettinen等对国际上最大宗的1756例胃GIST进行组织学分析并结合预后结果，提出胃GIST的组织学可分为8种亚型，即梭形细胞硬化性型（6.2%），梭形细胞栅栏状空泡样型（15%），梭形细胞密集型（7.9%），梭形细胞肉瘤样型（13.6%），上皮样细胞硬化型（15.3%），上皮样细胞松懈型（6.1%），上皮样细胞密集型（4.4%）和上皮样细胞肉瘤样型（1.8%）。其中，梭形细胞硬化型和栅栏状空泡样型预后最好，转移发生率为1.4%~2.2%；梭形细胞密集型、上皮样细胞硬化型、上皮样细胞松懈型的远处转移率分别为14.6%、6.3%和8.8%；上皮样细胞密集型、梭形细胞肉瘤样型和上皮样细胞肉瘤样型的远处转移率为83.1%、21.6%和64.3%。黏膜内浸润生长提示预后不良，而固有肌层内浸润性生长虽较为常见，但无预后判断指导意义。总体来说，发生在胃体上部的GIST预后差于胃窦部；同样的体积和核分裂指数，胃GIST的预后好于小肠GIST；胃GIST的KIT阳性率达95%，少数上皮样型则KIT表达阴性。

（三）小肠 GIST

小肠GIST是仅次于胃GIST的亚型，占全部的30%~35%，包括发生在十二指肠、空肠和回肠的GIST。好发于老年人，儿童极为罕见。男性稍多。小肠GIST多见于空肠，其次分别是回肠和十二指肠。在梁玉梅报道的156例GIST中，小肠GIST 73例，占46.8%，男女之比为3.3：1，最大年龄为77岁，最小为20岁，平均年龄为50.6岁，中位年龄为51.5岁。

1. 大体检查　小肠GIST大体上大小不等，最大径0.3~40cm，平均为7cm。以外生性凸向腹腔结节为主，或呈哑铃状，或呈囊性肿块，甚至形成窦道呈憩室样。切面上灰褐色或白色，质地不等，无包膜。在杨其昌报道的30例小肠GIST中，浆膜外生长11例，肌壁间哑铃状11例，黏膜下向腔内生长

8 例。

2. 镜下检查　小肠 GIST 以梭形细胞型为主，肿瘤细胞呈弥漫性排列，细胞排列密度不一，有时可出现无细胞核区域类似神经母细胞瘤的神经毡结构。其次是混合型，而上皮样细胞表型最为少见。细胞核的异性程度不等，以轻到中度为主，核分裂象数目不定，最多达 >100/50HPF。肿瘤凝固性坏死或黏膜溃疡较多见。间质主要的变化特点是约 44% 病例细胞间可见团丝样纤维（skenoid fiber），是预后较好的表现。少数病例可出现钙化。黏膜内浸润较为罕见，但多见于富于核分裂象的病例，提示预后不良。而固有肌层内浸润。则较为常见，多见于小肿瘤中。小肠 GIST 的预后显著差于胃 GIST，相关死亡率比胃 GIST 高 40%~50%。小肠 GIST 的 KIT 基因阳性率为 100%。

（四）结直肠 GIST

较为少见，约占 5%，包括发生在结肠、阑尾和直肠，多见于左半结肠和直肠。以老年人为主。

1. 大体检查　以直肠 GIST 变化较大，从偶见微小型到较大的肉瘤样肿块。

2. 镜下检查　结直肠 GIST 以梭形细胞型占绝对主导。结肠 GIST 具有小肠 GIST 的特点，间质石棉样纤维常见，约占 50%；而直肠 GIST 肿瘤可呈现栅栏状排列；甚至出现平滑肌肉瘤样形态学表现。间质可出现玻璃样变或钙化。当肿瘤细胞核分裂相 >5/50HPF 时，提示预后不良，远处转移率在 50% 以上。

（五）胃肠道外 GIST

指发生在胃肠道以外的其他部位或器官的 GIST，以大网膜、肠系膜和后腹膜为主，少数发生在胆囊、前列腺、子宫等部位。EGIST 较为罕见，约占 1% 以下。国内学者何纯刚等报道 21 例 EGIST，其中发生于肠系膜和大网膜 10 例，腹膜后 11 例；浸润邻近器官 7 例，伴有远处转移 5 例。其中 2 例分别伴有胃癌和横结肠癌。诊断 EGIST 时，须首先排除转移性 GIST。

1. 大体检查　胃肠道外 GIST 的肿块往往较大，一般呈圆形或不规则结节状，界限清楚，似有包膜，单发性或多发性，大小 5~23cm，平均在 12.9~17cm。切面灰白或灰红色，质地软和嫩，局灶性出血和坏死，往往见有部分或广泛囊性变。

2. 镜下检查　发生在大网膜的 GIST，其组织学形态和生物学行为与胃 GIST 相似，以梭形细胞为主，其次是上皮样细胞和混合型。而发生在肠系膜的 GIST 则与小肠 GIST 雷同。Miettincn 等报道 95 例发生在大网膜的 GIST 的病理学特点，其中 51 例（54%）是孤立性的，39 例呈多发性，其余 5 例资料不详。大多数孤立性大网膜 GIST 与胃 GIST 相似，表现为瘤体较大，核分裂象数少，生存时间长可达 10~25 年。而多发性大网膜 GIST 则与小肠 GIST 相似，表现为侵袭性强，预后较差，平均生存时间仅有 8 个月。总体而言，胃肠道外 GIST 的生物学行为不良，43.7% 病例可发生远处转移或死亡。

五、免疫组织化学

GIST 表达 KIT 基因产物（CD117）是其非常重要的特征，表现为全胞质、细胞膜或核旁点状阳性，阳性率为 90%~95%。文献和实际经验都提示多克隆性抗体（CD117）要优于单克隆性抗体，阳性细胞数到达 5% 或以上，可判断阳性；对组织形态学似 GIST 但 CD117 表达阴性的，可选用其他抗体如 DOG1、CD34、nestin、PDGFRa 和蛋白激酶 Cθ 辅助病理诊断和鉴别诊断。研究结果显示，DOG1 在 GIST 中的表达阳性率为 87%~94%。

PDGFRA 在 GIST 中的表达阳性率为 93.6%~96.7%。蛋白激酶 C（PKCθ）在 GIST 的表达阳性率为 85%~100%。CD34 在 GIST 中的表达阳性率为 50%~85%。S-100 蛋白在 GIST 中表达较为少见，小肠 GIST 为 14%~50%，胃 GIST <1%。SMA 在胃 GIST 中表达阳性率为 20%，低于小肠 GIST 的 35%。Desmin 在 GIST 中表达较低，胃 GIST 表达阳性率为 5%，在小肠 GIST 则更低为 <1%。

六、超微结构

GIST 的超微结构研究，由于受新鲜标本取材限制，研究报道不多见。有学者曾对 20 例 GIST 进行超微结构的观察，大多数瘤细胞呈不规则形或梭形，胞质中等有突起，胞质突起形态多样，似神经细胞的指状突起有 9 例，其中 7 例含有神经内分泌颗粒犹如神经突触样结构。核呈圆形或卵圆形，染色质细，核仁不明显，可见小核体。胞质内还可见数量不等的线粒体、粗面内质网、高尔基体、微丝、溶酶体和糖原。有 6 例胞质膜下可见饮液空泡，2 例细胞外可见团丝状纤维和一例长间距纤维。3 例呈神经鞘细胞分化，细胞膜表面有基板。1 例瘤细胞可见肌丝。其中 9 例接近半数病例瘤细胞胞质内无特征性分化的亚细胞器结构。

七、分子遗传学检测

GIST 的基因型分析对 GIST 的诊断和酪氨酸激酶抑制剂治疗评估具有重要的意义。KIT 基因位于 4q，有 21 个外显子。在 GISTs，KIT 基因突变是一种功能获得性突变（Hirota，1998）。突变位点主要见于外显子 9、11、13、17。外显子 9 编码细胞外跨膜结构域，外显子 11 编码细胞内膜旁的结构域，外显子 13 编码剪接激酶结构域的第一段，外显子 17 编码激酶激活襻。其中外显子 11 突变最为常见，占 60%～70%，而且突变形式呈相当的异质性，在不同的区域有不同类型的突变群集（mutation cluster）现象。原发性 KIT 基因突变形式以缺失最为常见，其次是点突变、复制、插入和复合性突变（如缺失＋插入，复制＋插入，缺失＋颠倒）。在 5 末端突变以缺失和点突变为主导，核苷酸碱基缺失涉及 550 密码子至 579 密码子共 30 个密码子，频率不均。碱基点突变主要发生在四个密码子 557、559、560 和 576。核苷酸片段重复（duplication）在 3 末端为多见，涉及 571 密码子至 591 密码子共 21 个密码子。

Miettinen 等对 13 例儿童和青少年（<21 岁）GISTs 的 KIT 基因突变研究发现，在 13 例 GISTs 中均无发现 KIT 基因的外显子 9、11、13、17 存在突变。他们认为，儿童的 GISTs 在发病机制方面与成年的 GISTs 存在不同。Yamamoto 等在对 29 例胃肠外 GISTs 的 KIT 基因突变研究发现，其中 14 例（48.2%）存在基因突变，12 例是外显子 11 突变，2 例是外显子 9 突变，外显子 13 和 17 未发现突变。从目前的研究结果来看，胃肠外 GISTs 的 KIT 基因突变发生率要低于经典型。而且 KIT 基因突变的形式也存在不一致性。研究表明，在 GIST 中，KIT 基因突变和 PDGFRa 基因突变相互排斥，即如果出现 KIT 基因突变，则 PDGFRa 为野生型，反之亦然。

PDGFRa 基因突变主要发生在第 12 外显子和第 18 外显子，突变形式以点突变为最常见，其次分别是缺失、复制和插入。在第 18 外显子突变的常见形式是 Asp8－42Val 突变，其次是 Asp842tyr 和 Tyr849Cys。在第 12 外显子突变形式是 Val561Asp。而缺失也可发生在第 18 外显子和第 12 外显子上，复制和插入非常罕见仅发生在第 12 外显子上。作者等对 50 例 GIST 的 KIT 和 PDGFRa 基因突变进行分析，发现 42% 的病例在第 11 外显子的 556～560 密码子间存在突变。有 20% 病例出现 PDGFRa 基因突变，其中 8 例是第 18 外显子 D842V 点突变，2 例是第 12 外显子出现突变。现有的研究结果表明，PDGFRa 基因突变往往见于胃 GIST、或上皮样 GIST、或恶性程度较低的 GIST。

研究表明，在神经纤维瘤病 1 型伴发 GIST、Carney 三联症和儿童的 GIST 中，KIT 和 PDGFRa 基因在已知的突变热点均未检测到基因突变，基因型呈野生型，与散发性 GIST 在基因型上存在明显的差别。在靶向药物格列卫治疗过程中，GIST 会产生耐药和出现继发性的 KIT 基因的突变，继发性 KIT 基因突变常见于外显子 13、14、17，其中 13 外显子和 14 外显子突变的 JIST 对新的靶向药物素坦（Sunitinib）有效。

大量的分子生物学研究表明，在 GIST 中 KIT 基因和 PDGFRA 基因改变，与 GIST 的发生部位、组织学形态、生物学行为和靶向药物治疗有密切联系。在胃 GIST 中，KIT 基因第 11 外显子出现缺失型改变与其侵袭性强有关，然而，KIT 基因第 11 外显子突变的 GIST 对格列卫治疗反应敏感。较少见的第 9 外显子 Ala502－Tyr503dup 突变主要发生在小肠的 GIST 中，对格列卫反应较不敏感。在 PDGFRa 基因第 18 外显子中出现 Asp842Val 碱基替换是最常见的突变形式，并提示对格列卫治疗不敏感。

八、临床亚型

（一）家族性 GIST

是家族性 GIST 综合征的主要疾病，非常罕见，现有文献中仅有 12 例报道。与散发性 GIST 相比而言，其特点是肿瘤数量多个、体积较小、胃肠道存在 ICC 细胞增生的基础病变。其他伴发的疾病是出现皮肤色素加深，色素性荨麻疹和系统性肥大细胞疾病。在遗传学上，家族性 GIST 的特点是出现胚系（germline mutalion）KIT 或 PDGFRA 基因突变：其发病机制目前不是很清楚，有学者认为，在家族性 GIST 中胚系 KIT 或 PDGFRA 基因突变是导致 ICC 细胞增生的始动因子，而肿瘤的发生需要体细胞水平的其他基因的改变。

（二）神经纤维瘤病 I 型伴发 GIST

临床资料分析显示，神经纤维瘤病 I 型（neurofibromatosis I，NF-1）与 GISTs 的发生的相关性在国外日益受到关注，在国内较为罕见报道。NF-1 患者往往伴发多发性的 GISTs（3~30 个），不同于散发性 GISTs。Miettinen 等 16 例 NF-1 相关 GIST 的 KIT 基因突变进行研究，结果非常令人意外，全部病例均呈 CD117（KIT）过表达，但是，KIT 基因外显子 9、11、13、17 和 PDGFRA 基因的外显子 12、18 均未发现已知碱基位点的基因突变，Andersson 等对 12 例 NF-1 患者的 21 个 GISTs 的 KIT 基因突变进行分析，同样发现，全部 GIST 瘤组织均无 KIT 基因突变异常。Takazawa 等对 9 例 NF-1 的 34 个 GIST 肿瘤的 KIT 基因突变分析，显示仅在 3 例 NF-1 的 3 个 GIST 肿瘤存在基因突变，KIT 基因突变率为 9%。

（三）Carney 三联征

GISTs 是指胃 GIST 同时或异时伴发肺软骨瘤和功能性肾上腺外副神经节瘤。在我国极其罕见。美国学者 Carney 自 20 世纪 70 年代末以来，一直致力于收集和研究这一综合征。到 1999 年，已收集 79 例。好发于年轻女性，男女之比是 1：6，85% 病例发生于 30 岁之前。在 79 例 Carney 三联征中，先后发生 3 种肿瘤 17 例占 22%，胃 GISTs 伴发肺软骨瘤 42 例占 53%，和伴发肾上腺外副神经节瘤 19 例占 24%。1 例 Carney 三联征的胃 GIST 手术后 10 年，发生肝和腹膜的多灶转移，格列卫治疗无效。分子病理分析显示，胃 GIST 的 KIT 和 PDGFRA 基因均为野生型，未发现基因的突变。

（四）儿童 GIST

儿童 GIST 是指发生在 16 岁或以下的 GIST，较为少见，约占 1% 以下。其临床病理特点好发于胃窦部，女性占大多数，以上皮型为主，遗传学上 KIT 和 PDGFRA 基因无突变，呈野生型。提示儿童 GIST 在发病机制上与成人 GIST 存在不同。少数儿童 GIST 可表现为 Carney 三联征。儿童 GIST 的预后较成人 GIST 更难预测。

（五）微小型 GIST

在临床上以首发症状被发现非常少见，往往是在因其他疾病的手术标本或尸体解剖时被发现。微小型 GIST 诊断标准尚未统一，0.2~7mm 不等；其英文命名也存在细微的差别。微小型 GIST 的临床检出率与消化道解剖部位有关，在食管远端或胃上部的检出率达 10%，而在结直肠手术标本中仅为 0.1%。多见于固有肌层。组织学以梭形细胞为主，可伴有纤维化。表达 CD117 和 CD34 等，KIT 基因突变检出率为 20%~46%，而 PDGFRA 基因突变检出率为 4%。有学者认为，微小型 GIST 是 GIST 的临床前增生性病变，是一种良性的病变，大多数可以发生纤维化或钙化，甚至退行变而消失。

（六）GIST 伴发其他恶性肿瘤

胃肠道间质瘤伴发原发器官或其他器官的恶性肿瘤，较为少见。但近年文献报道明显增多，关注度在增高。比较大宗的病例报道显示，GIST 伴发其他恶性肿瘤的发病率在 4.5%~33%。在德国 Nureburg 病理学院报道的 138 例 GIST 中有 32 位患者存在 35 个伴发恶性肿瘤，发病率为 23%，其中 31 个是恶性实体瘤，其余 4 个是恶性上皮性肿瘤。在美国 AFIP 的 1 765 例胃 GIST 中有 168 位患者被检出 193 个伴发的其他恶性肿瘤，发病率为 9.5%，其中 180 个肿瘤是癌，其余 13 个肿瘤是淋巴造血系统肿瘤。在 906 例小肠 GIST 病例中有 58 位患者存在 67 个伴发肿瘤，发病率为 6.4%，其中 59 个肿瘤是癌，其余 8 个是淋巴造血系统恶性肿瘤。在 518 例伴发恶性肿瘤中，44% 发生于胃肠道，56% 发生于胃肠道外。在胃肠道伴发的恶性肿瘤主要是结直肠癌占 47%，其次是胃癌占 42%。在胃肠道外伴发恶性肿瘤中，主要是前列腺癌占 12%，乳腺癌和淋巴造血系统肿瘤均为 8.2%，肺癌占 7.2%，肾细胞癌占 6.2%。据文献分析统计，约 50% 的病例 GIST 和其他伴发恶性肿瘤是同时被发现的，其余是异时性的。伴有其他恶性肿瘤的 GIST，其类型呈多样性，如微小硬化性胃 GIST，无核分裂象的小 GIST 或者是大于 2cm 和 >5/50HPF GIST。在有学者收集的 103 例 GIST 中发现 8 例同时在原发器官或邻近器官伴发上皮性恶性肿瘤，其中 7 例间质瘤位于胃和 1 例位于食管下端。伴发的恶性肿瘤中 3 例胃管状腺癌，2 例食管下端鳞状细胞癌，升结肠管状腺癌、左肝囊腺癌、胆囊癌肉瘤各 1 例。更为少见的病例是 GIST 可伴发两种以上的恶性肿瘤，在文献中有 29 例报道。

九、鉴别诊断

由于 GIST 是一种特殊的间叶性肿瘤。在组织学上，具有胃肠道 Cajal 细胞分化的特征，又具有多向分化的表型，如向平滑肌细胞分化，或向神经鞘膜细胞分化，或平滑肌和神经分化混合，或分化未定；在免疫表型上，约 2% 的小肠 GIST 和 5%～10% 胃 GIST 呈 CD117 表达阴性；在胃 GIST 中上皮样细胞型 CD117 表达阴性较为多见，但存在 PDGFRa 基因突变；值得指出的是，存在 PDGFRa 基因突变的 GIST 也会表达 KIT 基因产物，尽管在基因型上，KIT 基因和 PDGFRa 基因是相互排斥的。因此，组织形态学特点是 GIST 病理诊断的重要前提条件，免疫组织化学 CD117 表达阳性是重要的诊断依据之一；其次是 KIT 基因表达或突变或 PDGFRa 基因的突变。在鉴别诊断上，主要与发生在胃肠道或腹腔内的梭形或上皮样细胞为主 CD117 表达阴性的肿瘤进行鉴别；其次，与少数可能发生在胃肠道的表达 CD117 的非 GIST 进行鉴别。

（1）CD117 表达阴性的肿瘤，包括平滑肌瘤、平滑肌肉瘤、球瘤、肠系膜纤维瘤病、炎性纤维性息肉、炎性肌纤维母细胞瘤、硬化性肠系膜炎、孤立性纤维肿瘤、血管肉瘤、滑膜肉瘤、去分化肉瘤、去分化脂肪肉瘤、胃肠道神经鞘膜瘤、副神经节细胞瘤、转移性黑素瘤和透明细胞肉瘤、血管周上皮样细胞肿瘤（PEComa）、组织细胞样肉瘤。

（2）CD117 表达阳性的肿瘤，包括 PNET、髓外髓样肉瘤、肥大细胞瘤或者无性细胞瘤。

十、播散和转移

发生腹腔内播散或远处转移是判断 GIST 生物学行为性质的重要标志。GIST 的播散和转移与发生的部位、大小、核分裂象数目和肿瘤有无破裂明显相关。较常见的播散部位是腹腔内，如转移至大网膜、肠系膜或后腹膜及肾上腺旁，转移至淋巴结罕见。常见的转移器官是肝。在 Miettinen 报道的 1 765 例胃 GIST 中发生肝脏转移为 9 例，占 0.8%；在 906 例空肠和回肠 GIST 中，有 106 例发生腹膜多发性结节播散，98 例死亡，8 例长期无瘤生存。在 244 例（39%）与 GIST 相关的死亡病例中，发生腹腔内转移的有 130 例，肝脏转移 69 例，26 例同时有腹腔和肝脏同时转移，4 例发生骨转移。在国内报道的 165 例 GIST 预后分析中，其中 9 例胃 GIST 发生复发，占 14.5%（9/62），发生转移 8 例，占 12.9%（8/62），其中 14 例发生复发，占 32.6%（14/13），发生转移 8 例，占 18.6%（8/43）。复发多为原位复发同时伴有腹腔内的种植性转移，共 23 例。肝脏转移 15 例，其中 3 例同时发生骨、脑和肺脏转移；发生皮下转移 1 例。

十一、预后及侵袭危险性评估

GIST 的预后转归也存在特殊性，软组织肿瘤的组织学分级和生物学行为判断标准不完全适用于 GIST。在 GIST 的新命名被提出后 10 年，Amin 首次应用肿瘤大小（5cm）、核分裂象数（5/50HPF）作为预后判断的核心指标，对 45 例 GIST 进行分组评估，提出三种生物学行为的诊断标准。①良性：肿瘤<5cm，核分裂象<5/50HPF，共 19 例无复发和转移；②交界性，肿瘤>5cm，核分裂象>5/50HPF，共 16 例，无复发和转移；③恶性肿瘤>5cm，核分裂象>5/50HPF，共 10 例，发生远处转移 7 例，复发 1 例。2002 年美国国立卫生研究院（NIH）召开 GIST 的工作小组会议，对 GIST 的临床生物学行为的侵袭风险程度的评估分类标准进行重新的定义，但是，评估的核心指标没有变化，仍然是肿瘤最大径的大小和核分裂象（5/50HPF）。把 GIST 的临床侵袭风险程度分为四级，很低（very low）、低（low）、中等（intermcdiate）和高（high），详细的评判标准见表 3－3。NIH 的 GIST 预后评估系统的意义主要在于避免使用良性和恶性的诊断。随后的研究表明，NIH 的分类标准具有临床预后的意义。Micttincn 等报道采用 6 类 8 级标准，仍然以肿瘤大小和核分裂象数/50HPF 作为评判指标，发现同一级别的胃 GIST 其预后明显好于小肠或直肠 GIST，详细见表 3－4。DeMatteo 等分析了 147 例 GIST 手术后生存情况，发现肿瘤体积大≥10cm 和≥5/50HPF 是预测复发的独立预测指标，前者危险率是 14.6 倍，后者是 2.5 倍。另外发现肿瘤部位也具有预测作用，具有相同的肿瘤大小和核分裂象指数的小肠 GIST 发生局部复发的概率是胃 GIST 的 3.3 倍。Jocnsuu 等对 NIH 的预后分类评估体系进行修改，在核心评估指标中，除了肿瘤大小和核分裂象指数以外，增加了原发肿瘤的部位及有无肿瘤破裂作为侵袭性行为评估的重要指标，见表 3－5。

表 3－3　原发性 GIST 临床侵袭危险性分类标准（NIH 会议）

危险程度	肿瘤最大径	核分裂象数（50/HPF）
很低度	<2cm	<5
低度	2~5cm	<5
中度	<5cm	6~10
	5~10cm	<5
高度	>5cm	>5
	>10cm	任何核分裂数
	任何大小	>10

表 3－4　基于肿瘤大小和核分裂象数的胃 GIST 和小肠 GIST 相关性转移和病死率比较

分组	大小（cm）	核分裂象数	胃 GIST（%）	小肠 GIST（%）	直肠 GIST（%）
1	2≤	≤5	0，	0，	0，
2	>2≤5	≤5	1.9，很低度	4.3，低度	8.5，低度
3a	>5≤10	≤5	3.6，低度	24，中度	
3b	>10	≤5	12，中度	52，高度	57，高度
4	≤2	>5		50＋	54，高度
5	>2≤5	>5	16，中度	73，高度	52，高度
6a	>5≤10	>5	55，高度	85，高度	
6b	>10	>5	86，高度	90，高度	71，高度

表 3－5　原发性 GIST 切除术后危险度分级标准

危险程度	肿瘤大小（cm）	核分裂象数（50HFP）	原发肿瘤部位
很低度	<2.0	≤5	任何
低度	2.1~5.0	≤5	任何
中度	2.1~5.0	>5	胃
	<5.0	6~10	任何
	5.1~10.0	≤5	胃
高度	任何	任何	破裂

危险程度	肿瘤大小（cm）	核分裂象数（50HFP）	原发肿瘤部位
	>10	任何	任何
	任何	>10	任何
	>5.0	>5	任何
	2.1～5	>5	胃以外部位
	5.1～10.0	≤5	胃以外部位

十二、中国胃肠道间质瘤诊断治疗共识

综上所述，胃肠道间质肿瘤是胃肠道最常见的间叶源性肿瘤，也是在临床表现、病理形态学、生物学行为方面较为复杂的肿瘤，并涉及患者个体化治疗，由国内病理学、放射学和临床肿瘤学等学者组成的专家组，分别于2007年和2009年发表了《中国胃肠道间质瘤诊断治疗共识》。共识在病理学诊断方面，对GIST标本的处理、病理诊断依据、对CD117阴性病例的诊断处理、基因检测的适应范围、原发性完全切除肿瘤的危险度评估提出了指导性原则。对组织学表现符合典型GIST、GD117阴性的病例，占5%左右，推荐采用免疫组化技术检测DOG－1和（或）nestin及血小板源性生长因子受体（PDG-FRa）的表达，如其中一种阳性，则支持GIST的诊断；如果它们表达均阴性，建议检测c－KIT和PDGFRa基因的突变情况。如基因检测结果仍然是阴性，无基因突变，在排除其他肿瘤（平滑肌肿瘤、纤维瘤病和神经源性肿瘤等）后也可做出GIST的诊断。

（宋　洁）

第五节　肝硬化

肝硬化（cirrhosis）是各种原因所致的肝的终末性病变。其特点为：①弥漫性全肝性的小叶结构的破坏；②弥漫的纤维组织增生；③肝细胞再生形成不具有正常结构的假小叶（图3－18）。纤维组织增生导致肝脏的弥漫纤维化。其形成原因包括肝窦内星状细胞的激活分泌大量胶原，汇管区肌成纤维细胞的激活亦产生大量胶原。此机制可解释为什么大胆管阻塞时可短期内形成肝硬化。肝实质的破坏是肝纤维化的前提。肝实质的破坏主要与血管的阻塞或闭塞有关，包括门静脉系统、肝静脉系统及肝动脉系统。较小的血管主要因炎症而阻塞，而较大血管的阻塞则主要为血栓形成所致。纤维化如能去除病因，在某种程度上可逆转或吸收。血管的重建和改建在肝硬化中是非常重要的。正常肝窦内皮细胞无基底膜，其开窗区占内皮面积的2%～3%。肝硬化时则开窗区逐渐缩小，肝窦内因胶原的沉积使肝细胞和血浆之间的物质交换困难。很多营养血流通过血管短路而未到达肝窦，加之血管内的血栓形成和闭塞，更加重了肝细胞的损伤。再生的肝细胞结节亦压迫血管系统，进一步造成缺血和肝细胞坏死。肝硬化时，再生结节和残存的肝细胞亦无正常肝的功能分区。谷胱甘肽合成酶亦大大减少。这些被认为是肝性脑病发生的重要原因。

肝硬化尚无统一的分类，传统上按病因分类有：酒精性肝硬化、肝炎后肝硬化、坏死后性肝硬化、胆汁性肝硬化、心源性肝硬化及其他原因所致的肝硬化，如血色病性肝硬化、Wilson病时的肝硬化、血吸虫性肝硬化等。有些病因不清称为隐源性肝硬化。形态上分为：细结节性肝硬化、粗结节性肝硬化和粗细结节混合型肝硬化。

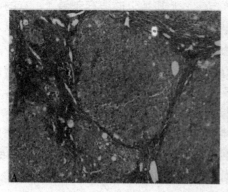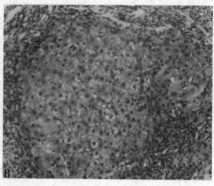

图 3 - 18　肝硬化

A. 病毒性肝炎后肝硬化：明显的界面性肝炎，小叶间出现纤维间隔；B. 自身免疫性肝炎后肝硬化：界板炎细胞中可见较多浆细胞浸润

一、细结节性肝硬化

细结节性肝硬化（micronodular cirrhosis）结节直径一般均小于 3mm。纤维间隔很细，一般不足 2mm，比较均匀。结节的均一性说明病变经历着一致的病理过程。酒精性肝硬化和胆汁性肝硬化通常倾向于此型。偶尔结节内可见有汇管区或肝静脉。

二、粗结节性肝硬化

粗结节性肝硬化（macronodular cirrhosis）其结节大小不一，多数结节直径在 3mm 以上，甚至达到 2~3cm。纤维间隔粗细不一，有的很细，有的呈粗大的瘢痕。实质结节内可含有汇管区或肝静脉。结节的不规则性说明肝脏损害和实质细胞再生的不规则性。大片肝细胞坏死后或慢性肝炎后多发展成此型。所谓不完全分隔型，实为粗结节性肝硬化的早期改变。此时可见到纤细的纤维间隔从汇管区伸向汇管区、互相连接而分隔肝实质形成较大的结节。有时因穿刺活检取不到足够大的范围而造成诊断困难。

三、混合型肝硬化

混合型肝硬化（mixed type cirrhosis）是指粗细结节的含量差不多相等。肝硬化通常不是静止的病变，而是炎症、肝细胞变性、坏死、纤维化和肝细胞再生改建原有结构的动态过程，这些变化常常使细结节性肝硬化变成粗结节性肝硬化。纤维间隔和实质结节交界处的坏死（碎片状坏死）为病变进展的重要指征。有时在肝活检中可见到 Mallory 小体、毛玻璃样肝细胞、过多的铁或铜、透明的 PAS 阳性滴状物等可提示原来疾病的线索，以利于进行特异的治疗。

肝硬化应注意同结节状再生性增生（肝结节变，nodulartransformation）鉴别。后者在大体和镜下均与细结节性肝硬化相似。病变由分布整个肝脏的再生肝细胞小结节构成。与肝硬化不同的是，这些再生的肝细胞结节没有纤维间隔包绕，但结节边缘可见到受压的网状纤维。临床表现为门静脉高压，某些患者可伴有风湿性关节炎、Felty 综合征和其他脏器的肿瘤。

（魏明琴）

第六节　胰腺炎

胰腺炎（pancreatitis）一般是由各种原因导致胰腺酶类的异常激活而出现胰腺自我消化所形成的。根据病程分为急性胰腺炎和慢性胰腺炎。

一、急性胰腺炎

急性胰腺炎（acute pancreatitis）根据病理形态和病变严重程度分为急性水肿型（或称间质型）胰

腺炎和急性出血坏死性胰腺炎。主要发病因素为胆道疾病，尤其是胆道结石和酗酒。有的原因不清，称为特发性急性胰腺炎。其他因素包括妊娠、高血脂症、药物、各种原因造成的胰管阻塞以及内分泌及免疫异常等。近来研究认为丁基胆碱酯酶、精胺、亚精胺及组织蛋白酶 B 与胰腺炎的发病有密切关系。一般认为：胆道结石和酗酒可影响瓦特壶腹括约肌的舒缩功能而容易形成胆汁和十二指肠液的反流。酗酒亦可增加胰腺的分泌，使胰管内压升高、小胰管破裂、胰液进入组织间隙。胆汁或十二指肠液反流或肠液进入组织间隙均可激活胰蛋白酶，进而激活胰腺其他酶类，如脂肪酶、弹力蛋白酶、磷脂酶 A 和血管舒缓素等。脂肪酶的激活可造成胰腺内外甚至身体其他部位脂肪组织的坏死。弹力蛋白酶的激活可造成血管壁的破坏而出现出血，严重的出血可造成腹腔积血。激活的磷脂酶 A 使卵磷脂转变成溶血卵磷脂，后者对细胞膜具有强烈的破坏作用而引起细胞的坏死。激活的血管舒缓素可影响全身的血管舒缩功能，引起组织水肿，严重时可引起休克等严重并发症。

1. 急性水肿型（间质型）胰腺炎　此型为早期或轻型急性胰腺炎，其特点是间质水肿伴中等量炎细胞浸润，腺泡和导管基本上正常，间质可有轻度纤维化和轻度脂肪坏死。此型可反复发作。

2. 急性出血坏死性胰腺炎　亦称急性胰腺出血坏死。因胰腺组织广泛的出血坏死及脂肪坏死，胰腺明显肿大、质脆、软、呈暗红或蓝黑色。切面，小叶结构模糊，暗红和黄色相间。胰腺表面、大网膜和肠系膜均有散在灰白色脂肪坏死斑点。

光镜：胰腺组织中有大片出血坏死，坏死区周围有中性粒细胞及单核细胞浸润。胰腺内外脂肪组织均有脂肪坏死。

急性出血坏死性胰腺炎常有严重的并发症，死亡率很高。其主要并发症有：

（1）休克和肾功能衰竭：因胰腺广泛坏死和出血、血液和胰液溢入腹腔或邻近组织、加之血管舒缓素的作用，而出现休克。低血压可引起急性肾小管坏死而致急性肾功能衰竭。

（2）脂肪坏死：由于激活的胰腺脂肪酶进入血液，身体各部位的脂肪组织均可出现脂肪坏死，尤以骨髓、皮下等处脂肪坏死常见。皮下脂肪坏死多见于踝、指、膝和肘部，呈红色压痛结节，与皮肤粘连。有时病灶弥漫像结节性红斑或 Weber－Christian 病。脂肪坏死区有弥漫性炎细胞浸润。坏死的组织液化后可从皮肤流出，这种液化物中含淀粉酶。骨髓内脂肪坏死临床表现为疼痛性溶骨性病变，慢性期可出现骨髓内钙化。脂肪坏死皂化吸收大量钙，临床上可出现低血钙和低钙性抽搐。

（3）出血：血液可沿组织间隙流至肋骨脊椎角，使腰部呈蓝色（Turner 征），或流至脐周使脐部呈蓝色（Culler 征）。胰头炎可使十二指肠黏膜弥漫出血。有时脾静脉内可有血栓形成，导致胃及食管静脉曲张和出血。

（4）假囊肿形成：胰腺炎时大量的胰液和血液积聚在坏死的胰腺组织内或流入邻近组织和网膜内形成假囊肿。囊壁无上皮，由肉芽组织和纤维组织构成。囊内含坏死物质、炎性渗出物、血液及大量胰酶，呈草黄色、棕色或暗红色。囊肿直径 5～10cm，大者可达 30cm。偶尔假囊肿可见于肠系膜、大网膜或腹膜后。胰头部假囊肿可引起胆总管的阻塞或近端十二指肠的梗阻，大的假囊肿可压迫下腔静脉引起下肢水肿。

（5）脓肿：胰腺坏死区常可发生细菌的继发感染而形成脓肿。

（6）腹水：胰腺炎时常因出血和富含蛋白及脂肪的液体溢入腹腔而形成血性或鸡汤样腹水。腹水可通过横膈淋巴管进入胸腔，引起胸腔积液和肺炎。

（7）其他并发症：包括小肠麻痹、小肠肠系膜脂肪坏死而导致的小肠梗死，胰腺脓肿或假囊肿腐蚀胃或大肠、小肠壁而造成的消化道出血等。

临床上，急性出血坏死性胰腺炎通常表现为严重的腹痛，甚至休克，血清和尿中脂肪酶和淀粉酶升高。严重病例可有黄疸、高血糖和糖尿。死因常为休克、继发性腹部化脓性感染或成人呼吸窘迫综合征。急性胰腺炎的死亡率约 10%～20%，当伴发严重出血坏死时可达 50%。

1）手术后胰腺炎：绝大多数为手术直接损伤的结果，内镜括约肌切开术后的乳头狭窄可导致急性复发性胰腺炎。

2）胰卒中：尸检时常可见胰腺广泛出血。出血广泛者整个胰腺呈红褐色。镜下，出血主要限于胰腺间质，出血区及周围胰腺组织无炎症反应。这种出血是临终前苦楚期所发生的现象。胰卒中无临床意义，应与急性出血性胰腺炎鉴别。

二、慢性胰腺炎

因慢性胰腺炎（chronic pancreatitis）多以反复发作的轻度炎症、胰腺腺泡组织逐渐由纤维组织所取代为特征，故有人亦称为慢性反复发作性胰腺炎。多见于中年男性。临床上以腹痛为主，严重时可出现外分泌和内分泌不足的表现，如消化不良和糖尿病等。发病原因以酗酒和胰腺导管阻塞（癌或结石）为主要因素。一般认为肿瘤和结石造成胰管的阻塞，酒精刺激胰腺分泌蛋白质丰富的胰液，浓缩后造成胰管的阻塞是慢性胰腺炎发病中的重要因素。其他因素包括甲状旁腺功能亢进、遗传因素、结节性多动脉炎、腮腺感染、结节病、结核病、软斑病、原发性硬化性胆管炎累及胰腺、HIV 感染等。高脂血症、血色病与慢性胰腺炎也有一定关系。除此之外，接近半数的患者无明显的发病因素。发病机制尚不完全清楚。在亚非国家中营养不良亦可能是所谓热带胰腺炎的重要原因。慢性胰腺炎与囊性纤维化基因突变的密切关系提示此基因改变与慢性胰腺炎的发病有关。另外，羧基酯脂肪酶基因（CEL）、胰分泌性胰蛋白酶抑制剂基因（SPINK1）的突变均可能与其发病有关，约50%的慢性胰腺炎有 K - ras 的突变。在慢性胰腺炎的导管和腺泡中可见较多酸性和碱性 FGF 的表达，提示可能在发病中起一定作用。

形态上慢性胰腺炎分为阻塞性慢性胰腺炎和非阻塞性慢性胰腺炎两型。阻塞性慢性胰腺炎多为主胰管靠近壶腹 2~4cm 处的结石或肿瘤阻塞所致。非阻塞性慢性胰腺炎占慢性胰腺炎的 95% 左右。

（1）大体：胰腺呈结节状弥漫性变硬变细。灰白色，质硬韧，有时与周围分界不清。病变可局限于胰头，但通常累及全胰。切面分叶不清，大小导管均呈不同程度的扩张，腔内充满嗜酸性物质——蛋白质丰富的分泌物，可有钙化，当钙化较广泛时，亦称为慢性钙化性胰腺炎。胰腺周可有不同程度的纤维化，有时可导致血管、淋巴管、胆管和肠道的狭窄。

（2）光镜：腺泡组织呈不同程度的萎缩，间质弥漫性纤维组织增生和淋巴细胞、浆细胞浸润（图 3-19A）。大小导管均呈不同程度的扩张，内含嗜酸性物质或白色结石。胰管的严重阻塞可形成较大的胰管囊肿。胰管上皮可受压变扁，或有增生或鳞化。内分泌胰腺组织通常不受损害，并常因外分泌胰腺组织的萎缩而呈相对集中的形态，应注意与胰岛增生鉴别。临床上，内分泌胰腺功能可在相当长的时期无失衡现象，严重病例可有胰岛的萎缩，临床上可出现糖尿病。

有时，瘢痕限于胰头和十二指肠之间称为沟部胰腺炎。

慢性胰腺炎的预后与其病因有关。酗酒者若能戒酒则可大大改善，10 年存活率达 80%，如继续酗酒，则 10 年存活率仅为 25%~60%。慢性胰腺炎的并发症为假囊肿和假动脉瘤形成，假动脉瘤形成有时可造成急性出血。脂肪坏死可见于皮下、纵隔、胸膜、心包、骨髓、关节旁和肝等。

三、自身免疫性胰腺炎

自身免疫性胰腺炎（autoimmune pancreatitis）为慢性胰腺炎的一种特殊类型。此病临床上男性稍多于女性，发病高峰年龄为 40~60 岁。血清学检查显示 y - globulin 和 IgG4 升高、出现自身抗体、对类固醇激素治疗有效，提示该病的发生与自身免疫有关。自身免疫性胰腺炎可同时合并其他自身免疫性疾病，如干燥综合征、原发性硬化性胆管炎、原发性胆汁性肝硬化、硬化性涎腺炎、腹膜后纤维化。偶尔合并溃疡性结肠炎、Crohn 病、系统性红斑狼疮、糖尿病或肿瘤等。

研究认为自身免疫性胰腺炎为一种 IgG4 相关的系统性疾病，2 型 T 辅助细胞和 T 调节细胞介导了大部分自身免疫性胰腺炎的免疫反应。

（1）大体：胰头部受累为最常见，其次为胰体尾部。胰腺呈局部或弥漫肿大，胰腺导管可出现局灶性狭窄或硬化。

（2）光镜：自身免疫性胰腺炎在组织学上分为两种不同的亚型：Ⅰ型又称淋巴浆细胞性硬化性胰腺炎，为系统性疾病，常伴有淋巴浆细胞性慢性胆囊炎和胆道炎。受累器官中有丰富的 IgG4 阳性的浆细胞。胰腺呈显著的纤维化和明显的淋巴、浆细胞浸润（图 3-19B），常伴有淋巴细胞性静脉炎，受累的多为中等或较大的胰腺静脉，导致血管闭塞或血管壁结构破坏。Movat 染色可以清晰显示普通 HE 染色易被忽略的静脉病变。免疫组化显示浸润的炎细胞中有丰富的 IgG4 阳性的浆细胞，有助于自身免疫性胰腺炎的诊断。Ⅱ型又称导管中心型自身免疫性胰腺炎，特征为胰腺导管上皮内中性粒细胞浸润，无系统累及。诊断自身免疫性胰腺炎还应除外恶性疾病，如胰腺癌或胆管癌。

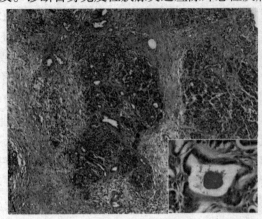 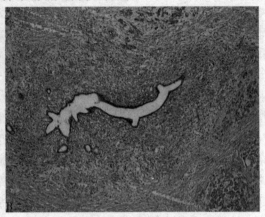

图 3 - 19　**A.** 慢性胰腺炎腺泡组织呈不同程度的萎缩，间质弥漫性纤维组织增生和淋巴细胞、浆细胞浸润，导管轻度扩张，右下角可见胰管扩张，内有嗜酸性物质；**B.** 自身免疫性胰腺炎胰腺组织明显萎缩，伴明显的显微组织增生及淋巴细胞及浆细胞浸润，其中可见较多的 IgG4 阳性的浆细胞浸润

　　自身免疫性胰腺炎的临床表现与普通的慢性胰腺炎相似，有上腹部不适、体重减轻、胆管硬化导致的阻塞性黄疸、糖尿病等。某些病例有胰腺结石形成。皮质类固醇激素治疗非常有效，但在临床上常常被误诊为胰腺癌而行手术切除。因此自身免疫性胰腺炎的诊断最重要的是与胰腺癌鉴别。自身免疫性胰腺炎的诊断依赖于临床、血清学、形态学和组织病理学特征的综合判断。影像学显示主胰管狭窄，胰腺弥漫性肿大或形成局限性肿块，后者易被误诊为胰腺癌。实验室检查显示血清 r - globulin、IgG 或 IgG4 水平的异常升高（136 ~ 1 150mg/dl，平均 600mg/dl），血清胰酶升高或出现自身抗体（如抗核抗体、抗乳肝褐质、抗碳酸苷酶Ⅱ、ACA - Ⅱ抗体或类风湿因子等）。研究报道自身免疫性胰腺炎患者血浆中纤溶酶原结合蛋白抗体阳性率可达 95%，抗乙酰分泌性胰蛋白酶抑制剂的自身抗体也被认为是潜在的有用标志。

四、嗜酸性胰腺炎

　　原发性嗜酸性胰腺炎（eosinophilic pancreatitis）极罕见，特征为胰腺实质明显的嗜酸性细胞浸润。全身表现有外周血嗜酸性细胞升高、血清 IgE 升高及其他器官的嗜酸性细胞浸润。胰腺可肿大、萎缩或纤维化，可出现嗜酸性静脉炎。病变可导致肿块形成或胆总管阻塞。除原发性外，嗜酸性胰腺炎常见于寄生虫感染、胰腺移植排斥反应及药物、牛奶过敏等。

五、慢性代谢性胰腺炎

　　慢性代谢性胰腺炎（chronic metabolic pancreatitis）可发生在某些综合征，如原发性甲状旁腺功能亢进时的高血钙综合征，组织改变与酒精性胰腺炎相似。

六、慢性热带性胰腺炎

　　慢性热带性胰腺炎（chronic tropic pancreatitis）为一种主要发生在青年中的非酒精性胰腺炎，主要见于热带国家，如中部非洲、巴西、南亚和印度。疾病的糖尿病期为纤维结石性胰腺病变伴有糖尿病，发病原因尚不清楚。营养不良及食物中氰类毒性、缺乏抗氧化剂及遗传因素均可能与其有关。临床表现主要以腹痛、腹泻及糖尿病、青年发病、胰管内大结石、临床病程进展快及易患胰腺癌为其特点。热带性胰腺炎与胰腺分泌性胰蛋白酶抑制剂基因（PST1/SPINK1）突变关系密切。最近热带性胰腺炎与组织蛋白酶 B 基因的多形性的关系也有报道。控制糖尿病可使其受益。患者多死于糖尿病并发症和糖尿病肾病。

病理改变取决于疾病的严重程度和病程的长短，早期可见小叶间纤维化。在疾病晚期，胰腺皱缩、扭曲、结节状，质实，纤维化明显。在整个胰管中可见不同大小、形状各异的结石。镜下主要特征为胰腺的弥漫纤维化及整个胰管的扩张。胰管上皮可脱落或鳞化，腺泡细胞萎缩，导管周常可见淋巴细胞、浆细胞浸润，胰岛亦可萎缩。

七、遗传性胰腺炎

遗传性胰腺炎（hereditary pancreatitis）为发生于至少两代家族成员中的反复发作的胰腺炎症。在这些患者中无其他病因。此病为常染色体显性遗传。典型患者在 10 岁以内发病，临床表现与其他慢性胰腺炎相同，如上腹痛、恶心、呕吐。常伴有高脂血症，高钙血症，血清免疫球蛋白增高，HLA－B12、HLA－B13 和 BW40 频率增高。位于 7 号染色体短臂的阳离子胰蛋白酶原基因（PRSS1）突变与此病有密切关系，两种常见的突变位于第 2 外显子（N291）和第 3 外显子（R122H），其中尤以 R122H 突变最为常见。其他基因突变包括囊性纤维化跨膜传导调节子（CRTF）和丝氨酸蛋白酶抑制剂 Kazal I 型（SPINK1）均可能与发病有关。病变与酒精性慢性胰腺炎相似，如导管周纤维化。少见情况下亦可见导管内结石或假性囊肿形成。

其他特殊类型的胰腺炎有特发性导管中心性慢性胰腺炎和十二指肠旁胰腺炎，推测为继发于副胰管阻塞所形成的假瘤。

（魏明琴）

第七节 胰腺癌

胰腺癌（pancreatic carcinoma）一般指外分泌胰腺发生的癌。胰腺癌在全世界均呈上升趋势。因其诊治困难，预后不良，在西方国家已跃居恶性肿瘤死亡的第四位。东方国家中的发病率亦明显上升。我国胰腺癌的死亡率已居恶性肿瘤所致死亡的第八位。由于其发病隐匿，很难早期发现和治疗，5 年存活率不足 2%。接触某些化学物如 p－萘胺、联苯胺和吸烟为高危因素。据估计约 10% 的胰腺癌具有家族性。其中至少有 5 种家族性综合征与其有关，①有 BRCA－2 生殖细胞突变的家族性乳腺癌；②有 P16 基因生殖细胞突变的家族性非典型性多发性黑色素瘤综合征；③STK11/LKB1 基因生殖细胞突变的 P－J 综合征；④DNA 错配修复基因中生殖细胞突变的遗传性非息肉病性结直肠癌；⑤胰蛋白酶原基因的生殖细胞突变的遗传性胰腺炎。胰腺癌患者中糖尿病的发病率升高，可能为 β 细胞产生过多的淀粉样多肽而导致的继发性糖尿病。虽然胰腺癌可发生于青年人，但多见于 50 岁以上的人群，男性略多（男女比为 1.6：1）。根据其发生在胰腺的部位分为胰头癌、胰体癌、胰尾癌和全胰癌。其中胰头癌占 60% ~70%，胰体癌占 20% ~30%，胰尾癌占 5% ~10%，全胰癌约占 5%。约 20% 为多灶性。仅约 14% 的胰腺癌可手术切除。临床上胰头癌大多数因累及胆总管而表现为进行性阻塞性黄疸。体尾部癌则更为隐蔽，发现时多已有转移。约 1/4 患者出现外周静脉血栓。这是因为肿瘤间质中的巨噬细胞分泌 TNF、白介素－1、白介素－6 以及癌细胞本身分泌的促凝血物质共同作用的结果。影像学如 CT、MRI、B 超、PET－CT 等对确定肿瘤具有重要作用。血清 Span－1 和 CA19－9 升高对诊断具有一定的参考意义。

一、大体

大多数胰腺癌为一质地硬韧，与周围组织界限不清的肿块。切面灰白色或黄白色，有时因有出血、囊性变和脂肪坏死而杂有红褐色条纹或斑点，原有胰腺的结构消失。胰头癌体积一般较小，仅见胰头轻度或中度肿大，有时外观可很不明显，触之仅感质地较硬韧和不规则结节感。胰头癌常早期浸润胰内胆总管和胰管，使胆总管和胰管管腔狭窄甚至闭塞。胰管狭窄或闭塞后，远端胰管扩张、胰腺组织萎缩和纤维化。少数胰头癌可穿透十二指肠壁在十二指肠腔内形成菜花样肿物或不规则的溃疡。胰体尾部癌体积较大，形成硬韧而不规则的肿块，常累及门静脉、肠系膜血管或腹腔神经丛而很难完整切除肿瘤。有时肿瘤可累及整个胰体尾部。

二、光镜分型

1. 导管腺癌（ductal adeno carcinoma） 胰腺癌80%~90%为导管腺癌。肿瘤主要由异型细胞形成不规则，有时是不完整的管状或腺样结构，伴有丰富的纤维间质。高分化导管腺癌主要由分化好的导管样结构构成，内衬高柱状上皮细胞（图3-20A），有的为黏液样上皮，有的具有丰富的嗜酸性胞浆。这种癌性腺管有时与慢性胰腺炎时残留和增生的导管很难鉴别。胰腺癌的腺管常常不规则、分支状、上皮呈假复层、癌细胞核极向消失。中分化者由不同分化程度的导管样结构组成，有的与高分化腺癌相似，有的可出现实性癌巢。低分化导管腺癌则仅见少许不规则腺腔样结构，大部分为实性癌巢（图3-20B）。细胞异型性很大，可从未分化的小细胞到瘤巨细胞，甚至多核瘤巨细胞，有时可见到梭形细胞。在有腺腔样分化的区域，可有少量黏液。肿瘤的间质含有丰富的 I 和Ⅳ型胶原以及 fibronectin 90%的胰腺导管腺癌可见有神经周浸润。神经周浸润可从胰腺内沿神经到胰腺外神经丛。但要注意的是，胰腺神经可有良性上皮包涵体。慢性胰腺炎时亦可见神经内胰岛成分，应注意鉴别。约半数病例可有血管浸润，尤其是静脉。20%~30%的病例，在癌周胰腺中可见有不同程度的胰腺导管上皮内肿瘤，甚至原位癌。

除以上典型的导管腺癌外，几种特殊的导管腺癌如下：

泡沫腺体型：此型为高分化腺癌，由形成很好的浸润性腺体构成。瘤细胞呈柱状，胞浆丰富、淡染。核极性尚可，但核有皱褶。有时特别容易同良性腺体混淆。最特征性的改变为胞浆泡沫状呈细小的比较一致的微囊状。在胞浆的顶端形成的薄层类似刷状缘的浓染区。虽此浓染的尖端区黏液标记阳性，但微囊状的胞浆则阴性，而良性黏液性导管病变 PAS 阳性，TP53 在这些泡沫腺体的细胞核呈阳性。借此可帮助同良性黏液性导管病变鉴别。

大导管型：偶尔浸润型导管腺癌可因肿瘤腺体的扩张而形成微囊状，尤其是当侵及十二指肠壁时，瘤细胞分化可非常好，应注意同良性扩张的腺体鉴别。此时，成堆的腺体、导管轮廓不规则、反应性增生的间质、腔内坏死性碎屑等有助于癌的诊断。此型预后虽可稍好于普通的导管腺癌但远比黏液性囊腺癌或导管内肿瘤要差。

空泡型：此型中可见腺体套腺体、肿瘤细胞形成筛状的巢，其中有多个大的空泡或微囊。囊中含有细胞碎屑和黏液。这些空泡由多发的胞浆内腔融合而成。局灶性的空泡细胞很像脂肪细胞或印戒细胞。

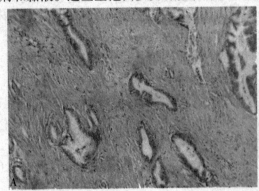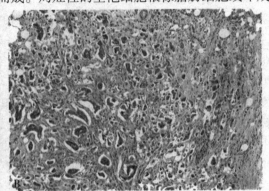

图3-20 胰腺高分化腺癌

A. 肿瘤由分化好的导管样结构构成；胰腺低分化腺癌；B. 肿瘤由分化较差的肿瘤性腺体构成，肿瘤细胞呈实性细胞巢样排列，可见单个细胞浸润

实性巢状型：胰腺导管腺癌可以无明显的腺体形成而为实性巢状排列（图3-21），有些像神经内分泌肿瘤或鳞状细胞癌。但大多数病例均含有导管癌灶。有些病例瘤细胞含有丰富的嗜酸性胞浆和单个

清楚的核仁，有些病例癌细胞胞浆透明，很像肾细胞癌，有人称为透明细胞癌。

小叶癌样型：偶尔导管腺癌可形成类似乳腺小叶癌的生长类型，癌细胞排列成条索状、靶心状或单个细胞浸润。常可见印戒样细胞，类似胃的弥漫型腺癌。

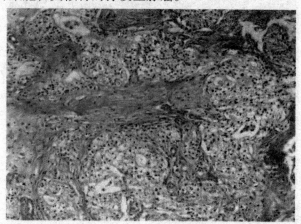

图 3 - 21　胰腺透明细胞癌

肿瘤组织内无明显的腺体形成而为实性巢状排列，瘤细胞胞浆透明

癌细胞自泌纤维母细胞生长因子（FGF）及转化生长因子 a（TGFa）促进其血管形成和纤维间质增生。胰腺导管腺癌通常表达 CK7、CK8、CK18、CK19 及 CA19 - 9、CEA 和 B72.3。CK20 约 25% 阳性。某些单克隆抗体如 DU - PAN - 2、Ypan - 1、Span - 1、Tu、DF3 或血型抗原 LE 均在胰腺癌诊断中具有一定意义。但遗憾的是，目前尚无胰腺癌高度特异的标志物。约 60% 的浸润性导管腺癌 MUC1 阳性，MUC3、MUC4 和 MUC5AC 阳性。这点与黏液癌、壶腹癌、结直肠癌不同，这些癌常表达 MUC2。用分子生物学技术检测胰腺癌中癌基因表达和突变，发现 90% 以上的胰腺癌中 K - ras 癌基因第 12 密码子均有点突变。这一点可能为从基因水平诊断胰腺癌提供新的思路。c - erbB2 癌基因的表达多出现在浸润性癌组织中，这可能与淋巴结转移的意义相似。约一半的病例有 p53 的突变或异常积聚。95% 左右的病例有 p16 失活。DPC4 的失活率约为 50%。其他基因分析显示癌组织中可有 fascin、mesothelin、Claudin - 4、S - 100AP、S - 100A6 和 S - 100P 的高表达。

2. 与导管腺癌相关的变型

（1）未分化癌（undifferentiated carcinoma）：未分化癌又称为多形性癌或分化不良性癌。此型一般无明确的腺管分化，多表现为实性巢片状的生长方式。未分化癌中 K - ras 突变率与导管腺癌相似。

形态上，胰腺的未分化癌可分为：①梭形细胞型（肉瘤样癌）：肿瘤主要由梭形细胞构成（图 3 - 22）。②分化不良性巨细胞癌：肿瘤由奇形怪状的单核或多核瘤巨细胞构成（图 3 - 23），有时可有绒癌样细胞。瘤细胞排列成实性巢状或呈肉瘤样排列。组织形态易与绒癌、恶性黑色素瘤、脂肪肉瘤、横纹肌肉瘤、恶性纤维组织细胞瘤混淆，但瘤组织作脂肪、横纹肌、黑色素等特殊染色均阴性。网织染色显示有上皮巢状结构，keratin 染色也提示其上皮性质。这种癌经多切片检查常可找到典型的腺癌结构。③癌肉瘤：即上皮及间叶成分均为恶性。④破骨细胞样巨细胞癌：胰腺的破骨细胞样巨细胞癌，又称伴有破骨细胞的未分化癌。肿瘤细胞为未分化的恶性上皮细胞，其间散在不同大小的破骨细胞样巨细胞，尤其是在出血或骨化或钙化区更多。这些巨细胞确实为组织细胞标志（CD68、溶菌酶等）阳性。而上皮标记阴性。破骨细胞样巨细胞癌亦有 K - ras 的突变。胰腺的未分化癌预后极差。绝大多数患者均在一年内死亡。但破骨细胞样巨细胞癌预后稍好。

（2）胶样癌（colloid carcinoma）：亦称黏液性非囊性癌，以大量黏液产生为特点。切面可呈胶冻状，故与结肠的胶样癌相似。间质中可产生黏液池，其中可见散在的恶性上皮细胞（图 3 - 24）。这些上皮细胞可呈条索状或筛状排列，亦可形成小管或单个印戒状细胞。胶样癌常常伴有导管内乳头状黏液肿瘤或黏液性囊性肿瘤。免疫组化：胶样癌与通常的导管腺癌不同，多为肠型表达，如 CK20、MUC2 和 CDX2 阳性。胶样癌中 K - ras 和 P53 的突变率要胶样癌的预后比导管癌要好得多。外科手术后 5 年存活率可达到55%，远比导管癌的12%~15%要好。有些患者死于血栓栓塞性并发症。

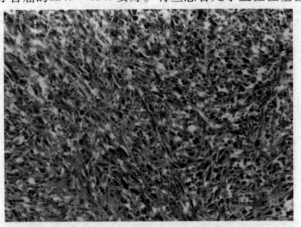

图3-22 胰腺癌（梭形细胞型）
肿瘤主要由梭形细胞构成，瘤细胞大小不等，核深染

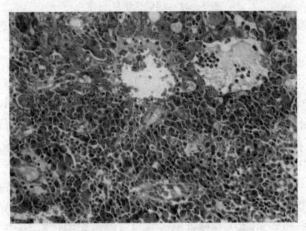

图3-23 胰腺癌（巨细胞型）
肿瘤由奇形怪状的单核或多核瘤巨细胞构成

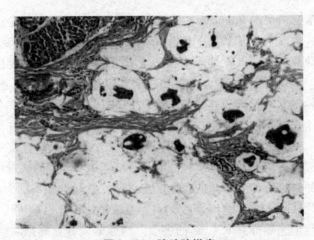

图3-24 胰腺胶样癌
纤维性间质中可见黏液池，其中可见散在成团的恶性上皮细胞低于导管腺癌，亦无DPC4的缺失

（3）髓样癌（medullary carcinoma）：胰腺的髓样癌偶有报道。像在乳腺和大肠一样，胰腺髓样癌的特征也为推开的边界、合体细胞样分化差的细胞、间质反应很少但常伴有炎细胞浸润（图3-25）。有关其预后尚知之不多。似乎与通常的导管腺癌无大区别。与通常的导管腺癌不同的是，某些髓样癌常

伴有结肠髓样癌中常见的遗传改变，如微卫星不稳定等。但 K-ras 突变率非常低。某些病例有结肠癌的家族史，提示有遗传性癌综合征的可能性。

（4）肝样癌（hepatoid carcinoma）：极罕见，有多角形细胞排列成实性、巢状或小梁状结构，癌细胞胞浆嗜酸性颗粒状，核居中，核仁明显，可见胆色素。免疫组化可显示肝细胞分化，如 hepatocyte、paraffin-1、多克隆 CEA 和 CD10 阳性，αFP 也可阳性。此时应注意同腺泡细胞癌和胰母细胞瘤鉴别，因这两个肿瘤也可表达 αFP。

（5）鳞癌（squamous carcinoma）或腺鳞癌（adenosquamous carcinoma）：此型约占胰腺恶性肿瘤的 2%，以胰尾部较多。某些病例为腺棘癌。部分可为高分化，有明显角化。部分可为低分化或无角化（图 3-26），甚或基底细胞样。典型的腺鳞癌由腺癌和鳞癌成分混合构成。纯粹的鳞癌非常罕见，如仔细检查，大多数病例均可见多少不等的腺样成分。此型的预后与一般导管腺癌相当或更差。

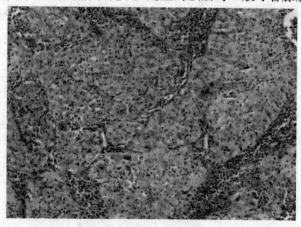

图 3-25　胰腺髓样癌
分化差的合体细胞样细胞、间质很少但有较多炎细胞浸润

（6）大嗜酸颗粒细胞性癌（oncocytic carcinoma of pancreas）：胰腺中此型肿瘤罕见，文献中仅有数例报道。肿瘤可长得很大，可有肝转移。组织学特征为肿瘤细胞具有丰富的嗜酸性颗粒性胞浆，核圆形或卵圆形，排列成小巢状，其间有纤维间隔分隔。电镜下瘤细胞胞浆内充满肥大的线粒体。

（7）小细胞癌（small cell cacinoma）：胰腺的小细胞癌形态上与肺小细胞癌相似，占胰腺癌的 1%~3%。肿瘤由一致的小圆细胞或燕麦样细胞构成，胞浆很少、核分裂很多，常有出血坏死，此癌应注意同淋巴瘤等小细胞恶性肿瘤鉴别。NSE 免疫组织化学染色阳性，此型预后很差。诊断胰腺的小细胞癌应格外慎重，只有在除外肺小细胞癌转移的情况下才能诊断。

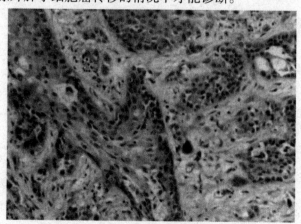

图 3-26　胰腺腺鳞癌
肿瘤由腺癌和鳞癌成分混合构成

（8）黏液表皮样癌（mucoepidermoid carcinoma）和印戒细胞癌（signet ring carcinoma）：在胰腺中

偶可见到。

（9）纤毛细胞腺癌（cilia cell carcinoma）：形态与一般导管腺癌相同，其特点是有些细胞有纤毛。

胰腺癌细胞特别容易侵犯神经和神经周围淋巴管。胰头癌远处转移较少而局部浸润早，常早期浸润胆总管、门静脉和转移至局部淋巴结，晚期可转移至肝。而胰体尾部癌易侵入血管，尤其是脾静脉而较易发生广泛的远处转移。常见的转移部位有肝、局部淋巴结、胸腹膜、肾上腺、十二指肠、胃、肾、胆囊、肠、脾、骨、横膈等。少见部位有脑、心、心包、皮肤及皮下组织、卵巢、子宫、膀胱和甲状腺。罕见的部位有睾丸、附睾、前列腺、输尿管、脊髓、食管、肌肉、腮腺、乳腺、脐及肛门等。

胰腺癌临床过程隐匿，不易早期发现，亦无特异症状。主要有体重下降、腹痛、背痛、恶心、呕吐、乏力等表现，胰头癌多数有无痛性进行性黄疸。胰腺癌，尤其是胰体尾部癌易合并有自发性静脉血栓形成和非细菌性血栓性心内膜炎。静脉血栓形成又称为游走性血栓性静脉炎或称 Trousseau 症。近年来影像学技术的进展和细针吸取活检等的应用，已有可能比较早期诊断胰腺癌。

（魏明琴）

第四章

抗肿瘤药物

抗肿瘤药物是一类对肿瘤细胞有杀灭作用或干扰其生长和代谢的药物。经过近50年的发展，药物治疗已经成为肿瘤治疗的主要手段之一，已由姑息性治疗过渡到根治性治疗的阶段。抗肿瘤药物在肿瘤的综合治疗中占有极为重要的地位，虽然传统的细胞毒类抗肿瘤药在目前的肿瘤化疗中仍起主导作用，但以分子靶向药物为代表的新型抗肿瘤药物治疗手段已取得了突破性的进展，其重要性不断上升。传统的肿瘤化疗存在两大主要障碍，包括毒性反应和耐药性的产生，细胞毒类抗肿瘤药由于对肿瘤细胞缺乏足够的选择性，在杀伤肿瘤细胞的同时，对正常的组织细胞也产生不同程度的损伤作用，毒性反应成为肿瘤化疗时药物用量受限的关键因素，化疗过程中肿瘤细胞容易对药物产生耐药性是肿瘤化疗失败的重要原因，亦是肿瘤化疗急需解决的难题。近年来，随着肿瘤分子生物学和转化医学的发展，抗肿瘤药已从传统的细胞毒性作用向针对分子靶点等多环节作用的方向发展。分子靶向治疗是指在肿瘤分子生物学的基础上，将与恶性肿瘤相关的特异性分子作为靶点，使用单克隆抗体、小分子化合物等的特异性干预调节肿瘤细胞生物学行为的信号通路，从而抑制肿瘤的发展，同时弥补了化疗药物毒性反应大和容易产生耐药性的缺点，具有高选择性和高治疗指数的特点。

第一节　抗肿瘤药物的分类

目前临床应用的抗肿瘤药种类较多且发展迅速，尚无统一的分类标准。抗肿瘤药物主要包括细胞毒类和非细胞毒类两大类药物。细胞毒类抗肿瘤药即传统化疗药物，主要通过影响肿瘤细胞的核酸和蛋白质的结构与功能，直接抑制肿瘤细胞增殖和（或）诱导肿瘤细胞凋亡，如烷化剂、抗代谢药和抗微管蛋白药等。非细胞毒类抗肿瘤药是一类发展迅速的、具有新作用机制的药物，该类药物主要以肿瘤分子病理过程的关键调控分子为靶点，如调节体内激素平衡的药物和分子靶向药物等。目前常用的抗肿瘤药物分类方法有3种：即临床分类法、作用机制分类法和细胞动力学分类法。

一、临床分类法

临床分类法主要依据药物的来源和性质分类。

1. 烷化剂　具有活泼的烷化基团，能与细胞中DNA或蛋白质分子中的氨基、巯基、羟基、羧基和磷酸基等起作用，以其本身的烷基取代这些基团的氢原子而起烷化作用，然后释放活泼的烷化基团，攻击重要基团，形成分子内、外交联，使DNA断裂，导致细胞死亡。主要有CTX、异环磷酰胺、洛莫司汀、司莫司汀、塞替派等。

2. 抗代谢类　抗代谢药多是模拟正常机体代谢物质（如叶酸、嘌呤碱、嘧啶碱等）的化学结构而合成的类似物，因此能与有关代谢物质发生特异性的对抗作用，从而干扰核酸，尤其是DNA的生物合成，阻止肿瘤细胞的分裂繁殖。主要有5-Fu、MTX、Ara-C、巯嘌呤等。

3. 抗肿瘤抗生素类　抗肿瘤抗生素的作用主要是抑制DNA、RNA和蛋白质的合成。主要有多柔比星、表柔比星、BLM、丝裂霉素等。

4. 植物碱类　主要有紫杉醇、多西他赛、依立替康、长春碱、长春新碱、长春地辛、长春瑞滨、依托泊苷等。

5. 激素类　主要有泼尼松、地塞米松、他莫昔芬、来曲唑、己烯雌酚、甲地孕酮等。

6. 杂类　主要有 DDP、CBP、L－OHP、门冬酰胺酶、达卡巴嗪等。

7. 单克隆抗体　主要有利妥昔单抗、曲妥珠单抗、西妥昔单抗、贝伐珠单抗等。

8. 小分子靶向药物　主要有伊马替尼、吉非替尼、拉帕替尼、舒尼替尼、索拉非尼，厄洛替尼等。

二、作用机制分类法

从抗癌药物分子水平的作用机制来进行分类，可以把抗癌药物分为以下几类：

1. 阻断 DNA 复制　这类药物包括以 CTX 为代表的烷化剂和亚硝脲类药物，主要破坏 DNA 的结构。MMC、BLM 等抗生素与 DDP 等金属化合物也可直接破坏 DNA 的结构。5－Fu 可与胸腺嘧啶核苷酸合成酶结合，抑制脱氧尿嘧啶核苷酸与酶结合，使之不能甲基化，影响 DNA 的复制。

2. 影响 RNA 转录　如 ACTD 嵌入 DNA 双螺旋内，抑制 RNA 聚合酶的活性，抑制 RNA 的合成。ADM 嵌入 DNA 后，使 DNA 链裂解，阻碍 DNA 及 RNA 的合成。

3. 抑制蛋白质合成　化疗药 L－ASP 可将血清中门冬酰胺分解，使肿瘤细胞缺乏门冬酰胺，从而使其蛋白质合成发生障碍。而正常细胞可自己合成门冬酰胺，受影响较小。

4. 阻止细胞分裂　植物药长春碱类能抑制微管蛋白的聚合，使之不能形成纺锤丝，从而抑制细胞有丝分裂。PTX 使微管蛋白过度聚合成团块和束状，抑制纺锤丝形成而不能解聚，阻止细胞的有丝分裂。

5. 拓扑异构酶抑制剂　DNA 复制时，此类药物如 CPT－11，与拓扑异构酶 Ⅰ 和 DNA 形成稳定复合物，使 DNA 单链断裂，无法重新连接，DNA 复制受阻，细胞死亡。鬼臼毒素类药物如 VP－16 作用于拓扑异构酶 Ⅱ，使 DNA 双链断裂，阻碍 DNA 复制。

6. 阻断肿瘤新生血管　恶性肿瘤的生长和转移与肿瘤区域的血管密切相关，VEGF 及其受体就是关键的因素。肿瘤区域的新生毛细血管是肿瘤赖以生长和进展的物质基础，肿瘤细胞需要新生血管为迅速生长的肿瘤提供营养和排出代谢废物。因此，抑制肿瘤血管形成作为肿瘤治疗的一个途径，已发展成为当今肿瘤领域研究的主攻方向之一。抗 VEGF 单抗（贝伐珠单抗）联合化疗治疗结直肠癌获得了明显延长患者生存的效果。其他抗 VEGF 的小分子靶向药物主要通过抑制其信号转导起作用，如索拉非尼、舒尼替尼等。

7. 肿瘤细胞信号转导抑制剂　肿瘤细胞表面抗原、生长因子受体或细胞内信号转导通道中重要的酶或蛋白质在肿瘤的生长侵袭过程中起重要作用，通过抑制这些重要的酶或蛋白质可以控制肿瘤的生长，这些有针对性的分子靶点药物的作用，包括对肿瘤细胞分化、细胞周期、凋亡、细胞迁移、浸润转移等过程的调控而起作用，并不直接破坏 DNA 或 RNA 等遗传物质的结构。而且所选择的靶点均是与肿瘤发展有关的关键酶或蛋白质，所以对正常细胞组织的影响比较小，如伊马替尼作用于干细胞因子受体（c－Kit），吉非替尼作用于 EGFR。

三、细胞动力学分类法

根据抗癌作用与细胞增殖周期的关系，将直接抗癌药物分成细胞周期特异性药物和细胞周期非特异性药物两大类。

1. 细胞周期非特异性药物　细胞周期非特异性药物直接破坏 DNA 或影响其复制与功能，杀死处于增殖周期中各期的细胞，甚至包括处于休眠期的 G_0 期细胞。其作用强度随药物剂量的增加而增加，一次给药剂量的大小与抗肿瘤效果成正比。这类药物包括烷化剂、大部分抗癌抗生素及铂类药物。

2. 细胞周期特异性药物　细胞周期特异性药物仅对增殖周期的某些期敏感，对处于 G_0 期的细胞不敏感。如作用于 M 期的各种植物类药，作用于 S 期的抗代谢药。这些药物作用于细胞周期中某一阶段的肿瘤细胞，由于只有部分细胞处于这一阶段，药量过分增大并不能成正比地增加对细胞的杀伤。若能在有效药物浓度下维持一定的时间，使所有细胞都有机会进入这一周期而被杀伤，则疗效更好。

（孙　昱）

第二节　抗肿瘤药物的药动学

药动力学是应用动力学原理，研究药物在体内的命运，并用数学方法描述药物在体内动态变化规律的科学。药动学在药物发挥作用的过程中占有重要的地位，药物的疗效和毒性从根本上来说取决于药物及其活性代谢物在作用部位所具有的浓度和维持作用的时间。药动学知识是制定安全有效剂量及合理用药的基础。抗肿瘤药物的药动学主要研究抗肿瘤药物在人体内的吸收、分布、代谢和排泄，与抗肿瘤药物到达肿瘤部位的浓度及治疗疗效均有密切关系。

一、抗肿瘤药物的吸收

抗肿瘤药物的给药可通过口服、肌内注射与静脉注射途径，其中以静脉注射吸收最快，药物经静脉注射后可在 2～3 次循环的时间内均匀地分布于血浆，目前大部分抗肿瘤药物均采用静脉途径给药。有些抗肿瘤药物的半衰期特别短而且是细胞周期特异性药物，如 5 - Fu，可以通过延长静脉滴注时间的方式来维持稳定的血浆浓度，既可提高疗效，又可降低不良反应。抗肿瘤药物皮下或肌内注射后，一般15 分钟可完全吸收，但由于大部分抗肿瘤化学药物的毒性较大，局部刺激性大，很少采用肌内或皮下注射的方式。而大部分生物因子药物通常采用肌内或皮下注射给药。抗癌药物口服吸收个体差异较大，有些化疗药物在胃肠道吸收不完全，生物利用度低，也可能被消化酶破坏或在肝脏代谢而失活。口服给药的方式比较方便，如新开发的卡培他滨、复方替加氟，降低了毒性，每日口服可以维持一定的血药浓度，而且也便于患者门诊治疗。小分子靶向药物大部分都是采用口服给药的途径。为了提高抗肿瘤药物在肿瘤局部的浓度，特别是剂量与疗效密切的药物，有时可经动脉给药。对肿瘤进行局部动脉给药一般要求所治疗的肿瘤主要侵犯局部，而无远处转移，如局限于盆腔的卵巢癌、无转移的四肢骨和软组织肿瘤；并且给药动脉主要供应肿瘤而较少供应正常组织，如原发性肝癌；所使用的药物较为稳定，局部组织摄取快，全身灭活或排泄快，如氟尿嘧啶脱氧核苷。

二、抗肿瘤药物的分布

抗肿瘤药物经静脉注射后，多数的血浓度下降很快，可迅速而广泛地分布于各组织，但能选择性地集中于肿瘤局部的药物很少。为了使药物能更多地进入肿瘤局部，除了局部动脉给药外，药物化学家一直在为抗肿瘤药物寻找一个合适的载体。希望抗肿瘤药物结合载体后能更多地进入肿瘤组织，从而减少对正常组织的损伤，如以脂质体为载体，在水溶液中可形成微球，将抗肿瘤药物包埋在内，减少了药物与血浆蛋白的结合，延长了稳定血药浓度的时间，使药物能更多地进入肿瘤。通常情况下，脂质体药物的毒性有所减轻，如目前使用的 ADM 脂质体和 PTX 脂质体。不同给药途径也能明显影响药物的体内分布，静脉给予抗肿瘤药物后，药物在体腔内的分布很少，如果要提高体腔内的药物浓度，就需要采用局部给药的方法。过去认为，除了强脂溶性抗肿瘤药物外，其他类型的药物均不易透过血脑屏障进入中枢神经系统，水溶性抗肿瘤药物必须鞘内注射，方能起效。目前认为，脑或脊髓的肿瘤内血管供应十分丰富，肿瘤新生血管内皮细胞形成的毛细血管壁不完整，因此全身给药虽不能进入正常脑或脊髓组织，但仍能部分进入肿瘤组织。目前发展的大部分小分子靶向药物相对分子质量小，容易透过血脑屏障，对实体瘤的脑转移有效。

三、抗肿瘤药物的代谢

抗肿瘤药物的代谢是药动学的主要研究内容。药动学参数是决定药物剂量和疗程的主要参考因素，药物代谢的半衰期、清除率和浓度 - 时间曲线下的面积（AUC）是最重要的参数。半衰期是指药物的血浆浓度或体内的药物量降低 50% 所需要的时间。肝功能障碍会明显影响药物的代谢，从而影响药物的半衰期。AUC 代表血浆浓度和时间的总和作用，也是药动学或药物毒性的重要参数，AUC 与药物的给药剂量直接相关，CBP 用药剂量常以 AUC 作为参考。

四、抗肿瘤药物的排泄

抗癌药的主要排泄器官是肝脏的胆管系统与肾脏。在体内化学结构不改变的抗肿瘤药物主要由肾脏排泄，而在肝脏代谢的抗癌药主要的排泄器官为胆管。肝脏通过胆管排泄抗肿瘤药物及其代谢产物的能力会受到食物的影响。有肝、肾功能障碍时，使用抗肿瘤药物应慎重。一方面，抗肿瘤药物可进一步加重肝、肾功能的损害；另一方面，也可因抗肿瘤药物的排泄障碍而影响药物在体内的存留时间和药量，从而加重药物的毒性。肝功能改变的程度与清除抗肿瘤药物能力间的数量关系尚不清楚，因此转氨酶不一定能反映肝脏清除抗肿瘤药物的能力，而直接反映肝脏代谢能力的直接胆红素常作为衡量肝脏清除抗肿瘤药物能力的特异性检测指标。在肾脏排泄抗肿瘤药物方面，若肾功能小于正常值的70%或病变肾脏排泄抗肿瘤药物能力减退超过正常排泄量的1/3时，就会影响肾脏排泄药物的能力，此时必须减少药物的用药剂量。肌酐清除率是常用来衡量肾脏排泄药物能力的指标。

五、药动学和药效学的临床应用

1. 根据毒性调整药物剂量　在实践中，对超毒性药物通常是减少剂量，但是超毒性的原因各不相同，一般按药动学和药效学来区分。如果降低药物的剂量水平则有可能造成疗效下降，那么为了减少药效学上较高的毒性而降低剂量，对患者是不适的。相反，对清除率改变的患者，剂量减少仍可保持满意的 AUC。假定患者的清除率正常，只是有超毒性，最好是改变治疗的方法，而不是降低到亚治疗剂量的 AUC。

2. 根据清除障碍调整药物剂量　在开始治疗和后续治疗之前，通常要评价肝和肾的功能，但是这种剂量的调整多凭临床经验，一般常用肾脏肌酐清除率来评价肾脏排泄药物的能力和血清胆红素水平来评价肝脏功能。

3. 根据药效学的改变调整药物剂量　人们认为，接受过大剂量药物治疗的患者药效反应较低，这是由于药效学发生了改变，骨髓对抑制性化疗的敏感性增加，且常伴有肿瘤耐药。在此情况下继续进行化疗，应预料到蕴含着的高度毒性，发生骨髓抑制的可能性增高了，通过减少剂量来预防骨髓抑制毒性，在这种情况下有较好的效果。

（孙　昱）

第三节　抗肿瘤药物的药理作用和耐药机制

一、抗肿瘤药物的作用机制

1. 细胞毒类抗肿瘤药物的作用机制　几乎所有的肿瘤细胞都具有一个共同的特点，即与细胞增殖有关的基因被开启或激活，而与细胞分化有关的基因被关闭或抑制，从而使肿瘤细胞表现为不受机体约束的无限增殖状态。从细胞生物学角度来讲，抑制肿瘤细胞增殖和（或）诱导肿瘤细胞凋亡的药物均可发挥抗肿瘤的作用。肿瘤干细胞学说认为肿瘤是一种干细胞疾病，干细胞在长期的自我更新过程中，由于多个基因的突变导致干细胞生长失去调控而停止在分化的某一阶段，无限增殖所形成的异常组织。肿瘤干细胞是肿瘤生长、侵袭、转移和复发的根源，有效地杀死肿瘤干细胞是肿瘤治疗的新策略。肿瘤细胞群包括增殖细胞群、静止细胞群（G_0 期）和无增殖能力细胞群。肿瘤增殖细胞群与全部肿瘤细胞群之比称为生长比率。肿瘤细胞从一次分裂结束到下一次分裂结束的时间称为细胞周期，共经历4个时相：即 DNA 合成前期（G_1 期）、DNA 合成期（S 期）、DNA 合成后期（G_2 期）和有丝分裂期（M 期）。抗肿瘤药物通过影响细胞周期的生化事件或细胞周期调控对不同周期或时相的肿瘤细胞产生细胞毒作用并延缓细胞周期的时相过渡。依据药物对各周期或时相肿瘤细胞的敏感性不同，大致将药物分为两大类：细胞周期非特异性药物能杀灭处于增殖周期各时相的细胞甚至包括 G_0 期细胞，如直接破坏 DNA 结构，以及影响其复制或转录功能的药物（烷化剂、抗肿瘤抗生素及铂类化合物等），此类药物对恶性肿瘤细胞的作用往往较强，能迅速杀死肿瘤细胞，其杀伤作用呈剂量依赖性，在机体能耐受的药物毒性限度内，作用随剂量的增加而成倍增强；细胞周期特异性药物仅对增殖周期的某些时相敏感，而对 G_0 期细胞不敏感，如作用于 S 期细胞的抗代谢药物和作用于 M 期细胞的长春碱类药物，此类药物对肿瘤细胞的作用往往较弱，其杀伤作用呈时间依赖性，需要一定的时间才能发挥作用，达到一定剂量后即使剂量再增加其作用也不再增强。

2. 非细胞毒类抗肿瘤药物的作用机制　随着在分子水平对肿瘤发病机制和细胞分化增殖和凋亡调控机制认识的深入，研究者开始寻找以肿瘤分子病理过程的关键调控分子作为靶点的药物，这些药物实际上超越了传统的直接细胞毒类抗肿瘤药。这些药物包括改变激素平衡失调状态的某些激素或其拮抗药；以细胞信号转导分子为靶点的蛋白酪氨酸激酶抑制剂、法尼基转移酶抑制剂、MAPK 信号转导通路抑制剂和细胞周期调控剂；针对某些与增殖相关细胞信号转导受体的单克隆抗体；破坏或抑制新生血管生成，能有效阻止肿瘤的生长和转移的新生血管生成抑制剂；减少癌细胞脱落、黏附和基膜降解的抗转移药；以端粒酶为靶点的抑制剂；促进恶性肿瘤细胞向成熟分化的分化诱导剂等。

二、抗肿瘤药物的耐药机制

肿瘤细胞对抗肿瘤药物产生耐药性是化疗失败的重要原因。有些肿瘤细胞对某些抗肿瘤药物具有天然耐药性，即对药物开始就不敏感，如处于非增殖的 G_0 期肿瘤细胞一般对多数抗肿瘤药不敏感。亦有的肿瘤细胞对于原来敏感的药物，治疗一段时间后才产生不敏感的现象，称之为获得性耐药，其中表现最突出、最常见的耐药性是多药耐药，即肿瘤细胞在接触一种抗肿瘤药后，产生了对多种结构不同、作用机制各异的其他抗肿瘤药的耐药性。MDR 的共同特点是：一般为亲脂性的药物，分子质量在 300 ～ 900kDa 之间；药物进入细胞通过被动扩散；药物在耐药细胞中的积聚比敏感细胞少，使细胞内的药物浓度不足以产生细胞毒作用；耐药细胞膜上多出现一种称为 P－糖蛋白的跨膜蛋白。耐药性产生的原因十分复杂，不同药物其耐药机制不同，同一种药物可能存在着多种耐药机制，目前的研究认为导致肿瘤耐药的机制主要有以下几个方面：

1. 肿瘤细胞的自发突变　肿瘤细胞可因其固有的遗传不稳定性，易于发生突变而获得耐药性。与细菌对抗生素的耐药机制相似，这种因自发突变而产生的耐药性，可以是在接触药物之前就存在于肿瘤细胞群中的天然耐药基因变异型，也可以是在接触药物后诱发基因突变而产生的获得性耐药基因变异型。肿瘤细胞群中耐药细胞出现的时间早晚，与耐药细胞的数量、化疗疗效和肿瘤是否有潜在的治愈可能有关。也就是说，耐药细胞出现得越早，意味着治疗后耐药细胞的相对数量越多、出现肿瘤进展的时间越早，疗效越差。理论上只有在没有耐药细胞存在的情况下，肿瘤才有被药物治愈的可能。

2. 细胞凋亡与耐药　在生理状态下，细胞的凋亡机制可以使发生基因突变或异常改变的细胞进入凋亡程序而被清除。凋亡调控通路的异常，不仅是细胞发生恶性转化的原因之一，也是肿瘤耐药的重要机制。抗凋亡能力不仅可以使发生异常改变的细胞存活下来，也使细胞对基因损伤等的打击更加耐受。因为大多数的细胞毒类药物是通过对细胞 DNA 的损伤，最终激活凋亡通路而杀伤肿瘤细胞的，所以，凋亡通路的失活将导致耐药的产生。凋亡调控系统中任何组成部分的去功能化或功能缺失，都可能通过不同的途径导致细胞程序性死亡功能的缺陷，使肿瘤细胞更容易发生天然、广谱或早发的耐药。

3. 肿瘤细胞增殖动力学与耐药　处于增殖周期中不同时相的肿瘤细胞对化疗药物的敏感性存在差异，通常静止期（G_0 期）的细胞对药物最不敏感。而作用于某一特定周期时相的药物，如抑制 DNA 合成的药物，对于没有进入 DNA 合成期（S 期）的细胞则完全无效。因细胞周期动力学变化导致的耐药，与基因水平改变所产生的耐药不同，前者是可以恢复的暂时性耐药，理论上如果有效药物的浓度可以维持足够长的时间，所有的细胞包括 G_0 期细胞均可以进入对药物敏感的细胞周期时相中，而因基因改变产生的耐药，即使细胞从 G_0 期进入到了增殖周期，依然不会恢复对药物的敏感性。

4. 肿瘤耐药的生物化学机制　如果可以获得药物与细胞作用后的分子水平信息，就有可能发现药物细胞毒性减弱的原因。在耐药细胞中，发现了数量庞大的生物化学改变，并且这些发现随着新药的出现和研究水平的进步还在与日俱增。大多数药物发挥作用的过程包括：首先通过细胞膜进入胞内，部分药物还需要在细胞内被激活，而后活性药物与细胞内的靶分子结合，发挥作用，以上作用环节中任意环节的改变，都可能导致耐药的出现，高度耐药细胞通常是多种耐药机制的综合体。

5. 肿瘤负荷与耐药　肿瘤化疗的疗效与治疗开始时肿瘤细胞的数量明显相关，负荷大的晚期肿瘤很难治愈，术后辅助化疗因切除了大部分肿瘤，更有可能被治愈。增殖的肿瘤细胞群中始终存在一定比例的自发突变，肿瘤细胞数越多，发生自发性突变的细胞数量就越多，也就越容易出现耐药，耐药细胞的发生率与肿瘤大小（或肿瘤细胞数量）呈正相关。

三、肿瘤耐药的克服

多种治疗策略对克服肿瘤耐药有一定的效果，包括多药联合化疗、在肿瘤负荷低的时候开始治疗、应用新药对抗耐药、通过提高给药剂量来克服耐药等。实验证实，如果细胞在某一剂量水平耐药，进一步提高剂量则可能恢复敏感性。这可能与剂量提升后，肿瘤细胞内的药物浓度随之升高，并使药物的作用靶点饱和有关。高剂量化疗联合造血干细胞移植无疑可以治愈部分常规剂量化疗无法治愈的肿瘤，如高剂量化疗在白血病、淋巴瘤和生殖细胞肿瘤等的治疗中，体现了较好的疗效。但是对于一些化疗不敏感的肿瘤，一味提高化疗药物的剂量，并不能对抗肿瘤细胞的耐药，反而会导致严重的不良反应。

（韩　蓝）

第四节　细胞毒类抗肿瘤药

细胞毒类抗肿瘤药依据药物的来源和性质可分为 6 类，即烷化剂、抗代谢药物、抗肿瘤抗生素、植物碱类药物、铂类和其他未分类药物。以上分类方法不能代表药物的作用机制，来源相同的药物作用机制之间可能存在差异。

一、烷化剂

烷化剂作用于 DNA，具有细胞毒性、致突变性及致癌性。所有药物都可以通过形成中间产物而产生烷基化。烷化剂通过烷化生物大分子的氨基、羧基、疏基或磷酸基来影响细胞的功能，重要的是，核酸（DNA 和 RNA）和蛋白质亦可被烷基化。DNA 和 RNA 的 N－7 位嘌呤处是最易受到烷基化的位点，O－6 鸟嘌呤被亚硝脲烷基化，鸟嘌呤的烷基化导致核苷酸序列的异常、信使 RNA 密码的错配、DNA 交联双链不能复制、DNA 双链断裂，以及遗传物质转录和翻译的其他损伤。烷化剂的主要作用方式是交联 DNA 双链，细胞毒性可能是由于损伤 DNA 模版，而不是失活 DNA 聚合酶或其他与合成 DNA 有关的酶，DNA 链断裂也是细胞毒性作用一个次要的原因。烷化剂是细胞周期非特异性药物，一定剂量的药物可杀死固定比例的细胞。肿瘤耐药可能与细胞修复核酸损伤的能力有关，也可能通过结合谷胱甘肽来失活药物。

本类药物可分为氮芥类、亚硝脲类、乙烯亚胺类、甲烷磺酸酯类，主要药物有 HN2、苯丁酸氮芥、CTX、IFO、美法仑、TSPA、白消安、六甲蜜胺、卡莫司汀、尼莫司汀等。多数药物对恶性淋巴瘤、白血病、乳腺癌、卵巢癌有效；部分药物对消化道肿瘤、肺癌、睾丸癌、肉瘤有效；少数药物对甲状腺癌、鼻咽癌、膀胱癌、恶性黑色素瘤等有效；亚硝脲类对脑瘤及脑转移瘤有效。

使用注意事项：对本类药物过敏的患者、妊娠及哺乳期妇女禁用；有肝肾功能损害、骨髓抑制、感染的患者禁用或慎用；有骨髓转移、多程放化疗患者应适当减低剂量；尽量减少与其他烷化剂联合使用或同时接受放疗；HN2 可使血及尿中的尿酸增加，血浆胆碱酯酶浓度减低，应定期检测血清中尿酸的水平；有严重呕吐的患者应进行血生化（氯化物、钠、钾、钙）检测；CLB、BU 应慎用于有癫痫史、头部外伤或使用其他潜在致癫痫药物的患者；使用 CTX、IFO 时应鼓励患者多饮水，大剂量给药时应水化利尿，给予保护剂美司钠；BCNU、MeCCNU 可抑制身体免疫机制，使疫苗接种不能激发身体产生抗体，化疗结束后 3 个月内不宜接种活疫苗。

HN2 是双氯乙胺类烷化剂的代表，它是一种高度活泼的化合物，在中性或弱碱性条件下能迅速与多种有机物质的亲核基团相结合，HN2 最重要的反应是与鸟嘌呤第 7 位氮呈共价结合，产生 DNA 的双链内不同碱基的交叉联结，G₁ 期及 M 期细胞对 HN2 的细胞毒作用最为敏感，高剂量时对各周期的细胞和非增殖细胞均有杀伤作用。由于 HN2 具有高效、速效的特点，尤其适用于纵隔压迫症状明显的恶性淋巴瘤患者。常见的不良反应为恶心、呕吐、骨髓抑制、脱发、耳鸣、听力丧失、眩晕及男性不育等。

CTX 是 HN2 与磷酸胺基结合而成的化合物，为潜伏化药物，需要活化才能起作用，CTX 体外无活性，进入体内后经肝微粒体细胞色素 P450 氧化，裂环生成中间产物醛磷酰胺，在肿瘤细胞内分解出磷酰胺氮芥而发挥作用。CTX 抗瘤谱广，为目前临床广泛应用的烷化剂，对恶性淋巴瘤疗效显著，对多发性骨髓瘤、急性淋巴细胞白血病、肺癌、乳腺癌、卵巢癌、神经母细胞瘤和睾丸肿瘤等均有一定的疗效。常见的不良反应有骨髓抑制、恶心、呕吐、脱发等。大剂量 CTX 可引起出血性膀胱炎，可能与大量代谢物丙烯醛经泌尿道排泄有关，同时应用美司钠可预防发生。

IFO 是 CTX 的异构体，与 CTX 的不同之处是有一个氯乙基接在环上的 N 原子上，这一差异使其溶解度增加，代谢活性增强。其生物作用类似 CTX，即其作用在于激活磷酸异唑环 C－4 上的羟基化，主要干扰 DNA 的合成。主要用于骨及软组织肉瘤、非小细胞肺癌、乳腺癌、头颈部癌、子宫颈癌、食管癌等肿瘤的治疗。不良反应中限制剂量提高的主要毒性为泌尿道刺激，如不给尿路保护剂，18%～40%的患者可出现血尿，所以一般必须配合应用尿路保护剂美斯纳使用，并给予适当水化；肾毒性主要表现为血肌酐升高，高剂量时甚至可导致肾小管坏死，其他不良反应有骨髓抑制、恶心、呕吐、脱发等。

TSPA 是乙烯亚胺类烷化剂的代表，抗恶性肿瘤的机制类似 HN2，活性烷化基团为在体内产生的乙烯亚胺基，本药为细胞周期非特异性药，抗瘤谱较广。主要用于治疗乳腺癌、卵巢癌、肝癌、黑色素瘤和膀胱癌等。不良反应为骨髓抑制，可引起白细胞和血小板减少。局部刺激性小，可作静脉注射、肌内注射、动脉内注射和腔内给药。

BU 又名马利兰，属甲烷磺酸酯类，在体内解离后起烷化作用。小剂量即可明显抑制粒细胞生成，可能与对粒细胞膜药物的通透性较强有关。对慢性粒细胞性白血病疗效显著，对慢性粒细胞白血病急性病变无效。口服吸收良好，组织分布迅速，半衰期为 2～3 小时，绝大部分代谢成甲烷磺酸由尿排出。主要不良反应为消化道反应和骨髓抑制，久用可致闭经或睾丸萎缩。

BCNU 又名氯乙亚硝脲、卡氮芥，为亚硝脲类烷化剂，虽然其结构上有一个氯乙胺基，但化学反应与 HN2 不同，进入体内后，先裂解为两个部分，分别发挥烷化作用及与蛋白质结合破坏某些酶的功能。本品属周期非特异性药，与一般烷化剂无完全的交叉耐药。BCNU 具有高度脂溶性，并能透过血脑屏障。主要用于原发或颅内转移脑瘤，对恶性淋巴瘤、骨髓瘤等有一定的疗效。主要不良反应有骨髓抑制、胃肠道反应及肺部毒性等。

二、抗代谢药

抗代谢药，是模拟正常代谢物质，如叶酸、嘌呤碱、嘧啶碱等的化学结构所合成的类似物，与有关代谢物质发生特异性的拮抗作用，从而干扰核酸，尤其是 DNA 的生物合成，阻止肿瘤细胞的分裂繁殖，它们对于细胞周期中的 S 期作用最强，是细胞周期特异性药物。当细胞增殖速度较快时，抗代谢药物最为有效。这类药物的动力学具有非线性的量－效曲线特点，达到一定剂量之后，再增加剂量杀伤作用不再增加。由于新细胞不断进入细胞周期，药物的杀伤作用与细胞暴露于药物的时间成正比。主要有二氢叶酸还原酶抑制剂、胸苷酸合成酶抑制剂、嘌呤核苷合成酶抑制剂、核苷酸还原酶抑制剂、DNA 多聚酶抑制剂。

（一）二氢叶酸还原酶抑制剂

本类药物主要有 MTX、培美曲塞（pemetrexed）等。主要不良反应有骨髓抑制，皮肤系统、消化系统、泌尿系统、中枢神经系统反应等。MTX 主要用于治疗急性白血病，特别是急性淋巴细胞白血病，恶性葡萄胎，绒癌，乳腺癌，恶性淋巴瘤，头颈部癌，肺癌，成骨肉瘤等。培美曲塞可联合 DDP 用于治疗无法手术的恶性胸膜间皮瘤、非小细胞肺癌等。

注意事项：MTX 禁用于严重营养不良、肝肾功能不全、骨髓抑制、免疫缺陷者及孕妇；对于有感染、消化性溃疡、溃疡性结肠炎、体弱、年幼或高龄的患者应慎用；可能发生肺炎，特别是卡氏肺孢子虫病肺炎；大剂量 MTX 治疗仅能由专家、在有必需设备和人员的医院内使用，同时应采用"亚叶酸解救"；要密切监测肾功能和血清 MTX 水平以发现潜在的毒性，建议碱化尿液及增大尿量；培美曲塞禁用于对本品或该药的其他成分有严重过敏史的患者，治疗前需预服皮质类固醇和维生素等药物。

MTX 的化学结构与叶酸相似，对二氢叶酸还原酶具有强大而持久的抑制作用，它与该酶的结合力比叶酸大 106 倍，呈竞争性抑制作用。药物与酶结合后，使二氧叶酸（FH2）不能变成四氢叶酸（FH4），从而使 5，10 - 甲酰四氢叶酸产生不足，使脱氧胸苷酸（dTMP）合成受阻，DNA 合成障碍，MTX 也可以阻止嘌呤核苷酸的合成，故能干扰蛋白质的合成。临床上用于治疗儿童急性白血病和绒癌，鞘内注射可用于中枢神经系统白血病的预防和症状的缓解。不良反应包括消化道反应如口腔炎、胃炎、腹泻、便血；骨髓抑制最为突出，可致白细胞、血小板减少，严重者可出现全血细胞下降；长期大剂量用药可致肝肾功能损害；妊娠早期应用可致畸胎、死胎。为减轻 MTX 的骨髓毒性，可在应用大剂量 MTX 一定时间后肌内注射甲酰四氧叶酸钙作为救援剂，以保护正常骨髓细胞。

培美曲塞为合成的新型多靶位抗叶酸类抗肿瘤药物，它和它的多聚谷氨酸盐能竞争性地抑制多种酶，包括二氢叶酸还原酶、胸腺嘧啶核苷酸合成酶及甘氨酰胺核苷酸甲基转移酶等叶酸依赖性酶，造成叶酸代谢和核苷酸合成过程的异常，从而抑制肿瘤细胞的生长繁殖。用于治疗不宜手术的恶性胸膜间皮瘤、非小细胞肺癌，对蒽环类和紫杉类药物治疗失败的乳腺癌也有效，还有试用于结直肠癌、胰腺癌、头颈部癌和膀胱癌的治疗。用药前需给予地塞米松，每次 4mg，口服，一日 2 次，在培美曲塞给药的前天、当日和之后 1 天（共 3 天），给予地塞米松可降低皮肤毒性的发生率和严重程度；叶酸，口服 400 ~ 1 000μg，每日 1 次，给培美曲塞 7 日起至化疗后的 3 周内给药；维生素 B₁₂，每次 1mg，肌内注射，在培美曲塞给药前 7 日 1 次，以后可于培美曲塞用药同 1 天给药 1 次（即每 3 周期给药 1 次），叶酸和维生素 B₁₂，可减轻培美曲塞的胃肠道反应和骨髓抑制。不良反应有骨髓抑制（主要为中性粒细胞减少），发热，感染，皮疹和脱屑，胃肠道反应有腹泻和恶心、呕吐，黏膜炎有口腔炎和咽炎等，若出现严重血液学毒性或神经系统不良反应，应及时停药并对症治疗。

（二）胸苷酸合成酶抑制剂

本类药物主要有 5 - Fu、卡培他滨、替加氟、卡莫氟、替吉奥、去氧氟尿苷、氟尿苷等。主要用于治疗消化道肿瘤、乳腺癌。部分药物还可用于肺癌、子宫颈癌、卵巢癌、膀胱癌、皮肤癌及鼻咽癌的治疗。较大剂量 5 - Fu 可治疗绒癌。替吉奥主要用于治疗晚期胃癌。

注意事项：对本类药物过敏者、孕妇禁用；当伴发水痘或带状疱疹时，衰弱患者禁用 5 - Fu；正接受抗病毒药索立夫定或其同型物（如溴夫定）治疗的患者禁用去氧氟尿苷、替吉奥和卡培他滨；卡培他滨禁用于已知二氢嘧啶脱氢酶（DPD）缺陷的患者；禁用于严重肝肾功能损伤的患者；高龄、骨髓功能低下、肝肾功能不全、营养不良者慎用；用药期间定期检查白细胞、血小板，若出现骨髓抑制，应酌情减量或停药；卡培他滨的心脏毒性与氟尿嘧啶类药物类似，包括心肌梗死、心绞痛、心律不齐、心脏停搏、心力衰竭和心电图改变；既往有冠脉疾病病史的患者心脏不良事件可能更常见；使用 5 - Fu、卡莫氟时不宜饮酒或同用阿司匹林类药物，以减少消化道出血的可能；去氧氟尿苷使用时应注意感染症状、出血倾向的发生；去氧氟尿苷和卡培他滨可能会引起严重的肠炎与脱水；当发生严重的腹部疼痛、腹泻及其他症状时，立即停药并对症治疗；卡培他滨可引起高胆红素血症及手足综合征（手掌一足底感觉迟钝或化疗引起的肢端红斑）。

5 - Fu 是尿嘧啶 5 位上的氢被氟取代的衍生物，5 - Fu 在细胞内转变为 5F - dUMP，而抑制脱氧胸苷酸合成酶，阻止脱氧尿苷酸（dUMP）甲基化转变为脱氧胸苷酸（dTMP），从而影响 DNA 的合成。此外，5 - Fu 在体内可转化为氟尿嘧啶核苷，以伪代谢产物的形式掺入 RNA 中干扰蛋白质的合成，故对其他各期细胞也有作用。5 - Fu 口服吸收不规则，需静脉给药，吸收后分布于全身体液，肝和肿瘤组织中浓度较高，主要在肝代谢灭活，变为 CO_2 和尿素，分别由呼气和尿排出，半衰期为 10~20 分钟。对消化系统癌（食管癌、胃癌、肠癌、胰腺癌、肝癌）和乳腺癌疗效较好，对子宫颈癌、卵巢癌、绒癌、膀胱癌、头颈部肿瘤也有效。对骨髓和消化道的毒性较大，出现血性腹泻应立即停药，可引起脱发、皮肤色素沉着，偶见肝肾功能损害。

卡培他滨是一种对肿瘤细胞有选择性活性的口服细胞毒类制剂，其本身无细胞毒性，但可转化为具有细胞毒性的 5 - Fu，其结构通过肿瘤的相关性血管因子胸腺嘧啶磷酸化酶在肿瘤的所在部位进行转化，从而最大限度地降低了 5 - Fu 对人体正常细胞的损害。主要毒性包括腹泻、腹痛、恶心、呕吐、胃炎及手足综合征。近半数接受本品治疗者会诱发腹泻，对发生脱水的严重腹泻患者应严密监测并给予补液治疗；手足综合征的发生率也很高，但多为 1~2 级，3 级综合征者不多见，多数可以消失，但需要暂时停止用药或减少用量。

（三）嘌呤核苷合成酶抑制剂

本类药物主要有 6 - MP、硫鸟嘌呤、溶癌呤等。主要用于治疗绒癌、恶性葡萄胎、急性淋巴细胞白血病、非淋巴细胞白血病、慢性粒细胞白血病的急变期。

注意事项：骨髓抑制并出现明显的出血现象者，严重感染、肝肾功能损害、胆道疾病患者，有痛风病史、尿酸盐肾结石病史者，4~6 周内已接受过细胞毒性药物或放疗者慎用；老年性白血病确需服用本品时，则需加强支持疗法，并严密观察症状、体征及周围血象等的动态改变，及时调整剂量；白血病时有大量白血病细胞破坏，在服用本品时则破坏更多，血液及尿中尿酸的浓度明显增高，严重者可产生尿酸性肾结石。

6 - MP 是腺嘌呤 6 位上的—NH，基团被—SH 基团取代的衍生物，在体内先经过酶的催化变成硫代肌苷酸（TIMP）后，阻止肌苷酸转变为腺核苷酸及鸟核苷酸，干扰嘌呤代谢，阻碍核酸合成，对 S 期细胞作用最为显著，对 G_1 期有延缓作用。肿瘤细胞对 6 - MP 可产生耐药性，因耐药细胞中 6 - MP 不易转变成硫代肌苷酸或产生后迅速降解。6 - MP 起效慢，主要用于急性淋巴细胞白血病的维持治疗，大剂量对绒癌亦有较好的疗效。不良反应常见骨髓抑制及消化道黏膜损害，少数患者可出现黄疸和肝功能损害。

（四）核苷酸还原酶抑制剂

本类药物主要有羟基脲、肌苷二醛、腺苷二醛等。主要用于治疗慢性粒细胞白血病、对 BU 耐药的慢性粒细胞白血病、黑色素瘤、肾癌、头颈部癌、子宫颈鳞癌。

注意事项：水痘、带状疱疹及各种严重感染者禁用；骨髓抑制为剂量限制性毒性，有胃肠道反应、致睾丸萎缩、致畸胎和引起药物热的报道；偶有中枢神经系统症状和脱发；用药期间避免接种死或活病毒疫苗；用本品期间应适当增加液体的摄入量，以增加尿量及尿酸的排泄。

羟基脲能抑制核苷酸还原酶、阻止胞苷酸转变为脱氧胞苷酸，从而抑制 DNA 的合成，对 S 期细胞有选择性杀伤作用，属于周期特异性药物。由于它能使 G_1/S 的过渡发生阻滞，使细胞集中于 G_1 期，故可用作同步化药物，以增加化疗或放疗的敏感性。治疗慢性粒细胞白血病有显著疗效，对黑色素瘤有一定作用。主要毒性为骨髓抑制，并有轻度消化道反应。肾功能不良者慎用，可致畸胎，故孕妇禁用。

（五）DNA 多聚酶抑制剂

本类药物主要有 Ara - C、吉西他滨等。Ara - C 主要用于治疗急性非淋巴细胞白血病、急性淋巴细胞白血病、慢性髓细胞白血病（急变期）、儿童非霍奇金淋巴瘤、鞘内应用预防和治疗脑膜白血病。GEM 主要用于治疗局部晚期或已转移的非小细胞肺癌、局部晚期或已转移的胰腺癌。

注意事项：对本类药物过敏者禁用。GEM 禁与放疗同时应用，严重肾功能不全患者禁联合使用 GEM 与 DDP；可抑制骨髓，需密切观察骨髓情况；可引起严重的血小板减少。有时需要输注血小板；阿糖胞苷综合征表现为发热、肌痛、骨痛、偶尔胸痛、斑丘疹、结膜炎和全身不适，通常发生于用药后 6~12 小时，可给予皮质类固醇预防和治疗。Ara - C 可引起继发于肿瘤细胞快速分解的高尿酸血症；使用苯甲醇作为溶媒，禁止用于儿童肌内注射；鞘内应用和大剂量治疗时，不要使用含苯甲醇的稀释液；鞘内注射后最常见的不良反应是恶心、呕吐和发热；放疗的同时给予 1 000mg/m² 的 GEM 可导致严重的肺或食管病变。如果 GEM 与放疗连续给予，由于严重辐射敏化的可能性，GEM 化疗与放疗至少间隔 4 周，如果患者情况允许可缩短间隔时间。吉西他滨滴注时间延长和用药频率增加可增加其毒性。

Ara - C 在化学结构上是脱氧胞苷的类似物，在体内经脱氧胞苷激酶催化成二或三磷酸胞苷，进而抑制 DNA 多聚酶的活性而影响 DNA 的合成，也可掺入 DNA 中干扰其复制，使细胞死亡。与常用抗肿瘤药无交叉耐药性。临床上用于治疗成人急性粒细胞白血病或单核细胞白血病。有严重的骨髓抑制和胃肠道反应，静脉注射可致静脉炎，对肝功能有一定影响。

GEM 为核苷同系物，属细胞周期特异性抗肿瘤药。主要杀伤处于 S 期的细胞，同时也阻断细胞增殖由 G_1 期向 S 期过渡的进程，在细胞内由核苷激酶代谢成有活性的二磷酸核苷和三磷酸核苷，其细胞毒性源于这两种核苷抑制 DNA 合成的联合作用。主要用于非小细胞肺癌、胰腺癌、膀胱癌、乳腺癌及其他实体肿瘤。不良反应主要为骨髓抑制，表现为白细胞和血小板减少，贫血，消化道反应，肝肾功能损害及过敏反应等。

三、抗肿瘤抗生素类

抗肿瘤抗生素通常来源于微生物，多为细胞周期非特异性药物，对低生长指数的慢性生长肿瘤尤为有效，通过多种机制来杀伤肿瘤细胞。本类药物主要有蒽环类、放线菌素类、丝裂霉素类、博来霉素类等。主要用于治疗头颈部肿瘤、消化道肿瘤、皮肤癌、肺癌、乳腺癌、子宫颈癌。此外，MMC 对膀胱肿瘤有效；BLM 对恶性淋巴瘤和神经胶质瘤有效；PYM 对恶性淋巴瘤、阴茎癌、外阴癌有效。

注意事项：禁用于对本类药物有过敏史，有严重肺、肝、肾功能障碍，严重心脏疾病的患者；胸部及其周围接受放疗者，骨髓功能抑制者，合并感染患者，水痘患者禁用或慎用；MMC 有时会引起严重骨髓功能抑制，故应定期进行临床检验（血液检查、肝功能及肾功能检查等）。充分注意可能出现的感染、出血倾向。BLM 或 PYM 用药过程中出现咳嗽、咳痰、呼吸困难等肺炎样症状，同时胸部 X 线出现异常，应停止给药，进行胸部 X 线检查，血气分析、动脉氧分压、一氧化碳扩散度等相关检查，可给予类固醇激素和适当的抗生素。对于肺功能较差、60 岁以上高龄患者 BLM 的总药量应在 150mg 以下。PYM 给药后如患者出现发热现象，可给予退热药；对出现高热的患者，在以后的治疗中应减少剂量，缩短给药时间，并在给药前后给予解热药或抗过敏剂。

（一）蒽环类

本类药物主要有柔红霉素、米托蒽醌、ADM、EADM、吡柔比星等。骨髓抑制及心脏毒性是最重要的不良反应，某些患者甚至发生严重的骨髓再生障碍。主要用于治疗急性白血病、恶性淋巴瘤、肉瘤；ADM、EADM、THP 还可用于治疗乳腺癌、肺癌、消化道肿瘤、头颈部恶性肿瘤、泌尿生殖系统肿瘤；DNR 对神经母细胞瘤有效；EADM 对黑色素瘤、多发性骨髓瘤有效。

注意事项：禁用于严重器质性心脏病或心功能异常患者、对本类药物过敏者、妊娠及哺乳期妇女；严重感染患者不提倡使用；过去曾用过足量 DNR、EADM 及 ADM 者不能再用。EADM 总限量为 800mg/m²；心脏毒性可表现为心动过缓、室上性心动过缓和心电图改变；心脏毒性与累积剂量相关，用药期间应严密监测心功能，以减少发生心力衰竭的危险；心力衰竭有可能在完全缓解期或停药几周后发生，在累积剂量很高时，心力衰竭可随时发生，而心电图预先无任何改变。DNR、EADM 可迅速溶解肿瘤细胞而致血中尿素和尿酸升高，必要时给予充足的液体和别嘌醇，以避免尿酸性肾病；骨髓抑制及消化道反应明显，脱发常见；应监测血象及肝肾功能。本类药物漏出外周血管外可导致局部组织坏死。

ADM 为蒽环类抗生素，能嵌入 DNA 碱基对之间，并紧密结合到 DNA 上，阻止 RNA 转录过程，抑制 RNA 合成，也能阻止 DNA 复制，属细胞周期非特异性药物，S 期细胞对它更为敏感。ADM 抗瘤谱广、疗效高，主要用于急性淋巴细胞白血病或粒细胞白血病、恶性淋巴瘤、乳腺癌、卵巢癌、小细胞肺癌、胃癌、肝癌及膀胱癌等。最严重的毒性反应为可引起心肌退行性病变和心肌间质水肿，心脏毒性的发生可能与 ADM 生成自由基有关，右丙亚胺作为化学保护剂可预防心脏毒性的发生，使用总剂量不宜超过 450～550mg/m²，以避免发生严重的心脏不良反应。此外，还有骨髓抑制、消化道反应、皮肤色素沉着及脱发等不良反应。

EADM 在结构上与 ADM 的区别是在氨基糖部分 4 位的羟基由顺式变成了反式，这种立体结构的细微变化导致其心脏及骨髓毒性明显降低。本品为橘红色粉末状结晶，可溶于水，在生理盐水中稳定，当 pH 为 7 时呈橘红色，其主要作用是直接嵌入 DNA 碱基对之间，干扰转录过程，阻止 mRNA 的形成。它既能抑制 DNA 的合成也能抑制 RNA 的合成，所以对细胞周期的各个阶段均有作用，为细胞周期非特异性药物；对细胞膜和转运系统均有作用，但最主要的作用部位还是细胞核。EADM 主要用于乳腺癌、恶性淋巴瘤、软组织肉瘤、胃癌、卵巢癌等。其不良反应主要为消化道反应、骨髓抑制、脱发及心脏毒性，但都明显低于 ADM。ADM 的主要急性毒性及剂量限制性毒性，表现为白细胞下降和轻度血小板下降，一般在给药后第 10 天降至最低点，第 21 天恢复正常。

THP 在结构与 ADM 相似，是 ADM 的氨基糖部分第 4 位 OH 基上的一个异构体。THP 的主要作用机制为抑制 DNA 聚合酶 α 和 β，阻止核酸的合成，并对 G_2 期有阻断作用，半衰期较短，静脉给药 15 分钟后能很快从血液进入肿瘤组织，给药后 48 小时经胆道排出 20%、经肾排出 9%，在肝组织中的药物浓度明显低于 ADM。THP 主要用于头颈癌、乳腺癌、泌尿生殖系统肿瘤、卵巢癌、子宫癌、恶性淋巴瘤和急性白血病等。不良反应主要是骨髓抑制、胃肠道反应、口腔黏膜炎和脱发，少部分患者有心电图改变。

（二）放线菌素类

本类药物通过影响细胞核酸转录而发挥抗肿瘤作用。主要有 ACTD、阿克拉霉素等。常见不良反应包括骨髓抑制、胃肠道反应等。ACTD 主要用于治疗霍奇金病（HD）、神经母细胞瘤、无转移的绒癌、睾丸癌、儿童肾母细胞瘤（Wilms 瘤）、尤因肉瘤、横纹肌肉瘤。阿克拉霉素主要用于治疗肺癌、乳腺癌、消化道癌。

注意事项：ACTD 禁用于有水痘病史者；有骨髓功能低下、出血倾向、痛风病史、肝功能损害、感染、尿酸盐性肾结石病史、近期接受过放疗或抗癌药物者慎用。ACTD 的剂量限制性毒性为骨髓抑制；胃肠道反应多见于每次剂量超过 500μg 时，为急性剂量限制性毒性；当 ACTD 漏出血管外时，应立即用 1% 的普鲁卡因局部封闭，或用 50～100mg 氢化可的松局部注射及冷湿敷。

ACTD 为多肽类抗恶性肿瘤抗生素，能嵌入到 DNA 双螺旋中相邻的鸟嘌呤和胞嘧啶碱基之间，与 DNA 结合成复合体，阻碍 RNA 多聚酶的功能，阻止 RNA 特别是 mRNA 的合成，属细胞周期非特异性药物，但对 G_1 期作用较强，且可阻止 G_1 期向 S 期的转变。抗瘤谱较窄，对恶性葡萄胎、绒癌、霍奇金病、恶性淋巴瘤、肾母细胞瘤、骨骼肌肉瘤及神经母细胞瘤疗效较好。与放疗联合应用，可提高肿瘤对放疗的敏感性。消化道反应如恶心、呕吐、口腔炎等较常见；骨髓抑制先出现血小板减少，后出现全血细胞减少；少数患者可出现脱发、皮炎和畸胎等。

（三）丝裂霉素类

丝裂霉素类抗生素包括丝裂霉素 A、丝裂霉素 B 和丝裂霉素 C。目前，临床使用的主要是 MMC。

MMC 化学结构中有乙撑亚胺及氨甲酰酯基团，具有烷化作用。能与 DNA 的双链交叉联结，可抑制 DNA 复制，也能使部分 DNA 链断裂，属细胞周期非特异性药物。其抗瘤谱广，用于胃癌、肺癌、乳腺癌、慢性粒细胞白血病、恶性淋巴瘤等。不良反应主要为明显而持久的骨髓抑制，其次为消化道反应，偶有心、肝、肾毒性及间质性肺炎的发生，注射局部刺激性大。

（四）博来霉素类

博来霉素类药物主要有 BLM、PYM、匹莱霉素、利莱霉素等，其主要作用机制为引起 DNA 链断裂。

BLM 为含多种糖肽的复合抗生素，主要成分为 A2。BLM 能与铜或铁离子络合，使氧分子转成氧自由基，从而使 DNA 单链断裂，阻止 DNA 的复制，干扰细胞分裂繁殖，属细胞周期非特异性药物，但对 G_2 期细胞作用较强。主要用于鳞状上皮癌（头、颈、口腔、食管、阴茎、外阴、子宫颈等），也可用于淋巴瘤的联合治疗。不良反应有发热、脱发等。肺毒性最为严重，可引起间质性肺炎或肺纤维化，可能与肺内皮细胞缺少使 BLM 灭活的酶有关。

PYM 为由我国平阳县土壤中分离得到的放线菌培养液中分离得到的抗肿瘤抗生素，经研究与国外的 BLM 成分相近，主要成分为单一的 A5，对鳞癌疗效较好，肺毒性相对较低。主要抑制胸腺嘧啶核苷掺入 DNA，与 DNA 结合使之破坏，另外它也能使 DNA 单链断裂，并释放部分游离核碱，可能因此破坏 DNA 模板，阻止 DNA 的复制。对皮肤癌、头颈部鳞癌、淋巴瘤、食管癌等疗效较好，对其他部位的鳞癌如肺、子宫颈及恶性黑色素瘤、睾丸肿瘤也有效。不良反应有发热、胃肠道反应、皮肤反应（色素沉着、皮炎、角化增厚、皮疹等）、脱发、肢端麻痛、口腔炎等。本品与 BLM 相比引起化学性肺炎或肺纤维化的机会较少。

四、植物碱类

植物碱类指来源于植物的具有抗肿瘤作用的药物，具有效成分中以生物碱占多数，其按作用机制大致分为：作用于微管和微管蛋白的 VLB 和紫杉类；作用于拓扑异构酶的喜树碱和鬼臼毒素类；抑制肿瘤细胞 DNA 合成的三尖杉酯碱类。

（一）紫杉类

紫杉类药物是从短叶紫杉或我国红豆杉的树干、树皮或针叶中提取或半合成的有效成分。由于紫杉醇类独特的作用机制和对耐药细胞也有效，是近年来受到广泛重视的抗恶性肿瘤新药。紫杉醇类能促进微管聚合，同时抑制微管的解聚，从而使纺锤体失去正常的功能、细胞有丝分裂停止。其对卵巢癌和乳腺癌有独特的疗效，对肺癌、食管癌、大肠癌、黑色素瘤、头颈部癌、淋巴瘤、脑瘤也都有一定疗效。PTX 的不良反应主要包括骨髓抑制、神经毒性、心脏毒性和过敏反应。PTX 的过敏反应可能与赋形剂聚氧乙基蓖麻油有关。TXT 的不良反应相对较少。本类药物主要有 PTX、TXT、PTX 脂质体。主要用于治疗乳腺癌、非小细胞肺癌；PTX 还可用于治疗卵巢癌、头颈部癌、食管癌、精原细胞瘤、复发非霍奇金淋巴瘤等。

注意事项：禁用于对紫杉类及赋形剂过敏、基线中性粒细胞计数 <1 500 个/mm^3、妊娠及哺乳期妇女、肝功能有严重损害的患者。PTX 的剂量限制性毒性是骨髓抑制，具有剂量和时间依赖性，可逆转且不蓄积。为预防 PTX 发生过敏反应，治疗前须预防给药。紫杉类药物的常见不良反应还可有发热、贫血、感染、低血压、神经毒性、脱发、皮肤反应、指甲改变、肝功能异常、恶心、呕吐、腹泻、黏膜炎、脱发、浮肿等；TXT 由于可能发生较严重的过敏反应，应具备相应的急救设施，注射期间密切监测主要功能指标。

PTX（泰素，紫素，特素）的作用机制有别于长春花生物碱类抗微管药物，能特异地结合到小管的 β 位上，导致微管聚合成团块和束状并促使其稳定，干扰细胞的分裂和增殖，起到抗肿瘤的作用，属于细胞周期特异性药物。DDP 的存在可能增加了 PTX 的毒性，而先用 PTX，后使用 DDP，则毒性减小，对肿瘤细胞的杀伤作用增大。主要用于晚期卵巢癌的一线和后继治疗，乳腺癌的术后辅助治疗，转移性乳腺癌的一线或二线化疗，非小细胞肺癌的一线治疗，并且对头颈部癌、食管癌、胃癌、膀胱癌等均有一定疗效。使用前为防止发生严重的过敏反应，接受 PTX 治疗的所有患者应事先进行预防用药，可用地塞米松 20mg 口服，通常在用 PTX 治疗之前 12 小时及 6 小时给予，苯海拉明 40mg 或其同类药物肌内注射和西咪替丁 400mg 或雷尼替丁 50mg 静脉注射，在用 PTX 之前 30~60 分钟前给予。不良反应主要有过敏反应，一般发生率约为 39%，其中严重过敏反应发生率不足 2%，最常见的表现为支气管痉挛性呼吸困难、心动过速、血压迅速降低等，遇到这种情况应迅速停止 PTX 注射液的滴入，给予相应的抗过敏、升压等治疗，其他较轻的症状包括脸红、皮疹和低血压等，这些过敏反应多数为 I 型变态反应，一般发生在第 1 次用药后最初 1 个小时内，严重反应常发生在用药后 2~10 分钟；其他不良反应还有骨髓抑制、神经毒性（主要为周围神经病变）、肌肉痛与关节痛、胃肠道反应、发热、脱发、肝肾功能损害等。

PTX 脂质体的主要成分为 PTX，辅料为卵磷脂、胆固醇、苏氨酸和葡萄糖。PTX 脂质体的毒性较

PTX 低，耐受性好。PTX 因其高度亲脂，常规使用聚氧乙烯蓖麻油和无水乙醇作为助溶剂，但该助溶剂可促进人体释放组胺，而引发过敏反应、中毒性肾损伤、神经毒性、心脏毒性等。PTX 脂质体不含聚氧乙烯蓖麻油和无水乙醇，预处理更方便，激素用量小于 PTX 注射液，过敏反应和肌肉疼痛等不良反应发生率低，血液毒性、肝毒性和心脏毒性亦小于紫杉醇注射液，并且 PTX 脂质体具有肿瘤靶向性和淋巴靶向性。主要用于卵巢癌、乳腺癌、非小细胞肺癌和胃癌等的治疗。为预防 PTX 脂质体可能发生的过敏反应，在用药前 30 分钟，给予地塞米松 5～10mg 静脉注射，苯海拉明 40mmg、西咪替丁 300mg 静脉注射。PTX 脂质体只能用 5% 的葡萄糖注射液溶解和稀释，不可用生理盐水或其他溶液溶解和稀释，以免发生脂质体聚集。不良反应有食欲缺乏、恶心、呕吐、脱发、肌肉关节痛、面部潮红、白细胞、中性粒细胞和血小板减少等。

TXT 与 PTX 属于同类药物，作用机制与 PTX 相同，通过干扰细胞有丝分裂而发挥抗肿瘤作用。TXT 通过加速游离微管蛋白的聚合，同时也抑制其解聚，致使细胞的有丝分裂不能进行，细胞阻断于有丝分裂期，从而达到抗肿瘤的作用，为细胞周期特异性药物。TXT 促进微管稳定的作用比 PTX 大 2 倍。用于乳腺癌术后或转移性乳腺癌、局部晚期或转移性非小细胞肺癌的治疗，对卵巢癌、头颈部癌、小细胞肺癌、胃癌等也有疗效。为了减轻过敏反应及体液潴留，所有患者在接受 TXT 注射液治疗前均必须预防服用糖皮质激素类药物，如地塞米松在 TXT 滴注一天前开始服用，每次 8mg，每 12 小时 1 次，连用 3 天。不良反应有骨髓抑制、过敏反应、体液潴留、皮肤毒性、恶心、呕吐、脱发、肌肉关节痛、神经毒性、肝肾功能损害、心脏毒性等。

（二）长春碱类

本类药物主要有 VLB、VCR、VDS、NVB 等。VLB（长春碱）及 VCR 为夹竹桃科长春花植物所含的生物碱，VDS 和 NVB 均为长春碱的半合成衍生物。长春碱类药物的作用机制为与微管蛋白结合，抑制微管聚合，从而使纺锤丝不能形成，细胞有丝分裂停止于中期，对有丝分裂有抑制作用。VLB 的作用较 VCR 强，属细胞周期特异性药物，主要作用于 M 期细胞。此外长春碱类药物还可干扰蛋白质合成和 RNA 多聚酶，对 G_1 期细胞也有作用。VLB 主要用于治疗急性白血病、恶性淋巴瘤及绒癌；VCR 对儿童急性淋巴细胞白血病疗效好、起效快，常与泼尼松合用作诱导缓解药；VDS 主要用于治疗肺癌、恶性淋巴瘤、乳腺癌、食管癌、黑色素瘤和白血病等；NVB 主要用于治疗肺癌、乳腺癌、卵巢癌和淋巴瘤等。长春碱类药物的毒性反应主要包括骨髓抑制、神经毒性、消化道反应、脱发及注射局部刺激等。VCR 对外周神经系统毒性较大。

注意事项：禁用于妊娠、哺乳期妇女。严重肝功能不全、骨髓功能低下和严重感染者禁用或慎用。骨髓抑制，VLB、VDS 最常见的为白细胞降低，并成为剂量限制性因素；NVB 的血液系统毒性表现为粒细胞减少和中度贫血，粒细胞减少属局限性毒性。VCR 的剂量限制性毒性是神经系统毒性，主要引起外周神经症状，如手指、足趾麻木，腱反射迟钝或消失，外周神经炎；运动神经、感觉神经和脑神经也可受到破坏；NVB 的外周神经毒性一般限于腱反射消失，感觉异常少见，长期用药可出现下肢无力；植物神经毒性主要表现为小肠麻痹引起的便秘。呼吸道毒性：可引起呼吸困难或支气管痉挛，可在注药后数分钟或数小时内发生；有局部组织刺激反应，可引起静脉炎，药液应避免漏出血管外和溅入眼内。VLB 仅用于静脉给药，严禁鞘内注射（可致死）。

VCR 为夹竹桃科植物长春花中提取的有效成分，作用于细胞有丝分裂期的微管蛋白，抑制微管蛋白的聚合，干扰纺锤体微管的形成，使有丝分裂期细胞停止于中期，为细胞周期特异性药物。VCR 还可以干扰蛋白质的代谢及抑制核糖核酸聚合酶的活性，并抑制细胞膜类脂质的合成和氨基酸在细胞膜上的转运，主要用于急性淋巴细胞白血病、恶性淋巴瘤、横纹肌肉瘤、尤因肉瘤、神经母细胞瘤、肾母细胞瘤、多发性骨髓瘤等的治疗。外周神经毒性为剂量限制性毒性，表现为手指（趾）麻木、腱反射迟钝或消失、感觉异常，也可表现为腹痛、腹胀、便秘，有时出现麻痹性肠梗阻或表现为运动神经和脑神经的损害，并产生相应的症状，神经毒性与累积剂量相关。药物有局部组织刺激作用，药液外漏，可引起局部组织坏死。

NVB 为一种半合成长春碱类化合物，与 VCR、VLB 在结构上的不同主要是 VLB 母环的改变。其抗肿瘤机制为，阻滞微管蛋白聚合成微管并诱导微管解聚，从而干扰细胞有丝分裂达到抗肿瘤的作用，属于细胞周期特异性药物。NVB对神经轴索微管的亲和力差，高浓度时才对轴索微管产生影响，因而神经毒性较低。主要用于非小细胞肺癌、乳腺癌、卵巢癌、头颈部肿瘤、霍奇金淋巴瘤（HL）等的化疗。NVB常引起注射部位的血管静脉炎、疼痛、肢体麻木感，重者局部可出现皮肤红肿、起水疱。药液渗出或漏出血管外，可导致局部组织坏死和溃疡。骨髓抑制为剂量限制性毒性，表现为粒细胞减少，其中Ⅲ/Ⅳ度白细胞下降达 $11\% \sim 51\%$，与剂量相关，可出现中度贫血、血小板减少。

（三）鬼臼碱类

本类药物主要有 VP-16（鬼臼乙叉苷，足叶乙苷）和 VM-26（鬼臼噻吩苷，替尼泊苷），为植物西藏鬼臼的有效成分鬼臼毒素的半合成衍生物。鬼臼毒素能与微管蛋白相结合，抑制微管聚合，从而破坏纺锤丝的形成。但 VP-16 和 VM-26 不同，主要抑制 DNA 拓扑异构酶Ⅱ的活性，从而干扰 DNA 的结构和功能，属细胞周期特异性药物，主要作用于 S 期和 G_2 期细胞，临床用于治疗肺癌及睾丸肿瘤有良好效果，也用于恶性淋巴瘤的治疗。VM-26 对脑瘤亦有效，不良反应有骨髓抑制及消化道反应等。

VP-16 系鬼臼毒的半合成衍生物，作用于细胞内脱氧核糖核酸拓扑异构酶Ⅱ，并抑制其功能，使脱氧核糖核酸断裂重新连接的反应受到干扰，抑制细胞的有丝分裂，达到抗肿瘤作用，属于细胞周期特异性药物。用于小细胞肺癌、睾丸癌、霍奇金淋巴瘤、非霍奇金淋巴瘤、急性粒细胞白血病、绒癌、恶性葡萄胎等的治疗。临床上广泛用于小细胞肺癌、生殖细胞恶性肿瘤及恶性淋巴瘤的一线及复发后的治疗，VP-16 联合 DDP 或 CBP 是小细胞肺癌的一线标准化疗方案。不良反应主要有：骨髓抑制、周围神经毒性、恶心、呕吐、腹泻、脱发等。

（四）喜树碱类

喜树碱类是作用于 DNA 复制的拓扑异构酶抑制剂，主要包括：拓扑异构酶Ⅰ抑制剂，如 CP-11、拓扑替康（topotecan，TPT）、羟基喜树碱（hydroxycampto-thecin，HCPT）。喜树碱是从我国特有的植物喜树中提取的一种生物碱。HCPT 为喜树碱羟基衍生物，TPT 和 CPT-11 为喜树碱的人工合成衍生物。喜树碱的主要作用靶点为 DNA 拓扑异构酶，真核细胞 DNA 的拓扑结构由两类关键酶 DNA 拓扑异构酶Ⅰ（TOPO-Ⅰ）和 DNA 拓扑异构酶Ⅱ（TOPO-Ⅱ）调节，这两类酶在 DNA 复制、转录及修复中，在形成正确的染色体结构，以及染色体分离浓缩中发挥重要作用。喜树碱类能特异性抑制 TOPO-Ⅰ活性，从而干扰 DNA 结构和功能，使 DNA 不能复制，造成不可逆的 DNA 链破坏，而发挥细胞毒作用，从而导致肿瘤细胞死亡，属细胞周期特异性药物，对 S 期的作用强于 G_1 和 G_2 期。喜树碱类对胃癌、绒癌，恶性葡萄胎、急性及慢性粒细胞白血病等有一定疗效，对膀胱癌、大肠癌及肝癌等亦有一定疗效，CPT-11 用于治疗晚期结直肠癌，托泊替康用于治疗小细胞肺癌及初始化疗或序贯化疗失败的转移性卵巢癌。不良反应主要有泌尿道刺激症状、消化道反应、骨髓抑制及脱发等。

注意事项：对本类药物过敏者，严重骨髓抑制者，妊娠、哺乳期妇女禁用；CPT-11 禁用于慢性炎性肠病和（或）肠梗阻者、血清胆红素超过正常值上限 3 倍者；CPT-11 的剂量限制性毒性为延迟性腹泻（用药 24 小时后发生）和中性粒细胞减少。出现严重腹泻的患者，在下个周期用药时应减量。单药治疗 9% 的患者出现急性胆碱能综合征，可用阿托品治疗。其他不良反应包括对胃肠道、呼吸系统、免疫系统、肝功能等的影响。

CPT-11 为半合成喜树碱衍生物，抗肿瘤机制为抑制脱氧核糖核酸拓扑异构酶Ⅰ，CPT-11 与抑制脱氧核糖核酸拓扑异构酶Ⅰ形成稳定复合物，干扰断裂脱氧核糖核酸单链重新修复，阻止脱氧核糖核酸的复制，为细胞周期特异性药物。用于晚期结直肠癌、肺癌、卵巢癌、子宫颈癌等的化疗。用药期间或用药后 24 小时内可出现胆碱能综合征：表现为多汗、多泪、唾液分泌物增多、视物模糊、痉挛性腹痛、"早期"腹泻等，轻度可自行缓解，严重者需给予阿托品 0.25mg 皮下注射。用药 24 小时后可出现延迟性腹泻：表现为用药后第 3~5 天，呈水样便腹泻，平均持续约 4 天，同时伴有食欲缺乏、恶心、呕吐、体重减轻等症状，发生频率和严重程度与用药剂量大小相关，为剂量限制性毒性，大剂量洛哌丁胺治疗有效，首剂 4mg 口服，以后 2mg，2 小时 1 次，直至末次水样便后继续用药 12 小时，用药最长时间不超过 48 小时。骨髓抑制以中性粒细胞减少为主，为剂量限制性毒性。

（五）三尖杉生物碱类

三尖杉生物碱类包括三尖杉酯碱和高三尖杉酯碱，是从三尖杉属植物的枝、叶和树皮中提取的生物碱。可抑制蛋白合成的起始阶段，并使核蛋白体分解，释放出新生肽链，但对 mRNA 或 tRNA 与核蛋白体的结合无抑制作用，属细胞周期非特异性药物，对 S 期细胞作用明显。对急性粒细胞白血病疗效较好，也可用于急性单核细胞白血病慢性粒细胞白血病、及恶性淋巴瘤等的治疗。不良反应包括骨髓抑制、消化道反应、脱发等，偶有心脏毒性。

注意事项：原有心律失常及各类器质性心血管疾病患者应慎用或不用；骨髓功能抑制或血象呈严重粒细胞减少或血小板减少；有肝肾功能损害、痛风或尿酸盐肾结石病史的患者、孕妇及哺乳期妇女慎用；对骨髓各系列的造血细胞均有抑制作用，对粒细胞系列的抑制较重，红细胞系列次之，对巨核细胞系列的抑制较轻；较常见的心脏毒性有窦性心动过速、房性或室性期外收缩、心电图出现 ST 段变化及 T 波平坦等心肌缺血表现。但高三尖杉酯碱每次剂量 $> 3.0 mg/m^2$ 时，部分患者于给药 4 小时左右会出现血压降低的现象、常见的消化系统不良反应。白血病时有大量白血病细胞破坏，采用本品时破坏会增多，血液及尿中尿酸浓度可增高。

五、铂类

铂类药物为一类细胞周期非特异性药物，主要靶点是增殖细胞的 DNA，有类似烷化剂双功能基团的作用，可以和细胞内的碱基结合，使 DNA 分子链内和链间交叉键联，因而失去功能不能复制，高浓度时也抑制 RNA 及蛋白质的合成。顺铂分子中心的铂原子是抗肿瘤作用的核心，而且只有顺式有活性。铂类药物的抗肿瘤效果可能和细胞凋亡有关，铂类药物对非增殖细胞的作用机制主要不是抑制 DNA 的合成，而是使细胞停留在 G_2 期。本类药物作用的另一特点是对乏氧细胞也有作用。进入人体后可扩散通过带电的细胞膜。铂类药物的耐药问题已经广泛研究，主要机制为和 DNA 形成一个复合体从而使药物的运输系统改变、DNA 修复增加。但几种铂类化合物并无完全交叉耐药。本类药物主要有 DDP、CBP、L - OHP 等。DDP 和 CBP 主要用于治疗肺癌、卵巢癌、膀胱癌、头颈部鳞癌和生殖细胞癌；DDP 还可用于治疗骨肉瘤及神经母细胞瘤等；CBP 亦可用于治疗食管癌和间皮瘤等；L - OHP 主要用于治疗转移性结直肠癌、原发肿瘤完全切除后的Ⅲ期结肠癌。

注意事项：对含铂化合物有过敏史者、孕妇、哺乳期妇女、严重肾功能不全者及严重骨髓抑制患者禁用。DDP 的主要限制性毒性是肾功能不良，一般剂量每日超过 $90 mg/m^2$ 即为肾毒性的危险因素，治疗时应特别注意水化问题；神经损害如听神经损害所致的耳鸣、听力下降较常见，避免使用与肾毒性或耳毒性叠加的药物，如氨基糖苷类抗生素、两性霉素 B、头孢噻吩等；几乎所有患者均可发生不同程度的恶心、呕吐，应对症治疗；静脉滴注时需注意避光。CBP 的剂量限制性毒性是骨髓抑制，在治疗前后应定期复查血象，出血性肿瘤患者禁用。L - OHP 的剂量限制性毒性是神经系统毒性反应，治疗停止后，神经系统症状通常可以改善。

DDP，又名顺氯氨铂（CDDP），为目前最常用的铂类药物。抗瘤谱广，但对肾、神经系统及胰腺有毒性。静脉注射后肝、肾、膀胱中分布最多，其次是卵巢、子宫、皮肤、骨等，在血浆中迅速消失。DDP 的清除主要通过和生物学大分子结合，包括蛋白质的巯基，而内部失活，血中消减呈二室模型，分布半衰期约 41~49 分钟，清除半衰期约 57~73 小时，静脉注射 1 小时后血浆含量为 10% 左右，90% 与血浆蛋白结合，排出较慢，给药后 6 小时排除 15%~27%，一天内尿中排出 19%~34%，4 天内尿中仅排出 25%~44%，水化和利尿剂可以使清除半衰期缩短，铂排出加快，因而肾毒性减低。对多数实体肿瘤均有效，如睾丸肿瘤、乳腺癌、头颈部癌、卵巢癌、骨肉瘤及黑色素瘤等。不良反应主要为消化道反应、骨髓抑制、听神经毒性及肾脏毒性，均与所用剂量的大小及总剂量有关。在使用 DDP 前尤其是高剂量时，应先检查肾脏功能及听力，并注意多饮水或输液强迫利尿。高剂量 DDP 的不良反应可以很严重，包括恶心、呕吐、肾小管损伤、耳蜗毛细胞高频听力受损、伴随治疗出现的周围神经损伤导致感觉运动障碍。使用 DDP 必须严格掌握适应证，有肾功能损害和听神经损害的患者，包括既往有过肾病和听神经损伤的患者应当尽量不用，以免引起严重的不良反应。DDP的剂量与疗效相关，剂量过低会影响疗效，高剂量必须相应水化和应用止吐药，以免引起肾损伤和严重呕吐，最好避免长期应用DDP，因可导致低血钾、低血钙、低血镁，并易引起胰腺和中枢神经损伤。应用过较多DDP的患者应当长期随诊，特别是对其高频听力和肾功能的监测。

CBP为第二代铂类抗肿瘤药，其生化特征与DDP相似，但肾毒性、消化道反应及耳毒性均较低。作用机制与DDP相似，主要是引起靶细胞DNA的链间及链内交叉键联，破坏DNA而抑制肿瘤的生长。CBP的药动学和毒性与DDP不同，CBP的半衰期比DDP延长了4~6小时，主要由肾脏排出。但CBP对肾脏的毒性较低，恶心、呕吐反应也低于DDP。CBP除了高剂量以外，无明显神经毒性，但和DDP不同是，CBP对骨髓的抑制明显，而且对血小板的抑制比粒细胞更为突出，CBP和其他抑制骨髓的药物同时用药时，常因骨髓抑制而需要减低剂量。CBP为广谱抗肿瘤药，主要用于小细胞肺癌、卵巢癌、睾丸肿瘤、头颈部鳞癌等，也可用于非小细胞肺癌、膀胱癌、子宫颈癌、胸膜间皮瘤、黑色素瘤及子宫内膜癌等。不良反应主要为骨髓抑制，半数以上的患者可存在不同程度的白细胞和血小板减少，肾毒性较轻，不必像DDP那样需要水化、利尿，但既往有肾功能损伤的患者用药后损伤可能加重，因之应慎用或减量，其他反应如恶心、呕吐，较DDP轻微而少见，神经毒性、耳毒性及脱发均较罕见。

L-OHP为第三代铂类药物，与DDP结构上的差异在于DDP的氨基被1，2-二氨环己烷基团所代替。L-OHP与DDP的药动学特点有明显差别，DDP的DNA结合动力学特点呈两室模型，分布相约需15分钟，清除相结合需4~8小时，而L-OHP则可在15分钟内完成全部DNA结合，并且L-OHP可特异性地与红细胞结合，产生蓄积性，但不引起严重贫血，其游离铂对肾脏无损害，主要经尿排泄。主要为胃癌、结直肠癌的治疗，但此药对头颈部癌、乳腺癌、淋巴瘤、肺癌和其他肿瘤均有一定疗效。不良反应方面L-OHP与DDP相比，Ⅲ~Ⅳ度消化道反应少见，主要不良反应为外周感觉神经毒性，累及感觉神经末梢，遇冷刺激时加重，具有可逆性；其次为胃肠道反应，骨髓抑制相对较轻，无耳毒性、肾毒性，可用于肾功能损害者，该药剂量限制毒性主要是神经损伤。

六、其他细胞毒药物

（一）L-ASP

L-ASP通过分解肿瘤细胞增殖所必需的门冬酰胺而起到抗肿瘤作用。门冬酰胺是蛋白质合成及细胞增长、增殖所必需的氨基酸，正常细胞能够自身合成L-ASP，但某些肿瘤细胞如淋巴细胞白血病细胞不能合成门冬酰胺酶，必须依赖宿主供给自体生长代谢所需，L-ASP能水解血浆中的门冬酰胺为门冬氨酸和氨，使肿瘤细胞缺乏门冬酰胺，从而抑制蛋白质的合成，干扰DNA、RNA的合成，作用于细胞增殖周期G_1期，是抑制该期的细胞周期特异性药物。主要用于急性白血病、慢性淋巴细胞白血病、霍奇金病、非霍奇金淋巴瘤、黑色素瘤等的治疗。禁用于对本品有过敏史或皮试阳性者，有胰腺炎病史或胰腺炎者，以及患水痘、广泛带状疱疹等严重感染者。主要不良反应为胃肠道反应，其次还有发热、高氨血症、休克等。给药期间应监测纤维蛋白原、纤维蛋白溶酶原、抗凝血酶-Ⅲ（AT-Ⅲ）、蛋白C等。

（二）亚砷酸

亚砷酸的化学名为三氧化二砷，是砒霜的主要成分，对急性早幼粒细胞白血病细胞有诱导分化、促凋亡作用。早幼粒细胞白血病的染色体易位产生PML-RARα融合基因，过度表达PML-RARα蛋白，抑制细胞的分化凋亡。实验发现，三氧化二砷可以降低细胞内PML-RARα的水平，抑制肿瘤细胞生长，促使肿瘤细胞凋亡。主要用于治疗急性早幼粒细胞白血病。常见不良反应有皮肤干燥、红斑、色素沉着、恶心、呕吐、腹胀、腹泻、肌肉关节酸痛、心电图异常、尿素氮增高、头痛、指尖麻木、血清转氨酶和胆红素升高等。

（三）维A酸

维A酸的化学名为全反式维A酸。维生素A（视黄醇）进入人体后转变成视黄醛，再经氧化变成维A酸，维A酸是第三代维A酸，其构型最为稳定。维A酸受体（RAR）包含有DNA结合区域，维A酸与维A酸受体结合直接作用于靶基因PML-RARα，诱导早幼粒细胞白血病细胞分化成熟，同时维A酸对多种肿瘤细胞具有诱导分化、抑制增殖、促进凋亡的作用。主要用于治疗急性早幼粒细胞白血病。不良反应有唇炎、唇干、头痛、口干、甲沟炎、皮肤黏膜干燥、面部脱屑、瘙痒、结膜炎、光过敏、轻度夜盲、恶心、呕吐、腹痛、腹胀、骨骼肌肉疼痛、肝肾功能损害、多浆膜腔积液、精神异常、维A酸综合征（RAS）等。

（韩　蓝）

第五节　非细胞毒类抗肿瘤药物

一、激素类抗肿瘤药物

某些肿瘤如乳腺癌、前列腺癌、甲状腺癌、子宫颈癌、卵巢癌和睾丸肿瘤与相应的激素失调有关，因此，应用某些激素或其拮抗药来改变激素平衡失调状态，以抑制激素依赖性肿瘤的生长。严格来讲，该类药物不属于化疗药物，应为内分泌治疗药物。目前的内分泌治疗中除甲状腺激素对甲状腺癌的控制以外，都涉及甾体类激素浓度或活性的改变。甾体类激素，包括雌激素、孕激素、雄激素和肾上腺皮质激素等，这些激素都有共同的基本结构——甾核。激素类药物在乳腺癌、前列腺癌及子宫内膜癌的治疗中发挥了重要的作用。激素类药物虽然没有细胞毒类抗肿瘤药的骨髓抑制等毒性反应，但因作用部位广泛，使用不当也会造成其他不良反应，在治疗过程中应密切观察疗效、药物毒性，并在肿瘤进展或毒性超出临床获益时，对治疗药物进行替换。

1. 雌激素类药物　常用于恶性肿瘤治疗的雌激素是己烯雌酚，可通过抑制下丘脑及脑垂体，减少脑垂体促间质细胞激素（ICSH）的分泌，从而使来源于睾丸间质细胞与肾上腺皮质的雄激素分泌减少，也可直接对抗雄激素促进前列腺癌组织生长发育的作用，故对前列腺癌有效。

2. 雄激素类药物　常用于恶性肿瘤治疗的有二甲基睾丸酮、丙酸睾丸酮和氟羟甲酮，可抑制脑垂体前叶分泌的促卵泡激素，使卵巢分泌的雌激素减少，并可对抗雌激素作用，雄激素对晚期乳腺癌，尤其是骨转移者疗效较佳。

3. 孕激素类药物　主要有甲羟孕酮和甲地孕酮，为合成的黄体酮衍生物，作用类似天然黄体酮，主要用于肾癌、乳腺癌、子宫内膜癌，并可增强患者的食欲、改善一般状况。

4. 糖皮质激素类药物　常用于恶性肿瘤治疗的是泼尼松和泼尼松龙等。糖皮质激素能作用于淋巴组织，诱导淋巴细胞溶解。对急性淋巴细胞白血病及恶性淋巴瘤有较好疗效，作用快，但不持久，易产生耐药性；对慢性淋巴细胞白血病，除可降低淋巴细胞数目外，还可降低血液系统并发症（自身免疫性溶血性贫血和血小板减少症）的发生率或使其减轻。常与其他抗肿瘤药物合用，治疗霍奇金病及非霍奇金淋巴瘤。对其他恶性肿瘤无效，而且可因抑制机体免疫功能而使恶性肿瘤进展。仅在恶性肿瘤引起发热不退、毒血症状明显时，可少量短期应用以改善症状。

5. 抗雌激素类药物　抗雌激素类药物主要包括他莫昔芬和托瑞米芬。乳腺癌细胞的胞质内存在雌激素受体，他莫昔芬和雌激素均可自由通过细胞膜，并与雌激素竞争性结合胞质内的雌激素受体，形成他莫昔芬受体蛋白复合物。该复合物进入乳腺癌细胞核内，不能像雌激素与受体结合的复合物一样促使癌细胞的DNA与mRNA结合，结果抑制了雌激素依赖性蛋白质的结合，并最终抑制了乳腺癌细胞的生长与增殖。他莫昔芬是目前临床上最常用的内分泌治疗药物，为合成的抗雌激素药物，是雌激素受体的部分激动剂，具有雌激素样作用，但强度仅为雌二醇的1/2；同时也有一定抗雌激素的作用，从而抑制雌激素依赖性肿瘤细胞的生长。主要用于治疗乳腺癌（雌激素受体/孕激素受体阳性患者，绝经前后均可使用）、化疗无效的晚期卵巢癌和晚期子宫内膜癌。托瑞米芬是选择性的雌激素受体调节剂（SERM），竞争性结合雌激素受体，抑制雌激素受体阳性的乳腺癌生长。托瑞米芬与雌激素竞争性地与乳腺癌细胞质内的雌激素受体相结合，阻止雌激素诱导肿瘤细胞DNA合成及细胞增殖作用，主要用于治疗妇女雌激素受体阳性的乳腺癌。

6. 芳香化酶抑制剂类　芳香化酶抑制剂（AI）通过抑制芳香化酶的活性，阻断卵巢以外组织的雄烯二酮及睾酮经芳香化作用转化成雌激素，以达到抑制乳腺癌细胞生长、治疗肿瘤的目的。由于其不能抑制卵巢功能，故不能用于绝经前患者。主要有非甾体类芳香化酶抑制剂如来曲唑、阿那曲唑，甾体类芳香化酶灭活剂，如依西美坦。来曲唑为选择性非甾体类芳香化酶抑制剂，通过竞争性与细胞色素P450 酶亚单位的血红素结合，从而抑制芳香化酶，减少雌激素的生物合成，主要用于绝经后雌激素或孕激素受体阳性的乳腺癌治疗。依西美坦为一种不可逆性甾体芳香化醇灭活剂，结构上与该酶的自然底物雄烯二酮相似，为芳香化酶的伪底物，可通过不可逆地与该酶的活性位点结合而使其失活（该作用也称自毁性抑制），从而明显降低绝经妇女血液循环中的雌激素水平，但对肾上腺皮质激素和醛固酮的生物合成有明显影响，主要用于绝经后雌激素或孕激素受体阳性的乳腺癌治疗。

7. 黄体生成素释放激素类药物　促黄体素释放素类似物包括戈舍瑞林、曲普瑞林和亮丙瑞林。该类药物主要作用于垂体－性腺轴，通过负反馈机制抑制垂体促性腺激素释放激素［又称促黄体素释放激素（LH－RH）］的生成和释放，导致垂体分泌促黄体素（LH）和促卵泡激素（FSH）的水平下降，进而抑制睾丸和卵巢生成睾酮和雌二醇。通过长期应用 LHRHα 而使男性血清中的睾酮和女性血清中的雌二醇水平维持在手术去势后的水平，这种药物作用是可逆的。使用这类药物可暂时增加男性血清睾酮和女性血清雌二醇的浓度，而使性激素依赖性肿瘤出现"暂时恶化"的现象，继而通过负反馈抑制脑垂体 LH 和 FSH 的合成，使血清 LH 和 FSH 的水平降低，从而降低睾酮和雌二醇的生成。该类药可用于绝经前及围绝经期晚期乳腺癌的治疗，以及前列腺癌的治疗，主要有戈舍瑞林和亮丙瑞林。

戈舍瑞林是 LH－RH 的一种类似物，长期使用戈舍瑞林抑制脑垂体 LH 的合成，从而引起男性血清睾丸酮和女性血清雌二醇的下降。主要用于前列腺癌，适用于可用激素治疗的前列腺癌；乳腺癌，适用于可用激素治疗的绝经前期及绝经期妇女的乳腺癌；子宫内膜异位症，缓解症状包括减轻疼痛并减少子宫内膜损伤的大小和数目。

亮丙瑞林为 LH－RH 的高活性衍生物，在首次给药后能立即产生一过性的垂体－性腺系统兴奋作用（急性作用），然后抑制垂体生成和释放促性腺激素，还可进一步抑制卵巢和睾丸对促性腺激素的反应，从而降低雌二醇和睾丸酮的生成（慢性作用）。主要用于绝经前且雌激素受体阳性的乳腺癌和前列腺癌的治疗。

8. 抗雄激素类药物　氟他胺（氟硝丁酰胺）是一种口服的非甾体类雄激素拮抗剂，氟他胺及其代谢产物 2－羟基氟他胺可与雄激素竞争雄激素受体，并与雄激素受体结合成复合物进入细胞核，与核蛋白结合，抑制雄激素依赖性的前列腺癌细胞生长，同时氟他胺还能抑制睾丸微粒体 $17-\alpha-$ 羟化酶和 17，20 裂合酶的活性，因而能抑制雄激素的生物合成。主要用于前列腺癌。

二、分子靶向药物

随着分子生物学技术和细胞遗传学等领域的发展，对肿瘤发生、发展过程中的分子机制，包括染色体异常、癌基因扩增、生长因子及其受体的过表达、肿瘤相关信号传导通路的激活等的认识不断深入，越来越多的针对不同靶点的分子靶向药物用于肿瘤治疗，迅速扩展着肿瘤药物治疗的领域，推进肿瘤的治疗观念和理论的发展。分子靶向治疗，是指针对参与肿瘤发生、发展过程中的细胞信号传导和其他生物学途径的治疗手段。靶向药物可以通过多种机制干扰肿瘤细胞的增殖和播散。主要机制有：干扰或阻断与细胞分裂、迁移和细胞外信号转导等参与细胞基本功能调控的信号转导分子，抑制肿瘤细胞增殖或诱导凋亡；直接作用于凋亡相关分子，诱导肿瘤细胞的凋亡；通过刺激或激活免疫系统，直接识别和杀伤肿瘤细胞或通过携带毒性物质杀伤肿瘤细胞。广义的分子靶向治疗的分子靶点包括参与肿瘤细胞分化、周期、凋亡、迁移、侵袭性行为、淋巴转移、全身转移等多过程，从 DNA 到蛋白或酶水平的任何亚细胞分子。

（一）分子靶向药物的主要作用靶点

分子靶向药物主要针对恶性肿瘤发生、发展过程中的关键靶点进行治疗干预，一些分子靶向药物在相应的肿瘤治疗中已经表现出了较好的疗效。尽管分子靶向药物对其所针对的肿瘤有较好疗效，并且耐受性较好、毒性反应较轻，但一般认为在相当长的时间内分子靶向药物还不能完全取代传统的细胞毒类抗肿瘤药，临床上更常见的情况是两者联合应用。分子靶向药物的作用机制和不良反应与细胞毒类药物有所不同，使用中不一定非要达到剂量限制性毒性和最大耐受量，与常规化疗、放疗合并应用一般会有更好的疗效。此外，肿瘤细胞携带的分子靶点在治疗前、后的表达和突变状况往往决定靶向药物的疗效和疾病的预后，这就对靶向药物的个体化治疗提出了更高的要求，目前分子靶向治疗药物的主要作用靶点有：

（1）与信号传导相关的酶抑制药：如针对 BCR－ABL 融合蛋白和 c－Kit 激酶的抑制药、EGFR 酪氨酸激酶抑制药、RA－MERK－ERK 信号传导通路抑制药等。

（2）抗新生血管生成药物：如抗 VEGF 抗体、VEGF 受体抗体、VEGF 受体酪氨酸激酶抑制剂和血管内皮抑素（endostatin，恩度）等。

（3）单克隆抗体：如针对 B 淋巴细胞表面 CD20 抗原、上皮肿瘤细胞表面 HER－2 抗原和表皮生长因子受体（EGFR）的单克隆抗体等。

（4）泛素－蛋白酶体抑制药：如硼替佐米（bortezomib）。

（5）作用于细胞周期的药物：如周期素依赖性激酶（cycling kinase CDK）抑制药和有丝分裂中 Aurora 激酶的抑制药等。

（6）其他：如蛋白激酶 C 抑制药、组蛋白去乙酰化酶抑制药、法尼基转移酶抑制药和金属蛋白酶抑制药等。

（二）分子靶向药物的分类

分子靶向药物目前尚无统一的分类方法，一般可根据药物的化学结构分为单克隆抗体和小分子化合物两类：单克隆抗体类药物多数不能穿透细胞膜，通过作用于肿瘤细胞生长的微环境和细胞表面的分子发挥作用；小分子化合物则可以穿透细胞膜，通过与细胞内的靶分子结合发挥作用。

1. 单克隆抗体类

（1）作用于细胞膜分化相关抗原的单克隆抗体：细胞膜分化抗原是指在细胞分化、成熟及活化的过程中出现或消失的表面标志，通常以分化抗原簇（CD）来代表。血细胞表面的分化抗原通常称之为白细胞分化抗原，在一些血液系统恶性肿瘤中会出现高表达。单克隆抗体与白细胞分化抗原结合后通过 CDC 和 ADCC 效应杀伤肿瘤细胞，还可以直接诱导肿瘤细胞凋亡。部分 CD 单克隆抗体可与化学药物、放射性核素构成单克隆抗体偶联物，将杀伤肿瘤细胞的活性物质特异性地输送到肿瘤细胞，以提高疗效。

目前临床常用的药物有：利妥昔单抗是一种针对 CD20 抗原的人鼠嵌合型单克隆抗体，CD20 抗原位于前 B 和成熟 B 淋巴细胞的表面，但在造血干细胞、正常血细胞或其他正常组织中不存在。利妥昔单抗可与 CD20 特异性结合导致 B 细胞溶解，从而抑制 B 细胞增殖，诱导成熟 B 细胞凋亡，临床用于治疗非霍奇金淋巴瘤，主要不良反应为畏寒、发热和寒战等与输液相关的不良反应。阿仑珠单抗是一种靶向 CD52 抗原的人源化、非结合型抗体，与带 CD52 的靶细胞结合后，通过宿主效应的补体依赖的细胞溶解作用、抗体依赖的细胞毒作用和细胞凋亡等机制导致细胞死亡，临床用于治疗慢性淋巴细胞白血病，主要不良反应有发热、恶心、呕吐、感染、失眠等。

（2）作用于表皮生长因子受体（HER）单克隆抗体：生长因子是一种对细胞生长有高效调节作用的多肽物质，通过与细胞膜上特异性受体结合而产生生物效应。生长因子及其受体发生基因突变将导致细胞生长、增殖失控，引起肿瘤。单克隆抗体与相应生长因子受体结合，阻断细胞增殖信号转导，抑制肿瘤细胞生长，同时也能通过诱导免疫应答杀伤肿瘤细胞。针对细胞因子及其受体的单克隆抗体主要有 EGFR 单克隆抗体、VEGFR 单克隆抗体、IGFR 单克隆抗体等。

目前临床应用的 EGFR 单克隆抗体主要有以下几种：曲妥珠单抗为重组人单克隆抗体，选择性地结合 HER－2 的细胞外区域，阻断 HER－2 介导的 PI3K 和 MAPK 信号通路，抑制 HER－2 过度表达的肿瘤细胞增殖。临床单用或者与紫杉类联合治疗 HER－2 高表达的转移性乳腺癌。主要不良反应为头痛、腹泻、恶心和寒颤等；西妥昔单抗和帕尼单抗针对 HER-1 的细胞外区域，前者属于人/鼠嵌合型 IgG1 单克隆抗体，后者则是完全人源化的 IgG2 单克隆抗体，作用主要为拮抗 EGFR 信号转导通路后抑制由该受体介导的肿瘤增殖作用，主要用于治疗转移性结直肠癌，西妥昔单抗亦可用于治疗头颈部肿瘤；尼妥珠单抗（nimotuzumab，泰欣生）是我国研发的人源化单抗，用于 HER-1 阳性表达的 III/IV 期鼻咽癌治疗。

（3）用于 VEGF 的单克隆抗体：肿瘤的生长和转移必须有新生血管的形成，VEGF 作为重要的促血管生长因子，与受体结合后能够诱导肿瘤血管形成，促进肿瘤生长。VEGFR 不仅在血管内皮细胞上表达，而且在肿瘤细胞上过表达。单克隆抗体与 VEGF 结合后不仅抑制肿瘤血管新生，同时还可以抑制肿瘤细胞增殖，促进肿瘤细胞凋亡。贝伐珠单抗为重组人源化单克隆抗体，可选择性地与 VEGF 结合。阻碍 VEGF 与其位于肿瘤血管内皮细胞上的受体结合，抑制肿瘤血管生成，从而抑制肿瘤细胞生长。临床主要用于转移性结直肠癌、晚期非小细胞肺癌、转移性肾癌等的治疗。不良反应主要为高血压、蛋白尿、胃肠穿孔及阻碍伤口愈合等。

2. 小分子化合物类

（1）单靶点抗肿瘤小分子化合物：EGFR 酪氨酸激酶抑制剂（EGFR-TKI），目前已应用于临床的药物有吉非替尼、厄洛替尼和埃克替尼。EGFR-TKI 通过竞争 EGFR-TKI 催化区域上的 Mg-ATP 结合位点，阻断其信号传递，抑制有丝分裂原活化蛋白激酶的活化，促进细胞凋亡，并能抑制肿瘤血管生成。研究发现，只有存在 EGFR 敏感突变的非小细胞肺癌才能从 EGFR-TKI 治疗中获益。临床用于 EGFR 外显子突变阳性（如 19 外显子缺失突变或 21 外显子 L858 的突变等）的晚期非小细胞肺癌的一线治疗；既往化疗失败的晚期非小细胞肺癌的二线、三线治疗；厄洛替尼单药或联合 GEM 可用于治疗进展期胰腺癌。不良反应主要为腹泻、恶心、呕吐等消化道症状及丘疹、瘙痒等皮肤症状。

伊马替尼是针对 BCR-ABL 酪氨酸激酶的小分子抑制剂，与 ATP 竞争结合于酪氨酸激酶的 ATP 结合袋中，从而抑制该激酶的活性。此外，伊马替尼还可以抑制血小板衍生生长因子受体（PDGFR）、c-Kit 的酪氨酸激酶，大多数胃肠道间质瘤（GIST）存在 c-Kit 基因表达突变，对伊马替尼治疗有效率可达 90%。用于治疗费城染色体阳性的慢性髓系白血病的慢性期、加速期或急变期；成人复发的或难治的费城染色体阳性的急性淋巴细胞白血病；不能切除和（或）发生转移的恶性胃肠道间质瘤的成人患者；用于 c-Kit（CD117）阳性的 GIST 手术切除后具有明显复发风险的成人患者的辅助治疗。轻、中度不良反应多见，如消化道症状、液体潴留、肌肉骨骼疼痛及头痛乏力等，较为严重的不良反应主要为血液系统毒性和肝脏损伤。

依维莫司（everolimus）是西罗莫司类半合成衍生物，为一种 mTOR 抑制剂，可与细胞内的 FK506 结合蛋白结合形成复合物，再与 mTOR 的 FRB 区相结合，由此抑制 mTOR 的激酶活性，依维莫司还可以抑制缺氧诱导因子的表达，并下调 VEGF，从而抑制肿瘤细胞增殖，抑制血管生成。用于舒尼替尼或索拉非尼治疗失败的晚期肾细胞癌、室管膜下巨细胞性星形细胞瘤的治疗，还可用于复发的晚期乳腺癌的治疗。

硼替佐米是一种二肽硼酸盐，属可逆性蛋白酶体抑制剂，可选择性地与蛋白酶活性位点的苏氨酸结合，抑制蛋白酶体 26S 亚单位的糜蛋白酶和（或）胰蛋白酶活性。26S 蛋白酶体是一种大的蛋白质复合体，可降解泛蛋白，泛蛋白酶体通道在调节细胞内特异蛋白的浓度中起到重要作用，以维持细胞内环境的稳定，蛋白水解会影响细胞内多级信号串联，这种对正常细胞内环境的破坏会导致细胞死亡。临床用于多发性骨髓瘤和套细胞淋巴瘤的治疗。乏力、腹泻、恶心、呕吐、发热、血小板减少等为主要不良反应。

（2）多靶点抗肿瘤的小分子化合物：索拉非尼是多靶点酪氨酸激酶抑制剂，其作用靶点包括 PDGFR、VEGF 受体（VEGFR2 和 VEGFR3）、c-Kit、Fms 样酪氨酸激酶 3（FLT3）和 RAF，通过抑制肿瘤增殖和抑制肿瘤新生血管生长两方面作用抑制肿瘤生长。用于治疗不能手术的晚期肾癌和无法手术或远处转移的原发性肝癌。不良反应有乏力、体重减轻、皮疹、脱发、腹泻、恶心、腹痛等。

舒尼替尼能抑制多个受体型酪氨酸激酶（RTK），对 PDGFR（α 和 β）、VEGF 受体（VEG-FR1、

VEGFR2 和 VEGFR3）、c-Kit、FLT3、1 型集落刺激因子受体（CSF-1R）和胶质细胞衍生的神经营养因子受体（RET）等活性均具有抑制作用，其中某些受体型酪氨酸激酶参与肿瘤生长、病理性血管形成和肿瘤转移的过程。用于既往治疗失败的胃肠道间质瘤，c-Kit 基因 9 号外显子突变的胃肠道间质瘤患者用伊马替尼治疗不理想，但用舒尼替尼疗效较好；还可用于治疗不能手术的晚期肾癌。不良反应有乏力、发热、腹泻、恶心、黏膜炎、高血压、皮疹等。

拉帕替尼是小分子靶向双重酪氨酸激酶抑制剂，在治疗剂量可同时阻断 ErbB1/EGFR 和 ErbB2/HER-2 的酪氨酸激酶活性，通过阻断 EGFR 和 HER-2 的同质和异质二聚体下调信号，抑制肿瘤的增殖和转移。临床用于晚期和转移性乳腺癌的治疗。不良反应有胃肠道反应，包括恶心、腹泻、口腔炎和消化不良等，还有皮肤干燥、皮疹、背痛、呼吸困难及失眠等。

（三）其他

重组人血管内皮抑素为我国研发的内源性肿瘤血管生成抑制剂血管内皮抑素的基因工程药物，可通过多种通路抑制肿瘤血管生成。药理作用机制为抑制肿瘤血管内皮细胞的增殖和迁移进而抑制肿瘤血管的生成，阻断肿瘤细胞的营养供给，从而达到抑制肿瘤增殖或转移的目的。临床主要用于配合化疗，治疗不能进行手术的非小细胞肺癌。心脏毒性为其主要不良反应，此外还有消化系统不良反应如腹泻、肝功能异常和皮疹等。

（杜 洁）

第五章

干细胞支持下的大剂量化疗

第一节 造血干细胞移植

一、造血干细胞移植的发展

造血干细胞移植（hematopoietic stem cell transplantation，HSCT）是将供者的造血干细胞经静脉输注给受体，完全或部分取代并重建受体造血系统的过程，以达到治疗恶性肿瘤或其他疾病的目的。造血干细胞移植发展初期，干细胞来源于骨髓，称为骨髓移植。目前除了骨髓之外，造血干细胞有多种来源，如外周血和脐血等，因此骨髓移植这一用语已被更为广义的造血干细胞移植取代。造血干细胞移植在良恶性疾病治疗中的作用有：①提供足够数量的造血干细胞重建受体造血系统，使患者（受体）从致死性骨髓抑制中恢复。对于恶性肿瘤，患者可以接受常规条件下所不允许的超大剂量化/放疗，获得更好的疗效。当化疗剂量与肿瘤疗效正相关，而剂量限制性毒性为骨髓抑制时，自体造血干细胞移植是最有效的治疗手段。对于非恶性疾病如先天性或后天性骨髓衰竭、异常造血等，异基因造血干细胞移植为患者提供正常的造血系统，恢复骨髓功能。②重建受体的免疫功能：对于恶性肿瘤患者，异基因供者的免疫细胞以及输注供者淋巴细胞可以发挥移植物抗肿瘤作用，清除化/放疗后患者体内残留的肿瘤细胞。对于非恶性疾病如自身免疫性疾病或先天性免疫缺陷性疾病，自体或异基因移植使患者获得健康的免疫系统。③为受体提供健康的基因：对于基因缺陷的疾病如 Hurler 综合征或其他先天性代谢性疾病，异基因移植使患者获得健康的基因，以减慢或阻断疾病的进展。

造血干细胞移植的临床应用历史可以追溯至 20 世纪 40 年代，骨髓输注最初用于研究性治疗原子弹辐射造成的严重骨髓抑制。由于供者和受体之间骨髓配型不相合，早期的骨髓移植动物实验受挫于致死性的移植物排斥反应和移植物抗宿主病（graft - versus - host disease，GVHD）。20 世纪 60 年代末期，人类白细胞抗原（human leukocyte antigen，HLA）以及其在移植物排斥反应中的决定性作用得以发现和认识，HLA 分型技术随之建立，这一关键性进展推动了造血干细胞移植的实验室研究和临床应用。20 世纪 60 年代末至 70 年代，Thomas 率先将异基因骨髓移植从动物试验应用于临床，成功地采用来自 HLA 配型相合的同胞供者的骨髓移植治愈了部分白血病患者。70 年代末，自体骨髓移植支持下的大剂量化疗被应用于治疗淋巴瘤。时至今日，造血干细胞移植的机制研究、动物试验和临床应用均取得显著进展，成为多种良恶性疾病的标准治疗或研究性治疗方案，在全世界范围广泛开展，并组成数个大规模的区域性或国际性数据采集和合作研究中心，如欧洲血液和骨髓移植组（European Group for Blood and Marrow Transplantation，EBMT）、美国血液与骨髓移植学会（American Society for Blood and Marrow Transplantation，ASBMT）和国际血液和骨髓移植研究中心（Center for International Blood and Marrow Transplant Research，CIBMTR）等。造血干细胞移植例数逐年递增。90 年代初期，乳腺癌患者成为自体移植的主体，1999 年后淋巴系统疾病成为自体移植的主要适应证。随着自体移植患者年龄限制的放宽和更多中心开展这项技术，自体移植在全球的例数持续增长。异基因移植例数在过去 30 年稳定增长，至 21 世纪初期，由于伊马替尼的应用，慢性粒细胞白血病的移植例数减少，异基因移植数年增长缓慢。此后随着无关供者移植、非清髓性移植以及脐血移植的迅速发展，异基因移植例数在最近几年加速增长。目前造血干细胞移植最常见适应证为淋巴系统疾病，2008 年约 60% 的移植患者为浆细胞病或淋巴瘤。自体移植主要用于治疗多发性骨髓瘤和淋巴瘤，异基因移植用于治疗急性白血病。

二、造血干细胞来源

CD34 是临床上用于识别造血干细胞的分子标志物，通过检测表达 CD34 的细胞（CD34$^+$ 细胞）可以计算造血干细胞含量。自体或异体采集的造血干细胞为含有多种细胞成分的混合物，除了 CD34$^+$ 细胞外，还混有大量成熟淋巴细胞、粒细胞、红细胞、基质细胞、血小板等，肿瘤患者的自体造血干细胞中还可能混有肿瘤细胞。不同来源的造血干细胞各种细胞成分比例略有差别，造血干细胞来源的选择取决于患者疾病对移植物的要求和供者的意愿。目前用于临床的造血干细胞来源有骨髓、外周血造血干细胞和脐带血。

（一）骨髓

骨髓是移植发展早期的造血干细胞主要来源，目前很大程度上被外周血造血干细胞取代。采集骨髓时，供者需要接受全身麻醉或硬膜外麻醉，采集部位通常为髂后上棘，如果采集量大，还可以从髂前上棘和胸骨采集。成人受体造血功能重建需要的骨髓细胞数为 2×10^8 有核细胞/kg 受体体重，通常需要供者提供 700 ~ 1 500ml 的骨髓。美国骨髓库（National Marrow Donor Program，NMDP）规定骨髓采集量上限为 15ml/kg 供者体重。由于失血量大，采集过程中需要回输预先储存的自体红细胞。采集的骨髓不能长期保存，4℃下保存 24 小时骨髓干细胞活性基本没有下降，保存 72 小时后干细胞活性损失近 1/3。骨髓采集的并发症主要为麻醉相关的不良反应，其中危及生命的并发症发生率为 0.27% ~ 0.40%。由于骨髓采集需要麻醉以及创伤相对较大，骨髓在自体移植中已基本被外周血造血干细胞取代，在成人异基因移植中的使用也明显减少，但仍为儿童移植的造血干细胞主要来源。骨髓干细胞中成熟淋巴细胞含量较外周血干细胞少，GVHD 发生率相对降低。非肿瘤性疾病（如再生障碍性贫血等）不需要移植物抗肿瘤作用，为了减少 GVHD 的发生，骨髓为移植首选的干细胞来源。

（二）外周血造血干细胞

骨髓是造血干细胞增殖分化的场所，正常状态下，少量的造血干细胞进入血液循环，在骨髓和外周血中形成动态平衡。当机体处于稳态时，外周血的 CD34$^+$ 细胞数量极少，仅占白细胞的 0.01% 左右。一些化疗药物和细胞因子可以改变造血干细胞表面黏附分子表达，造成大量干细胞从骨髓脱落，进入血液循环，这一过程称为造血干细胞动员，此时可以通过血细胞分离机从供体外周血中采集到造血干细胞。外周血造血干细胞采集过程简单、方便、安全，供者创伤和血容量丢失小，移植后造血功能恢复迅速。单次移植需要采集造血干细胞的下限为 $(2 ~ 5) \times 10^6$ CD34$^+$ 细胞/kg 受体体重。自体移植中，98% 的成人患者和 91% 儿童患者的干细胞来源为外周血造血干细胞。对于异基因移植，外周血干细胞中成熟 T 淋巴细胞含量高，增加了慢性 GVHD 的发生率。经过反复化疗的患者造血干细胞动员不良，需要多次采集，造血干细胞动员失败的比例可高达 30%。

（三）脐血

20 世纪 80 年代末以来，脐血成为造血干细胞的重要来源之一。异基因移植所需的脐血干细胞数量下限为 1.7×10^5 CD34$^+$ 细胞/kg 受体体重。脐血干细胞在产妇分娩后立即采集储存，其优势为来源广泛，采集方便，对供者没有任何损害。脐血移植重要的优势在于容易获得；采集方便、安全；脐血免疫细胞相对幼稚、不成熟，移植后 GVHD 的发生率低；对供者的 HLA 配型要求相对不严格。单份脐血的缺陷在于造血干细胞数量有限，对体重较大的儿童或成人患者不足以重建造血功能；移植后造血和免疫重建延迟，感染风险增加，移植早期死亡率高。目前新技术的应用如体外脐血扩增和多份脐血移植等一定程度上克服脐血干细胞的缺点，促进了脐血移植的临床应用。

三、造血干细胞移植类型

根据供者的不同，造血干细胞移植分为自体造血干细胞移植、同基因造血干细胞移植和异基因造血干细胞移植。自体造血干细胞移植和异基因造血干细胞移植详见随后的章节。

（一）自体造血干细胞移植

自体造血干细胞移植的干细胞来自患者本人，由于不存在 GVHD，移植并发症较轻，对患者的年龄限制较宽，老年患者也能安全进行自体移植。移植相关死亡率低。自体造血干细胞中可能混有肿瘤细胞，缺乏移植物抗肿瘤作用，移植后肿瘤复发率高于异基因移植患者。

（二）同基因造血干细胞移植

同基因移植的造血干细胞来自同卵孪生同胞。其优势在于不存在 GVHD 或移植物排斥反应，造血干细胞中没有肿瘤细胞污染。缺点在于没有异基因移植的移植物抗肿瘤作用，而且不足 1% 的患者有同卵孪生供者。

（三）异基因造血干细胞移植

异基因移植的造血干细胞来自受体之外的供者。HLA 配型相合的同胞为首选的干细胞供者，但仅不足 30% 的患者有合适的同胞供者，这一比例在中国更低。30% ~ 40% 的患者可以通过骨髓库找到 HLA 配型相合的无关供者。脐血库的建立提高了儿童患者获得异基因移植的机会。异基因移植的优势在于移植物中没有肿瘤细胞污染，移植物中的 T 淋巴细胞可以介导移植物抗肿瘤作用，移植后患者的复发率低于自体移植和同基因移植。缺陷在于存在 GVHD，移植相关死亡率相对较高。部分患者无法获得合适供者。无关供者的甄选过程长，平均需要 2 ~ 3 个月（表 5 - 1）。

表 5 - 1 自体造血干细胞移植和异基因造血干细胞移植比较

	异基因移植	自体移植
患者年龄上限		60 ~ 70 岁
清髓性移植	40 ~ 60 岁	
非清髓性移植	65 ~ 75 岁	
移植物抗肿瘤作用	存在	不存在
移植物肿瘤细胞污染	不存在	存在
主要并发症	GVHD	肿瘤复发
主要适应证	急性白血病	多发性骨髓瘤
		淋巴瘤

四、预处理

输注造血干细胞之前（即移植前）受体需要接受大剂量化疗和（或）放疗，这一过程称为预处理。预处理的目的为：①尽可能清除患者体内残留的肿瘤细胞；②清除患者体内导致自身免疫疾病的异常免疫细胞；③清除患者体内免疫细胞，预防移植物排斥反应和 GVHD。根据疾病和移植类型采用的不同预处理方案。例如肿瘤患者自体移植的预处理方案由该肿瘤敏感的化疗药物和（或）放疗组成，异基因移植的预处理方案通常包含免疫抑制作用强的药物以提高异体干细胞植入成功率。

异基因移植的常规预处理方案强度大，称为清髓性造血干细胞移植，患者的骨髓抑制和非血液毒性均很显著，因此在老年患者和一般状态较差的患者中的应用受到限制。减低预处理强度的异基因造血干细胞移植（reduced - intensity transplant），又称为非清髓性移植（nonmyeloablative transplant）或小移植（mini - transplant），采用免疫抑制药物如氟达拉滨和低剂量全身照射的预处理方案，对患者的免疫系统有很强的抑制作用，从而保证移植物植入。其预处理强度显著低于常规预处理方案，对患者的造血系统抑制较轻，毒性相对较轻，移植相关死亡率降低，可以用于老年患者。但减低强度的预处理方案不足以清除肿瘤细胞，抗肿瘤作用主要依赖于移植物抗肿瘤作用。恶性度高、进展迅速的肿瘤减低强度移植后的复发率增高。

五、造血干细胞移植适应证

造血干细胞移植最常见适应证为淋巴系统肿瘤。60%的成人移植患者的诊断为多发性骨髓瘤或淋巴瘤，异基因移植的成人患者中，急性白血病患者占52%。20岁以下的异基因移植患者中，50%为急性白血病，36%为非肿瘤性疾病。随着新药的出现和新的临床研究结果的应用，造血干细胞移植的适应证也随之改变。例如过去异基因移植是慢性粒细胞白血病的首选治疗，随着伊马替尼的出现并在临床研究证实了对慢性粒细胞白血病的治疗作用，异基因移植已成为二线治疗方案。目前造血干细胞移植的适应证见表5-2。

表5-2　造血干细胞移植适应证

	自体移植	异基因移植	
白血病	急性粒细胞性白血病	白血病	急性粒细胞性白血病
	骨髓增生异常综合征		急性淋巴细胞性白血病
	慢性淋巴细胞性白血病		慢性粒细胞性白血病
			骨髓增生异常综合征
			慢性淋巴细胞性白血病
骨髓增生性疾病		骨髓增生性疾病	
淋巴瘤	非霍奇金淋巴瘤	淋巴瘤	非霍奇金淋巴瘤
	霍奇金淋巴瘤		霍奇金淋巴瘤
浆细胞病	多发性骨髓瘤	浆细胞病	多发性骨髓瘤
	原发性淀粉样变性		原发性淀粉样变性
实体瘤	生殖细胞瘤		
	神经母细胞瘤		
其他疾病	自身免疫性血细胞减少症	其他疾病	再生障碍性贫血
	系统性硬化症		阵发性夜间血红蛋白尿
	类风湿关节炎		范可尼贫血
	多发性硬化症		先天性纯红细胞再生障碍性贫血
	系统性红斑狼疮		中型地中海贫血
	克罗恩病		重症联合免疫缺陷
			Wiskott - Aldrich 综合征
			先天性代谢缺陷

六、造血干细胞移植并发症

造血干细胞移植并发症来自于预处理方案的毒性、长时间的骨髓抑制和免疫抑制，以及异基因免疫细胞的攻击。移植相关并发症分为感染、GVHD、移植早期非感染性并发症和移植远期非感染性并发症。

（一）感染

移植相关感染与预处理造成的消化道黏膜和皮肤屏障损害、粒细胞缺乏、移植前后免疫抑制剂的使用，以及静脉插管相关。自体移植的感染主要发生于移植后骨髓抑制期，并且较容易控制。异基因抑制患者的感染风险则存在于移植全过程，尤其并发慢性 GVHD 的患者，感染仍是移植远期相关死亡的主要原因。减低强度移植患者的早期感染率较常规异基因移植低，但远期感染风险相似。

移植早期30%患者发生细菌感染，常见的病原体为来自皮肤和上消化道的革兰氏阳性菌和来自肠道的革兰氏阴性菌。感染性腹泻患者的最常见的病原体为艰难梭状芽孢杆菌。自体移植和异基因移植后侵袭性真菌感染的发生率约为5%和30%。常规预防性治疗下，卡氏肺囊虫性肺炎的发生率仅占移植相关肺炎的 1%～2%。既往 15% 的异基因移植患者死于巨细胞病毒（cytomegalovirus，CMV）肺炎，随着对 CMV 感染早期检测方法的进步，有效的监测和早期治疗使 CMV 肺炎的发生显著降低。但 CMV 血清学阳性脐血移植患者移植后 CMV 再活化风险增高，这类患者除了进行 CMV 抗原监测外，还应给予 CMV 预防性用药。

乙型肝炎携带患者接受造血干细胞移植时，由于大剂量化疗严重抑制了患者的免疫功能，导致乙肝病毒在肝细胞内大量复制，移植后随着患者免疫功能恢复，免疫细胞攻击受感染的肝细胞，有可能造成急性重型肝炎。未接受乙肝病毒活化预防治疗的患者自体移植后接近 2/3 的患者出现肝炎激活。拉米夫啶或其他抗乙肝病毒复制药物可以有效预防乙肝携带移植患者发生肝炎激活。

（二）移植物抗宿主病（graft versus host disease，GVHD）

是异基因移植最重要的并发症，主要的危险因素是 HLA 配型不相合。根据 GVHD 发生时间分为急性 GVHD 和慢性 GVHD。发生机制、诊断和治疗详见异基因移植章节。

（三）移植早期非感染性并发症

1. 黏膜炎　是预处理方案和甲氨蝶呤最常见的并发症，患者出现严重的口腔疼痛、恶心、腹痛和腹泻等症，严重时需要肠外全营养支持和使用阿片类镇痛药。接受 $140mg/m^2$ 及以上剂量的美法仑治疗的患者，在美法仑输注前 15～30 分钟开始吸食冰块，用至美法仑输注结束后 4～6 个小时可有效减少和减轻口腔黏膜炎的发生。接受 TBI/CY/VP-16 预处理的自体移植患者给予重组人角质细胞生长因子 palifermin 可明显降低口腔黏膜炎的发生率。

2. 肝窦阻塞综合征（sinusoidal obstruction syndrome，SOS）　是预处理相关的肝脏毒性，由肝窦内皮细胞坏死脱落阻塞肝窦流出道所引起的肝内窦性门脉高压症。临床特征为肝脏肿大伴肝区疼痛、体重增加和黄疸。出现症状时间通常在 Day-3 至 Day+20 之间，含有环磷酰胺的预处理方案如 BuCy、Cy/TBI 等，发生 SOS 的时间早于其他方案。SOS 的发生率与预处理强度有关，减低强度的预处理发生率可为 0，环磷酰胺 120mg/kg 加上 TBI>14Gy 的方案发生率可高达 50%。环磷酰胺和 TBI 是导致肝窦毒性最常见的因素。有肝脏基础疾病等 SOS 高危因素的患者尽量避免使用 Cy/TBI 预处理。目前临床上缺乏可靠的 SOS 预防性和治疗性药物，去纤苷（defibrotide）在儿童患者中对肝脏具有保护作用，目前仅用于研究性治疗。

3. 移植相关肺损伤　移植后 4 个月内发生，危险因素有 TBI、异基因移植和急性 GVHD。供者淋巴细胞、中性粒细胞和肿瘤坏死因子（TNF）等参与肺损伤的发生。移植性肺损伤的死亡率可高达 60%，早期采用激素和 TNF-α 拮抗剂依那西普治疗可以减轻肺损伤，改善症状。

4. 植入综合征　在自体或异基因移植后粒细胞恢复过程中发生。症状包括发热、皮疹和非心源性肺水肿，少数严重者可发生急性肾功能衰竭和弥漫性肺泡出血。发生机制与炎症因子释放、血管内皮细胞损伤、毛细血管通透性增加有关。症状与超急性 GVHD 难以鉴别，多见于自体移植，激素治疗可迅速缓解症状，尤其是肺部临床表现。

5. 植入失败　原发植入失败是指在移植后受体存活 ≥28 天，ANC 不能达到 ≥$0.5×10^9/L$。继发植入失败是指初次植入后，ANC 又下降到 $0.5×10^9/L$ 以下。植入失败的患者应进行血液和骨髓检查以鉴别移植物排斥或白血病复发，并排除感染。

6. 其他毒性　预处理化/放疗相关的急性毒性如严重的血液学毒性、恶心、呕吐等消化道反应、心脏毒性、出血性膀胱炎、肾脏毒性、脱发、皮肤毒性等。血栓性微血管病，表现为移植相关的溶血尿毒综合征。

（四）移植远期非感染性并发症

1. 不育　女性患者移植后大多数出现绝经和不育，预处理前以药物去势抑制卵巢功能对卵巢具有保护作用。男性患者移植后通常并发不育，年轻患者有可能恢复生育功能。不同预处理药物对生育功能影响不同，含 TBI 的预处理对生育功能影响最显著。

2. 继发性肿瘤　异基因移植后皮肤、口腔黏膜、甲状腺、骨和脑肿瘤的发生率增高。自体移植患者骨髓增生异常综合征和急性白血病的发生率增高。移植后发生第二肿瘤的时间顺序为移植后淋巴增殖性疾病、骨髓增生异常综合征、急性白血病和实体瘤。

3. 儿童生长发育障碍 清髓性预处理方案对儿童生长发育造成影响，生长激素治疗可以促进移植后儿童的身高。

4. 其他 甲状腺功能减退、白内障、无血管性骨坏死等。

七、造血干细胞移植预后

造血干细胞移植预后因肿瘤类型、移植前疾病状态、移植和供者类型，以及患者年龄、体力状态、脏器功能不同而变化。移植后100天死亡率通常用于反映移植毒性，但也取决于移植前疾病状态。急性白血病初次完全缓解时移植的早期死亡率低，长期生存率高，移植时未获得完全缓解的患者移植疗效最差。自体移植过程相对安全，移植目的为根治肿瘤或延长生存期，其100天死亡率显著低于异基因移植，淋巴瘤自体移植的100天死亡率约为2%~4%，急性白血病为6%~7%。自体移植后原发肿瘤是最常见死因。异基因移植的100天死亡率约10%~40%，无关供者移植的移植早期死亡率高于HLA配型相合的同胞供者移植，主要死因为原发肿瘤、GVHD、感染和重要器官损伤。无关供者移植后肿瘤复发死亡率最低，但脏器功能衰竭和感染的死亡率高于其他类型移植。

（杜　洁）

第二节　自体造血干细胞移植

自体造血干细胞的支持可以克服肿瘤治疗上骨髓抑制对大剂量化疗或放疗的限制，最大程度提高放化疗剂量，以期提高放化疗敏感肿瘤的治愈率。由于有造血干细胞的支持，自体移植患者的骨髓抑制程度和时间与急性白血病的诱导化疗或高强度的淋巴瘤常规化疗相当。经过四十多年的临床研究和应用，自体移植的疗效和安全性取得明显改善，全球总体的移植相关死亡率低于5%，老年患者已不被排除于自体移植之外。门诊随访体系完善的中心可以在门诊实施自体移植，患者需要住院治疗的时间缩短。自体移植由于缺乏移植物抗肿瘤作用以及存在肿瘤细胞污染干细胞的问题，移植后复发是该治疗的主要缺陷，尤其是肿瘤侵犯骨髓的疾病。目前自体移植已适用于肿瘤以外的非恶性疾病，如自身免疫性疾病。本章节仅介绍自体移植在肿瘤治疗中的应用。

一、造血干细胞动员和采集

目前外周血造血干细胞移植已基本取代骨髓移植。从外周血采集足够数量的造血干细胞是保障移植后造血恢复尤其是血小板恢复的关键因素，从而降低感染风险、减少成分输血。基础状态下，外周血造血干细胞数量极少，需要进行造血干细胞动员促进干细胞从骨髓释放入外周血。造血干细胞和骨髓基质细胞之间通过一系列黏附分子的相互作用使干细胞定居于骨髓微环境，细胞因子如G-CSF、化疗联合细胞因子，以及一些新药通过下调、降解或抑制黏附分子之间的作用使造血干细胞脱离骨髓基质细胞，大量进入血液循环。细胞因子G-CSF和GM-CSF是干细胞动员的常规药物，其他因子如TPO、EPO、干细胞因子等目前用于临床研究，新药普乐沙福（Plerixafor）用于既往动员失败或预计动员不良的患者。化疗联合细胞因子较单纯细胞因子明显提高动员效率，减少采集次数，其干细胞采集量可提高达2.5倍。淋巴瘤或多发性骨髓瘤最常用的动员化疗方案为环磷酰胺单药或环磷酰胺联合依托泊苷，但目前并没有各种肿瘤的"标准"动员方案，CHOP、ICE、DHAP等常见方案均可作为动员方案，G-CSF通常在化疗结束24小时后开始使用，剂量5μg/kg，每日2次，用至采集结束。在此基础上加用GM-CSF，干细胞采集量没有明显改善。

经外周血采集的"造血干细胞"为真正的干细胞和各级造血祖细胞的总称。干细胞和早期祖细胞表面表达CD34，因此，临床上以CD34$^+$细胞数来监测动员效果、决定采集时机和计算采集量。化疗联合G-CSF的动员方案于化疗后7~10天白细胞达到最低点，随后外周血CD34$^+$细胞数逐日递增，当外周血 CD34$^+$细胞数 ≥（10～20）×10^6/L 可以开始采集造血干细胞，通常需要 1～3 次的采集。不同患者的采集时机变化很大并且难以预测。单次自体移植的采集目标为 CD34$^+$细胞数≥5×10^6/kg 受体体重，最低可接受的造血干细胞数为 CD34$^+$细胞数≥2×10^6/kg 受体体重。更低的造血干细胞数可导致移植后血小板恢复明显延迟，更长的住院天数、更多的抗生素使用和成分输血。一些研究报道淋巴瘤移植后 OS 与 CD34$^+$细胞数呈正相关。骨髓侵犯的患者骨髓中的肿瘤细胞可以随造血干细胞动员过程进入血液循环，这类患者动员时机应选择骨髓完全缓解后进行。多发性骨髓瘤难以获得骨髓完全缓解，在干细胞采集前应进行外周血骨髓瘤细胞流式细胞仪检测，避免在外周血骨髓瘤细胞阳性的情况下采集干细胞，以尽量减少肿瘤细胞污染。

总体而言，10%～30% 的患者动员后采集的干细胞数不足 2×10^6 CD34$^+$细胞/kg 体重，称为动员失败。动员前接受高强度的反复化疗是动员失败的主要原因，复发性淋巴瘤和多发性骨髓瘤的患者中较多见。年龄和骨髓侵犯也与动员失败相关。主治医师根据动员过程外周血 CD34$^+$细胞数的监测情况调整动员方案或尝试第二次动员。挽救措施包括加大 G－CSF 剂量、联合其他细胞因子、联合新药等。临床实验中 Plerixafor 显著提高 G－CSF 的动员效果，在 NHL 患者中动员成功率接近单用 G－CSF 的两倍。Plerixafor 是 CXCR4 抑制剂，可逆性抑制造血干细胞表面的 CXCR4 与骨髓基质细胞表面的基质细胞衍生因子（stromal cell derived factor－1α，SDF－1α）结合，削弱骨髓基质细胞对干细胞的锚定作用，促进干细胞脱离骨髓微环境，释放入血。

二、预处理

自体移植缺乏异基因移植的移植物抗肿瘤功能，治疗肿瘤依靠高强度的预处理对残留肿瘤细胞的杀伤作用，自体移植预处理的目的在于最大限度杀灭肿瘤细胞。自体造血干细胞的支持克服了化放疗的剂量限制性血液学毒性，预处理剂量显著高于常规化疗剂量，但剂量仍受到非血液学毒性限制，如黏膜炎、肺毒性、SOS 等。因此预处理方案选择以主要毒性为骨髓抑制、非骨髓毒性交叉少的不同药物组成，以保证每个组成药物均可用至接近最大剂量。骨髓抑制轻微而非血液学毒性明显的药物如长春新碱、甲氨蝶呤、博来霉素等则不适合用于预处理方案。烷化剂是理想的和最重要的预处理组成药物，其毒性以骨髓抑制为主，非骨髓毒性较小。体外研究显示烷化剂对肿瘤细胞杀伤作用的量效关系曲线呈陡直斜线，因此通过提高剂量或不同类型烷化剂联合使用可以有效克服肿瘤细胞耐药性。现有的预处理方案基本都含有 1～2 个烷化剂或作用类似烷化剂的铂类药物，如卡铂、异环磷酰胺用于生殖细胞瘤，白消安、美法仑、环磷酰胺等用于血液肿瘤、淋巴瘤和实体瘤。除了传统的细胞毒药物外，靶点药物因毒性和作用机制不同，并与化疗药物有协同作用，目前也在临床试验与传统的预处理方案联用，如利妥昔单抗（美罗华）和放射免疫靶向药物等。放疗的作用机制与化疗药物不同，二者联合可以起协同作用，但全身照射受到肺毒性的剂量限制，仅用于对放疗高度敏感肿瘤如白血病、淋巴瘤的预处理方案中。不同肿瘤有各自常用的预处理方案，但没有"标准"方案。临床上根据肿瘤对化疗药物或放疗的敏感性，患者既往治疗情况选择预处理方案。二次自体移植患者的两次预处理方案选择交叉耐药少的药物组成。

耐药性显著的肿瘤细胞和"肿瘤干细胞"对化疗的敏感度低，即使大剂量化疗也无法完全清除所有的肿瘤细胞，由于缺乏异基因移植对肿瘤持续的免疫杀伤作用，自体移植后肿瘤复发是其最大缺陷。但异基因移植严重的并发症和移植相关死亡限制了它的临床应用。减低强度的异基因移植保留了移植物抗肿瘤作用，但缺乏高强度的预处理对肿瘤的杀伤作用，尽管毒性显著降低，但肿瘤复发率增高。将自体移植和减低强度的异基因移植结合似乎是"完美组合"，保留了高强度预处理方案对肿瘤和杀伤作用，患者也获得移植物对微小残留病灶的持续清除作用，同时避免了常规异基因移植的高毒性和移植相关死亡。目前自体移植后加减低强度异基因移植在自体移植无法根治，而多数患者不能耐受常规异基因移植的多发性骨髓瘤中取得较好的疗效。自体移植后预防复发的方法还有应用免疫增强剂如 IL－2 等诱导自体移植物抗肿瘤作用，以及使用毒性低的靶向药物如利妥昔单抗、沙利度胺等维持治疗。

自体移植预处理剂量强度高，毒性相应较常规化疗显著。移植人群一般选择 70 岁以下，无严重心血管、肝、肾、肺部基础病变或功能损害，以及无活动性感染。患者有严重恶心、呕吐等胃肠道反应，黏膜炎，肝功能损害，心脏及肺部毒性和骨髓抑制等。预处理同时应给予积极的支持治疗和毒性监测。除了常规的止呕、水化、预防性抗感染、成分输血外，还需要针对具体药物的特殊毒性进行预防用药，如环磷酰胺的出血性膀胱炎、美法仑的黏膜炎和白消安的中枢毒性等。干细胞回输后不需要常规给予G-CSF，但 G-CSF 可以缩短粒细胞恢复时间。随着对并发症防治和支持治疗的进展，自体移植已成为安全的治疗手段，其移植相关死亡率一般低于 5%。

三、自体造血干细胞移植在肿瘤中的应用

自体造血干细胞移植适应证见表 5-3。

表 5-3 自体造血干细胞移植成人适应证

疾病	疾病状态	自体移植	疾病	疾病状态	自体移植
DLBCL	CR 1（aaIPI 2~3）	CO/D	HL	CR1	NR
	PR 1，CR/PR >1	S		CR >1，PR	S
	化疗耐药	NR		化疗耐药	CO
MCL	CR/PR 1	S	APL	CR 2	S
	CR/PR >1	S	AML	CR 1	CO
	化疗耐药	NR		CR 2	CO
LBL	CR 1	CO	CLL	不良预后因素	CO
	敏感复发	CO	MDS	CR 1, 2（RAEBt, sAML）	CO
	化疗耐药	NR	EWS/PNET	高危因素	CO
BL	CR 1	CO		CR >1	CO
	敏感复发	CO	神经母细胞瘤	高危因素	S
	化疗耐药	NR		CR >1	CO
FL	CR/PR 1	CO	软组织肉瘤	CR 1	CO
	CR/PR >1	S	生殖细胞瘤	敏感复发	CO
	化疗耐药	NR		三线或以上治疗	S
PTCL	CR/PR 1	CO		顺铂耐药	S
	CR/PR >1	S	乳腺癌	辅助性（高危）	CO
	化疗耐药	NR		敏感性	D
MM	CR/PR 1	S	卵巢癌	CR/PR	D
	CR/PR >1	S		化疗耐药	NR
AL		CO	小细胞肺癌	局限期	D

注：S—"standard indication"：指特定疾病状态下，移植被认为优于其他治疗方法，在所有合格的移植中心均可作为常规治疗方法；

CO—"clinical option"：指特定疾病状态下，移植的获益预期大于风险，移植应在经验丰富的专科移植中心进行；

D—"developmental"：指特定疾病状态下，目前缺乏足够的证据支持移植的效果，移植应在设计合理的临床研究中进行；

NR—"generally not recommended"：指特定疾病状态下，其他治疗方法被认为优于移植，不推荐移植治疗；

DLBCL：弥漫大 B 细胞淋巴瘤；MCL：套细胞淋巴瘤；LBL：淋巴母细胞性淋巴瘤；BL：Burkitt 淋巴瘤；FL：滤泡性淋巴瘤；PTCL：外周 T 细胞淋巴瘤；MM：多发性骨髓瘤；AL：原发性淀粉样变性；HL：霍奇金淋巴瘤；APL：急性早幼粒细胞性白血病；AML：急性髓细胞性白血病；CLL：慢性淋巴细胞性白血病；MDS：骨髓增生异常综合征；EWS/PNET：尤文氏/原始神经外胚叶肿瘤。

（一）弥漫大 B 细胞淋巴瘤

根据 2008 年 Cochrane database 的数据，Greb 等对自体移植一线治疗成人侵袭性淋巴瘤进行系统回

顾和 meta 分析，共 15 个随机对照研究、3 079 例患者纳入分析，绝大多数病理类型为 DLBCL。结果显示总体上自体移植改善患者的 CR 率和无复发生存率，但并没有转化为 OS 和 EFS 的获益。根据 aaIPI 评分进行亚组分析，接受自体移植的低危患者 OS 差于常规化疗患者，对于这类患者自体移植不推荐作为一线巩固治疗；aaIPI 高危患者倾向于从自体移植中获益，对于这类患者自体移植可以作为一线治疗选择，但不应作为标准治疗。meta 分析结果也显示自体移植的治疗相关死亡率与常规治疗没有差别。由于抗 CD20 单克隆抗体一线使用显著改善 aaIPI 低危和高危 DLBCL 患者的生存，自体移植在高危 DLBCL 一线治疗中的作用亟须大样本的临床研究来评价。

对于化疗敏感的复发患者，自体移植是标准治疗。前瞻性随机对照研究显示自体移植和常规化疗的 5 年 OS 分别为 53% 和 32% ，EFS 分别为 46% 和 12% 。自体移植前的救援方案中加用利妥昔单抗可以提高化疗疗效，使更多患者得以接受自体移植治疗，提高患者的长期生存。HOVON 前瞻性研究结果显示自体移植前救援方案 RDHAP 有效率 75%，DHAP 仅 54%，两组的 2 年 FFS 分别为 50% 和 24%。回顾性研究提示自体移植后以利妥昔单抗维持治疗可能延长 OS，但自体移植后利妥昔单抗维持治疗的 CORAL 随机对照试验中期分析结果显示 2 年 EFS 的不良预后因素为早期复发、一线治疗未获得 CR、second – IPI 大于 1 和既往使用过利妥昔单抗，自体移植后利妥昔单抗维持的价值还需要等待 CORAL 的最终结果解答。对化疗抵抗的 NHL 预后不良，自体移植的作用有限，1 年 OS 仅 22%，对这类患者和自体移植后复发患者一般不推荐进行自体移植治疗。

（二）套细胞淋巴瘤

大量 II 期临床试验结果显示自体移植作为 MCL 的一线巩固治疗可以改善患者的 CR 率和生存，欧洲多中心 III 期临床研究证实自体移植一线巩固治疗明显延长患者的 PFS，诱导化疗获得 CR 的患者，自体移植倾向于延长患者 OS。这项临床研究中常规化疗强度和利妥昔单抗的使用比例较低。近期较大样本的 MCL2，临床试验以高强度的 R – Maxi – CHOP 和 R – HD – AraC 作为诱导化疗，随后以 BEAM 或 BEAC 大剂量化疗和自体移植，患者 6 年 OS 和 EFS 分别为 70% 和 56%，5 年后没有再发生 MCL 复发。M. D. Anderson 的 R – hyper – CVAD/MTX – HA 的高强度化疗一线治疗 MCL 的 3 年 FFS 64%，但该方案带来 5% 的毒性死亡和较高的继发性 MDS。因此对于化疗敏感的 MCL，自体移植巩固治疗推荐作为一线标准治疗。比较 MCL2 和 MCL1 的结果，移植前的诱导治疗对于 MCL 也至关重要，联合利妥昔单抗、高强度诱导化疗（含 HD – AraC）和自体移植才能获得较好的长期生存。敏感复发患者的自体移植治疗仍有部分患者获得长期生存，但预后明显差于 CR1 患者。MD – Anderson 中心的回顾性分析结果显示，CR1 的患者自体移植的 6 年 OS 和 PFS 为 61% 和 39%，CR2、PR 或化疗耐药的患者自体移植的 6 年 OS 和 PFS 仅为 35% 和 10%。

（三）滤泡性淋巴瘤

滤泡性淋巴瘤的 GLSG、GOELAMS 和 GELF – 94 三个随机对照研究对比一线自体移植治疗 FL。三个研究患者的 OS 常规化疗和自体移植没有差别，GELF – 94 随访 7.5 年自体移植组与常规化疗在患者的 EFS 没有差别，GLSG 和 GOELAMS 的研究中自体移植患者的 EFS 和 PFS 显著优于常规化疗。GOEL-AMS 随访 9 年的结果显示自体移植与常规化疗的 EFS 分别为 64% 和 39%，自体移植组的 PFS 曲线在 7 年后出现平台，提示部分患者受益于自体移植并有可能获得根治。因此，自体移植对于部分患者尤其是一线化疗没有取得临床 CR 或分子学 CR 的患者可以作为一线治疗选择。GELF – 94 的研究自体移植组的诱导化疗仅为 4 个疗程 CHOP 方案，常规化疗组接受 12 个疗程 CHVP 化疗和 18 个月 IFN 治疗，提示诱导化疗不足可能影响自体移植效果。在利妥昔单抗应用时代，需要新的临床研究重新评价自体移植联合利妥昔单抗一线治疗 FL 的价值。

对于敏感复发的患者，自体移植是标准治疗。欧洲 CUP 前瞻性随机对照临床试验显示化疗敏感的复发 FL 患者其 OS 和 PFS 都显著优于常规化疗患者。多个回顾性研究同样支持这一结果。对于化疗耐药和自体移植后复发患者不推荐自体移植治疗。

（四）外周 T 细胞淋巴瘤

自体移植治疗的大量回顾性和前瞻性研究由于样本量小和所包含病理类型不一，结果差异较大。前瞻性研究结果显示自体移植一线治疗 PTCL 的 3 年 OS 48% ~86%。2009 年德国报道了 83 例自体移植一线治疗 PTLC 的前瞻性研究，主要病理类型为非特殊性、血管免疫母细胞性和 ALK 阴性的 ALCL。78% 患者接受自体移植，ITT 分析自体移植治疗 CR 56%，3 年 OS 和 PFS 为 48% 和 36%，移植患者的 3 年 OS 71%。Lee 等针对 NK/T 细胞 NHL 的对照研究显示 CR 患者接受自体移植具有生存获益，但 Ⅲ/Ⅳ 患者的中位无复发生存仅 4.2 个月。由于常规化疗对 PTCL 效果差，根据现有的临床证据，自体移植可以作为 PTCL 一线治疗选择，但由于目前缺乏自体移植一线治疗 PTCL 的随机对照研究，自体移植不作为一线标准治疗。

目前缺乏自体移植治疗复发 PTCL 的前瞻性研究，回顾性资料显示自体移植治疗 PTCL 的疗效在 2 年 OS 35% 至 5 年 OS 70% 之间。Memorial Sloan Kettering 中心报道了 24 例复发或难治性 PTCL（不包括 ALK + 的 ALCL）患者自体移植后的长期随访结果，5 年 OS 和 PFS 为 33% 和 24%。与同时期接受自体移植的复发或难治性 DLBCL 患者比较，aaIPI 亚组分析对比 PTCL 和 DLBCL，二者的 OS 和 PFS 都没有显著差别，提示自体移植有可能改善复发性 PTCL 的生存。由于常规化疗难以获得长期缓解，自体移植可考虑作为敏感复发的 PTCL 的标准治疗。对于化疗抵抗的 PTCL 患者，自体移植的效果差，移植后长期生存的概率几乎为 0，这类患者和自体移植后复发的患者不推荐自体移植治疗。

（五）淋巴母细胞性淋巴瘤和 Burkitt 淋巴瘤

成人淋巴母细胞性淋巴瘤和 Burkitt 淋巴瘤为进展迅速的高度恶性淋巴瘤，与儿童相应类型淋巴瘤不同，成人的常规化疗预后很差。由于这两个类型淋巴瘤在成人淋巴瘤中所占比例很小，目前仅有少量小规模的 Ⅱ/Ⅲ 期临床试验研究自体移植对成人 Burkitt 和淋巴母细胞淋巴瘤的治疗价值。EBMT 的一个小样本多中心随机对照临床试验比较自体移植与常规化疗一线治疗成人淋巴母细胞淋巴瘤的疗效，自体移植明显提高患者的无复发生存，3 年无复发生存率移植组为 55%，常规化疗组为 24%，但移植组患者总生存没有明显改善。对于骨髓侵犯 <30% 的成人 Burkitt 或 Burkitt 样淋巴瘤，Ⅲ 期临床试验显示自体移植一线治疗的 5 年生存率高达 81%。基于现有的研究结果，自体移植可以作为对化疗敏感的成人淋巴母细胞性淋巴瘤和 Burkitt 淋巴瘤的治疗选择。但这两个类型淋巴瘤容易合并骨髓广泛受累，这类患者可能难以从自体移植中获益。

（六）多发性骨髓瘤（multiple myeloma，MM）

数个前瞻性随机对照研究比较常规化疗和自体移植一线治疗 MM。法国 IFM90 研究显示自体移植下 MEL + TBI 预处理作为常规化疗后巩固治疗提高患者有效率、DFS 和 OS。Medical Research Council Myeloma Ⅶ Trial 的大样本研究同样证实自体移植较常规化疗延长 OS 和 EFS 将近 1 年。未经自体移植的敏感复发患者接受自体移植同样具有 OS 和 PFS 获益。因此，自体移植成为 MM 的一线治疗和挽救治疗标准治疗。尽管自体移植改善患者 OS，复发仍然是移植后主要问题，干细胞体外净化并没有解决这一问题。随机对照研究显示，双移植比单次自体移植延长 OS 约 10%，具有生存获益的患者主要为首次自体移植未获得 CR 的患者。因此，对于首次自体移植未获得 CR 的患者第二次自体移植可以作为治疗选择。首次自体移植后 18 个月之后复发的患者可以考虑将第二次自体移植作为挽救方案，但对化疗抵抗的患者不推荐进行自体移植。

（七）霍奇金淋巴瘤

对 Strauss – derived system 定义的高危初治 HL 患者的接受随机对照研究显示 4 疗程 ABVD 获得 CR 或 PR 后以自体移植巩固治疗的 10 年 OS 与 FFS 与继续给予 4 疗程 ABVD 的结果相同。目前还没有可靠的证据提示具有哪些高危因素的 CR1 患者能够从自体移植中获益。因此，对于一线常规治疗获得 CR 的初治患者，自体移植不推荐作为一线巩固治疗，但对高危患者采用比 ABVD 更强烈的化疗如 BEACOPP 可以改善生存。

对于仅接受放疗作为一线治疗的复发患者，80% 以上的患者通过常规化疗仍可获得长期生存，这类患者可以不进行自体移植。临床上绝大多数复发患者一线治疗时已经接受过 ABVD 或类似方案化疗，常规的二线救援方案难以获得长期缓解，OS 仅为 17% ~28%。两个随机对照研究（英国的 BNLI 和欧洲 GHSG/EBMT 的研究）均证实自体移植明显提高患者的 FFS，中位随访 83 个月的长期结果仍证实自体移植优于常规化疗，FFS 分别为 49% 和 32%。由于常规化疗组的患者仍可从随后的自体移植挽救治疗中获益，两个临床研究患者的 OS 没有差别。对于预后不良的复发患者，EBMT 的数据显示超过 50% 的双移植患者获得长期生存。对于化疗敏感复发患者，自体移植是标准治疗。

对于化疗耐药的 HL 患者是否进行自体移植仍有争议。西班牙的 GEL-TAMO 回顾性结果显示移植前获得 CR2 的患者 5 年 FFS 为 68%，耐药患者仅为 11%。但 BNLI 和 GHSG/EBMT 的研究显示即使患者在移植前未获得 CR 或 PR，患者仍可从自体移植中获益。加拿大 Seftel 的回顾性研究也显示移植前化疗抵抗的患者 5 年生存与化疗敏感患者相近。因此，对于化疗耐药的患者，自体移植仍可作为治疗选择。但临床上疾病进展迅速、一般状态差、动员或骨髓采集失败的患者通常无法进行自体移植。自体移植后复发的患者一般不推荐再次行自体移植治疗。

（八）急性白血病

异基因移植是急性淋巴细胞白血病患者的首选治疗方案。自体移植对急淋的疗效并不优于常规化疗加维持和强化治疗，目前不推荐用于急淋的治疗。对于高危的急性髓系白血病患者，异基因移植是初次完全缓解后的巩固治疗，或复发后再次获得缓解后的挽救治疗的标准方案。对于没有合适供者的急性髓系白血病，Meta 分析显示，自体移植作为巩固治疗比常规化疗有更好的无病生存，但总生存没有明显改善。自体移植可以作为缺乏供者的急性髓系白血病患者的巩固治疗选择，但不作为标准治疗。

（九）成人实体瘤

除了生殖细胞瘤以外，自体移植对成人实体瘤的应用还处于研究阶段，仅特定亚群的患者有可能从自体移植中获益。生殖细胞瘤对化疗高度敏感，低危、中危和高危患者的治愈率分别为 90% ~95%、75% 和 40% ~50%。中高危患者一线治疗的随机对照临床试验显示，与常规化疗比较，双移植并没有显著改善患者的完全缓解率和生存率，因此自体移植不推荐用于生殖细胞瘤的一线治疗。对于复发或耐药性患者，大剂量卡铂加 VP-16 的双移植治疗的长期生存率为 63%。对于三线及以上治疗、对顺铂耐药或顺铂加异环磷酰胺治疗失败的患者，双移植可以作为标准治疗，对于初次复发患者，自体移植可以作为治疗选择。

乳腺癌辅助化疗的 15 个临床试验的 meta 分析显示，对于有 4 个及以上腋窝淋巴结转移的高危患者，自体移植延长无病生存期，患者并有乳腺癌特异性生存和总生存获益，年轻患者从自体移植中的获益大于老年患者。但在以紫杉烷类药物和靶向药物辅助化疗的基础上，患者能否从自体移植中获益还没有结论。自体移植可以作为高危乳腺癌患者的辅助治疗选择。对于转移性乳腺癌，2005 年的 Meta 分析显示自体移植改善患者无事件生存，但对总生存没有影响。自体移植不推荐用于临床研究以外的转移性乳腺癌患者。卵巢癌和小细胞肺癌的 III 期随机对照临床试验中，自体移植和常规化疗组的无进展生存和总生存没有显著差别，目前自体移植仅限于临床研究中。

（十）儿童实体瘤

神经母细胞瘤是儿童常见实体瘤，对化疗高度敏感，高危患者是唯一经随机对照研究证实的自体移植适应证。III 期临床试验显示自体移植可以提高无病生存率 10% ~15%。儿童和青少年实体瘤的化疗敏感性显著高于成人，尽管缺乏随机对照研究证据的支持，根据现有的临床研究结果一，自体移植仍作为多种儿童实体瘤的治疗选择。目前儿童实体瘤自体移植的适应证为：①神经母细胞瘤，高危或 >CR1；②尤文肉瘤，高危或 >CR1；③脑肿瘤：化疗敏感的髓母细胞瘤和高度恶性胶质细胞瘤；④软组织肉瘤，IV 期或化疗敏感复发；⑤生殖细胞瘤：复发或耐药；⑥复发性 Wilms 瘤。

（李　娜）

第三节　异基因造血干细胞移植

患者（受者）在放/化疗后输注来源于异体健康的造血干细胞（hemopoietic stem cell，HSC）替代患者病态的或已经衰竭的骨髓，达到重建受者造血和免疫系统的治疗方法，称为异基因造血干细胞移植（allogeneic hemopoietic stem cell transplantation，allo-HSCT）。allo-HSCT 的基础是供受者间人类白细胞抗原系统（human leukocyte antigen，HLA）的相合性和 HSC 所具有的特点包括：高度自我复制和分化成为各系成熟血细胞和免疫细胞的能力、从静脉输注后能归巢骨髓等。在 allo-HSCT 中，输入一定数量的供者 HSC 可使受者完全和持久的淋巴和造血系统重建，包括全部红细胞、粒细胞、血小板、B 淋巴细胞和 T 淋巴细胞，以及固定巨噬细胞群如肝的 Kupffer 细胞、肺泡巨噬细胞、破骨细胞、皮肤的朗格汉斯细胞以及脑的小神经胶质细胞等。随着 HLA 配型和 allo-HSCT 技术日趋成熟，现 allo-HSCT 已经成为治疗血液系统疾病和某些非血液系统疾病的重要手段，甚至是治愈某些白血病和遗传性疾病的唯一方法。

一、allo-HSCT 的类型、适应证和移植时机

（一）allo-HSCT 的类型

按照供者来源可分为同卵双生间的同基因（syn-）和同种异基因（allo-）HSCT，后者又分为血缘相关供者（related donor）移植和非血缘相关供者（unrelated donor）移植。根据 HSC 的来源器官可分为骨髓移植（bone marrow transplantation，BMT）、外周造血干细胞移植（peripheral blood stem cell transplantation，PBSCT）和脐血移植（cord blood transplantation，CBT）。在临床实践中，由于供者来源的关系，同基因移植十分罕见。在我国由于独生子女家庭的普及，近年来非血缘关系供者移植和 HLA 不相合移植越来越多。最早 HSCT 大多采用骨髓，随着粒细胞集落刺激因子（G-CSF）在外周造血干细胞（peripheral blood stem cell，PBSC）动员中的应用，且 PBSC 具有采集方便、无须提前备自体血、供者痛苦小及造血重建快等特点，PBSCT 的应用越来越广泛。

（二）allo-HSCT 的适应证

1. 肿瘤性疾病　成人高危急性髓系白血病（AML）及有 HLA 相合同胞供者的儿童 AML 患者应在 CR1 后行 allo-HSCT，而成人中危或低危患者应在 CR2 行 allo-HSCT；对于预后不良的高危白血病、难治/复发白血病，allo-HSCT 是治愈疾病的唯一选择。成人急性淋巴细胞白血病（ALL），特别是 Ph+ALL，均应在 CR1 行 allo-HSCT。由于酪氨酸激酶抑制剂（如伊马替尼、尼洛替尼等）口服方便，不良反应小，目前已被 NCCN 推荐为 CML 的一线治疗，但在中国由于国情特殊，国内专家共识推荐 allo-HSCT 和酪氨酸激酶抑制剂均为 CML 的一线治疗，对于 CIVIL 加速期及急变期患者主张早期行 allo-HSCT。对于慢性淋巴细胞白血病（CLL），对嘌呤类似物治疗无反应或在治疗后 1 年内复发、使用嘌呤类似物联合治疗或自体移植后 2 年复发以及需要治疗的 P53 基因缺失或突变患者均需行 allo-HSCT。预期生存期短的高危骨髓增生异常综合征（MDS）患者如 MDS-RAEB、IPSS 积分中危-Ⅰ以上和需要频繁输血的年轻患者更能从 allo-HSCT 获益，宜尽早进行移植。allo-HSCT 是霍奇金淋巴瘤（HL）自体造血干细胞移植后复发的挽救性治疗措施，非血缘相关移植和 HLA 全合同胞移植的疗效相当。难治复发性非霍奇金淋巴瘤（NHL）或自体造血干细胞移植后复发的 NHL 患者，为取得长期生存，需行 allo-HSCT。小于 40 岁且有 HLA 全合同胞供者的多发性骨髓瘤患者，为获得治愈，可行 allo-HSCT。

2. 非肿瘤性疾病　HLA 相合的同胞供者移植治疗重度联合免疫缺陷病（SCID）治愈率可达到 90%，半相合的父母供者成功率也可达到 50%~70%。年龄 <40 岁的重型再障选择 HLA 同胞供者移植治愈率可达 90%。PNH、Fanconi 贫血移植效果明显，但后者往往对烷化剂敏感，预处理宜减轻强度。重型地中海贫血 HLA 相合同胞 HSCT 治愈率 70%~90%，在疾病进展至肝大、门静脉纤维化之前，其 5 年生存率和无病生存（DFS）率分别是 95% 和 90%。镰状细胞性贫血 HLA 相合同胞 HSCT，2 年生存率和 DFS 分别是 90% 和 80%。从理论上说 HSCT 可以治疗所有先天性淋巴造血系统疾病和部分酶缺乏

所致的代谢性疾病。如细胞黏附缺陷、戈谢氏病等，虽然成功率各家报道不一致，但是在疾病早期，病变尚未损害器官功能时，成功率较高。对重度急性放射病，allo - HSCT 是唯一能挽救生命的治疗措施。

（三）allo - HSCT 的禁忌证

有心、肺、肝、肾功能不全，存在其他致命危险的疾病，有不能去除或控制的感染病灶，不能耐受预处理方案，患精神病不能单独生活是 allo - HSCT 的禁忌证。

二、allo - HSCT 供者的选择

（一）HLA 配型

与移植相关的"主要组织相容性复合体（major histocompatibility complex，MHC）"在人类称为 HLA，其抗原决定簇位于 6 号染色体短臂上，HLA 分子可分为 I、II、III 类，其中 I 和 II 类与移植免疫最为密切。其等位基因为连锁遗传。HLA - I 类基因位点 HLA - A、HLA - B、HLA - C 等和 II 类基因位点 HLA - DR、HLA - DP、HLA - DQ 等连锁形成单倍型（haplotype），均具有高度多态性。供受者间主要位点 A、B、C、DR、DQ 任一点不合均与植活延迟、移植物抗宿主病（graft versus host disease，GVHD）的发生有关，其中 DR 位点最重要。当前 HLA 配型相同主要方法包括血清学发检测抗原和分子生物学发检测等位基因。随着 HLA 配型技术的发展和完善，目前临床上血清学配型已较少应用，主要应用高分辨基因学方法，该方法提高了供受者基因主要特征一致性，减少了 GVHD 的发生，使非血缘供者移植的生存率达到同胞供者移植的水平。HLA 用四位数来表示，如 A * 0101，前两位数是 A 抗原的编码，表示血清抗原的 HLA 免疫特异性，称为低分辨；后两位数是等位基因的编码，表示亚型的 DNA 的不同序列，称为高分辨。目前 HLA 配型主要检测 A、B、C、DR、DP 及 DQ 等共 10 个位点，临床上应尽可能选择与患者 10 个主要位点全相合的供者，尤其在非血缘相关（unrelated donor）移植。

（二）allo - HSCT 供者的选择

HLA 配型相合程度是选择供者的第一要素，此外要求供者健康体检合格，无遗传性、先天性疾病，无严重或未控制的感染。供者年龄一般 8 ~ 65 岁，一般认为年轻供者易于植活并较少发生 GVHD，以男性和未曾受孕的女性为优，有妊娠史的女性较易引起 GVHD。HLA 相合的供者中，首选同胞供者（sibling donor），同胞之间 HLA 主要位点相合概率为 0.25，如同胞有 n 个，相合概率为 1 - (3/4) n。高危患者如无相合同胞供者时可选择 1 ~ 2 个位点不合的同胞供者。其次可选择 HLA 相合的非血缘相关供者。非血缘供、受者之间 HLA 相配的机会，随着者的 HLA 型的罕见程度，从数千分之一到数十万分之一。我国中华骨髓库已在各省市建立了 30 余个分库，截至 2011 年 4 月底登记在册的捐献者达 128 万余人。无 HLA 相合供者的患者，可考虑单倍型相合的血缘供者、HLA 不全相合的非血缘相关供者及非血缘相关脐血。对于 HLA 不全相合非血缘相关供者，一些研究表明高分辨 8/10 位点相合与 10/10 位点全合移植，其 GVHD 的发生率差异并不明显。每个患者都有不止一个 HLA 单倍型相同的家庭成员，如患者的父母、子女和部分同胞。单倍型移植的免疫排斥较强，易引起严重的 GVHD。如选择非血缘 CBT，除了 HLA 配型外，还应确定胎儿无遗传性疾病。检查自然杀伤细胞免疫球蛋白样受体（KIR）的配体，如 HLA - C 和 HLA - Bw4 的等位基因型。如受者不表达供者 KIR 的配体等位基因，供者的 NK 细胞将会攻击白血病细胞，并抑制免疫排斥和 GVHD。选择单倍型相合供者时，还要考虑母胎微嵌合对免疫耐受的影响，优先选择母亲与子女间的移植，其次是同胞间的半相合移植，最后是父亲作为供者的移植。

血型不影响供者的选择。供受者间血型不合有两种情况，受者血清中无供者红细胞的抗体，称为次要不合，见于供者是 O 型或受者是 AB 型时。除此以外，均称为主要不合。主要不合时因受者血清中有供者红细胞的抗体，可引起输入的供者红细胞破坏，出现移植早期急性溶血，重者可危及生命。植活后残留受者同种抗体可致再生的红细胞破坏，造成慢性溶血或纯红再障。为此可用羟乙基淀粉沉降移去移植物中红细胞，预防急性溶血。用 AB 型的血浆置换受者的血浆，使受者同种抗体下降到原来的 1/8 以下，预防慢性溶血。供受者间血型次要不合不须处理。

三、造血干细胞的采集、动员、保存和纯化

（一）骨髓干细胞采集

骨髓干细胞的采集最早是用于临床。在局部或全身麻醉下从髂后上棘处多点穿刺，抽吸血与骨髓的混合物（2～4）×10^8 有核细胞/kg（受者体重），采集量约 20ml/kg。如供、受者间 ABO 血型不合，去除红细胞时常丢失部分骨髓血的有核细胞，因此，采集骨髓的有核细胞数的还应增加。骨髓干细胞采集是很安全的过程，并发症通常与麻醉相关。为保持供者的有效循环血量，需在移植数周前开始自体循环采血，使最后的采血量与骨髓液的采集大致相当。采集骨髓液的同时回输自体血液。一般供者不接受同种异体输血，以免 HLA 不合的异体血液混入干细胞产品中，导致受者致死性 GVHD 的发生。血型不合的骨髓血处理有三种情况：

1. 主血型不合　受者为 A 型或 B 型，供者为 AB 型；或受者 O 型，供者 A 型或 B 型或 AB 型；其处理方法：①沉降法：在采集的骨髓血中加入 6% 羟乙基淀粉（hydroxyethyl starch，HES）沉淀红细胞，两者的体积比为骨髓血：HES 为 4：1 混匀后静置约 30 分钟，取其上层富含干细胞的血浆回输给受；②去除受者体内 ABO 系统的凝集素：通过血浆交换法降低受者体内的抗 A 或抗 B 凝集素。

2. 次要血型不合　如受者为 A 型或 B 型，供者为 O 型；或受者 AB 型，供者 O 型。其处理方法：一般供者骨髓血不必特殊处理，可直接输给受者。

3. 供、受者间主次血型均不合（供受者一个为 A 型或 B 型，一个为 B 型或 A 型）　如将供者与受者血进行交叉配血时，主试验和副试验均有凝集反应。需同时采用针对主要和次要不合的措施。

（二）外周血干细胞（PBSC）采集

PBSC 在外周血中量很低，大约是骨髓的 1%，需用动员剂将骨髓中的 HSC 动员（mobilization）到外周血中，经血细胞分离机单采才能得到。常用的动员剂包括：G - CSF、趋化因子相关受体（CXCR4）的拮抗剂如 AMD3100 等。动员机制研究表明，G - CSF 使黏附分子 CD44、CD49d 等在 HSC 表面表达下降，HSC 易脱离骨髓基质动员到外周血。动员可使外周血中干细胞含量提高 20～1 000 倍。对供者而言 PBSC 采集干细胞不需要麻醉和多部位穿刺，较安全，更易被接受；对受者而言移植后造血重建快，因而感染与出血概率减少，所需的血制品、住院天数和费用也减少。我国中华骨髓库的非血缘供者动员采集方案坚持对健康人小剂量短程动员的原则。要求供者年龄小于 45 岁，实行严格的健康检查。rhG - CSF（非格司亭，惠尔血）5μg/（kg·d），皮下注射 4 天。第 5、6 天采集，采集前 2 小时皮下注射 G - CSF5μg/kg。虽然 PBSC 中所含的 T 细胞比骨髓中显著增多，但是致死性的急性 GVHD 发病情况并无差异。但有研究认为 allo - PBSCT 后慢性 GVHD 发病较比 allo - BMT 高，因此部分移植医院同时采集 PBSC 和 BM 进行混合移植。

（三）脐带血的采集

脐带血采集应在结扎脐带移去胎儿后、胎盘娩出前，于无菌条件下直接从脐静脉采集，每份脐血量 60～100ml 左右。由于脐带血中淋巴细胞的免疫不成熟性较少引起 GVHD，因此对 HLA 配型的要求比较低，即使有两个位点不配也可使用，但单个脐血的干细胞数量有限，一般不适合体重大的受者。近年来为弥补单份脐血干细胞数量的不足，越来越多的单位采用双份脐血移植，但双份脐血移植植入的为单份脐血，另一份主要提供造血支持。在一些国家，把 CB 作为 HLA 全合同胞、全合无关之后的第三供者选择。

四、预处理方案

预处理是指在造血干细胞移植前采用大剂量化疗、放疗和免疫抑制药物清除患病的骨髓或肿瘤克隆，并破坏或抑制对移植物产生的免疫排斥的免疫活性细胞。allo - HSCT 治疗联合免疫缺陷症无须预处理，除非 HLA 不相合。其他 allo - HSCT 前患者必须经过预处理。预处理的目的有以下三点：①最大程度杀灭体内恶性细胞或骨髓中的异常细胞群；②抑制机体的免疫功能以减轻受者对移植物的排斥反应，使 HSC 容易植活；③摧毁受者体内原有的造血细胞，给植入的造血干细胞准备生长的空间。根据

预处理对骨髓的抑制程度分为：清髓性移植（myeloablative transplantation）、非清髓性移植（non‑mye-loablative transplantation or mini transplantation）和减低剂量预处理移植（reduced intensity transplanta-tion）。在 allo‑HSCT 中传统标准预处理方案有：①全身照射（TBI）分次照射总剂量为 8~12Gy，CTX 60mg/（kg·d）连续 2 天；②白消安 1mg（kg·6h）连用 4 天及 CTX 50mg/（kg·d）连用 4 天。上述预处理方案分别称为经典 TBI+CY 或 BuCy 方案，现广泛为许多 BMT 中心沿用，以后发展的预处理方案也是以此为基础的。一般根据病种或病情选择包括 TBI 或非 TBI 两种预处理方案之一。以上方案可合用免疫抑制药物如抗胸腺球蛋白（ATG），氟达拉滨或细胞毒药物。通常在淋巴细胞肿瘤多选择含 TBI 的预处理方案，而髓系肿瘤多选择不含 TBI 预处理方案。allo‑HSCT 常见的预处理方案见表 5‑4。

表 5‑4 allo‑HSCT 常见的预处理方案

方案	总剂量	每日剂量	用法	时间（天）
经典预处理方案				
Cy/TBI				
Cy	120mg/kg	60mg/kg	IV（1 小时）	-6，-5
TBI	12~14.4Gy	2~2.4Gy（2×/d）		-3，-2，-1
Bu/Cy				
Bu	16mg/kg	4mg/kg	q6h 口服	-9，-8，-7，-6
Cy	200mg/kg	50mg/kg	IV（1 小时）	-5，-4，-3，-2
BACT				
BCNU	200mg/m²	200mg/m²	IV（2 小时）	-6
Ara‑C	800mg/m²	200mg/m²	IV（2 小时）	-5，-4，-3，-2
Cy	200mg/m²	50mg/m²	IV（1 小时）	-5，-4，-3，-2
6‑TG	800mg/m²	200mg/m²	口服	-5，-4，-3，-2
改良标准方案				
TBI/VP				
TBI	12~13.2Gy	2~2.5Gy（2×/d）		-7，-6，-5，-4
VP‑16	60mg/kg	60mg/kg	IV（2 小时）	-3
AC/TBI				
Ara‑C	36g/m²	3g/m²	IV q12h（2 小时）	-9，-8，-7，-6，-5，-4
TBI	12Gy	2Gy（2×/d）		-3，-2，-1
Mel/TBI				
MEL	110~140mg/m²	110~140mg/m²	IV（1 小时）	-3
TBI	12Gy	2Gy（×2/d）		-2，-1，0
Bu/Cy				
Bu	16mg/kg	4mg/kg	q6h 口服	-7，-6，-5，-4
Cy	120mg/kg	60mg/kg	IV（1 小时）	-3，-2
Bu/MEL				
Bu	16mg/kg	4mg/kg	q6h 口服	-5，-4，-3，-2
MEL	140mg/m²	140mg/m²	IV（1 小时）	-1
超强预处理				
Cy/VP/TBI				
Cy	120mg/kg	60mg/kg	IV（1 小时）	-6，-5
VP‑16	30~60mg/kg	30~60mg/kg	IV（2 小时）	-4
TBI	12~13.75Gy	2~2.5Gy（2×/d）		-3，-2，-1

方案	总剂量	每日剂量	用法	时间（天）
TBI/TT/Cy/ATG				
TBI	13.75Gy	1.25Gy（3/d）		-9，-8，-7，-6
TT	10mg/kg	5g/kg	q6h 口服	-5，-4
Cy	120mg/kg	60mg/kg	IV（1 小时）	-3，-2
ATG	120mg/kg	3mg/kg	IV（5~6 小时）	-5，-4，-3，-2
Bu/Cy/MEL				
Bu	16mg/kg	4mg/kg	q6h 口服	-7，-6，-5，-4
Cy	120mg/kg	60mg/kg	IV（1 小时）	-3，-2
MEL	140mg/m^2	140mg/m^2	IV（1 小时）	-1
减低强度预处理				
TBL/Flu				
TBI	2Gy	2Gy		0
Flu	90mg/m^2	30mg/m^2	IV（30 分钟）	-4，-3，-2
Flu/Bu/ATG				
Flu	180mg/m^2	30mg/m^2	IV（30 分钟）	-10 ~ -5
Bu	8mg/kg	4mg/kg	q6 小时口服	-6，-5
± ATG	40mg/kg	10mg/kg	IV（8~10 小时）	-4，-3，-2，-1

五、移植过程

（一）供、受者准备

1. 供者准备 除 HLA 配型外，对供者进行健康体检，对于巨细胞病毒（CMV）、EB 病毒（EBV）血症供者，需进行相应的处理，包括抗病毒治疗等；人类免疫缺陷病毒（HIV）阳性者禁止作为供者；单纯 HBsAg 阳性者原则上不能作为合格供者，但对于高危疾病必须接受 allo - HSCT 的患者，可在知情同意且供者在捐献 HSC 前 2 周开始抗乙肝病毒治疗的条件下，捐献造血干细胞。

2. 受者准备 患结核或肝炎者应作相应的治疗，其他的病灶均应予清除，活动性结核是移植的禁忌证。移植中感染预防是患者度过移植后免疫缺陷状态危险期的重要保证。移植前需进行 CMV 的预防性治疗，复方磺胺甲噁唑及诺氟沙星进行肠道准备，系统地使用广谱抗生素清理体内可能残留的亚临床微小感染病灶。经过全身无菌和胃肠道除菌后进入无菌层流病房。

（二）预处理

根据病情选择适合的预处理方案。

（三）GVHD 预防

HLA 相合同胞移植 GVHD 标准预防方案为：环孢素（Ciclosporin）与短程甲氨蝶呤（methotrexate，MTX）联合使用。MTX 15mg/m^2 + 1d 静脉用，10mg/m^2 分别于 +3d、+6d、+11d 静脉用，近年来一些研究表明 +11d 的 MTX 可以不用。CsA 2.5mg/（kg·d），分次给药，如无明显 GVHD，则自第 56 天开始逐步减量，当血肌酐 > 226.4μmoL/L（2mg%）时必须完全停药，以后逐渐减量，直至 6 个月后完全停药。应用 CsA 治疗中，要定期（每周）监测 CsA 血清浓度，使其维持在 200~400mg/ml。HLA 不合移植 GVHD 的预防：常在 CsA + MTX 的基础上联合 1~2 种免疫抑制剂，包括吗替麦考酚酯（Myco-phenolate mofetil，MMF，霉酚酸酯，骁悉）、抗胸腺细胞球蛋白（ATG）、抗 CD25 单抗等。

（四）造血干细胞回输

预处理药物细胞毒作用消失后，可以将采集或保存的造血干细胞回输给受者。骨髓液应在采集后 6

小时之内回输。每袋的最后 10ml 应弃去，以避免脂肪栓塞。如骨髓液容量较大，因含肝素较多，要用与肝素等量的鱼精蛋白来中和。采集的外周造血干细胞和脐血可以直接回输。液氮冷冻保存的骨髓、外周造血干细胞或脐血，使用前放在 37℃ 水浴中快速融化后静脉输注。冷冻保存剂二甲亚砜可引起部分受者头痛、心率缓慢、高血压、发热、恶心和呕吐。可减慢滴注速度，缓解症状。

（五）支持治疗

因预处理是超大剂量的放化疗，受者原有的骨髓造血功能已被清除，而移植进去的供者的造血干细胞重建造血需要时间，全血细胞减少会持续一段时间。白细胞可下降到零，机体处于免疫缺陷状态，极易发生各种细菌、病毒和真菌感染。除了靠病室的洁净和无菌护理外，要及时使用广谱抗生素控制感染。此外，还应输血小板预防出血和输红细胞纠正贫血。为防止输血相关的 GVHD，血制品均需经15 ~ 25Gy 照射或进口滤器过滤。如供受者血型不合，应选用供受双方都能接受的血制品，如 O 型红细胞和 AB 型血浆。后期选用供者型的红细胞和血浆。使用 G - CSF 可缩短中性粒细胞缺乏的时间，减少感染的机会和加速造血重建。

（六）造血重建与植活

1. 造血重建标准　造血干细胞输入后，受者外周血中性粒细胞数连续 3 天大于 $0.5 \times 10^9/L$，为白细胞重建；血小板数连续 3 天大于 $20 \times 10^9/L$，为血小板重建。

2. allo - HSCT 植活的证据　①出现供者的性染色体；②DNA 可变数目串联重复（VNRT）、短片段串联重复（STR）或 DNA 限制片段长度多态性（RFLP）分析与供者一致；③血型转变为供者血型。

六、并发症的防治

移植并发症的有效治疗是提高移植成功率的重要组成部分，主要并发症包括：预处理相关毒性、植入失败、感染、GVHD、疾病复发、移植后淋巴细胞增殖性疾病等。

（一）预处理相关毒性及其防治

预处理相关毒性（regimen related toxicity，RRT）可以发生在全身各个器官和系统，发生的类型和程度依不同的预处理方案不同，常见的有：

1. 胃肠道反应　预处理的化放疗损害消化系统，引起恶心、厌食、呕吐、腹泻等几乎不同程度地发生于所有预处理患者，一般延续至移植后 7 天左右。治疗措施包括预防和对症处理。强效止吐药物的预防应用使严重的恶心呕吐明显减少。口腔黏膜炎一般发生在移植后 5 ~ 7 天，疼痛严重时可用麻醉性止痛药物含漱。患者食物摄入减少，消化功能、吸收功能和肝蛋白合成功能减退均可引起营养不良，易发各种感染，移植前进行中心静脉置管，以便移植后进行完全胃肠道外营养支持（TPN）。TPN 应保证患者每天热量 30 ~40caL/kg（126 ~168J/kg）、脂肪∶糖 = 1∶1；氨基酸 1 ~ 1.2g/kg；水分 1 ~ 1.5ml/cal（4.2 ~6.3ml/J），以及电解质（钠、钾、钙、镁）、各种维生素、微量元素的摄入。

2. 心脏毒性　CTX 可导致致死性心脏并发症，CTX 的总剂量若超过 200mg/kg，出血性心肌病的发生率增加。因为 CTX 及其代谢产物不溶于脂肪，对于肥胖患者推荐使用理想体重计算 CTX 的用量，一些单位在理想体重基础上加 20% ~25% 的实际体重。

3. 出血性膀胱炎（HC）　早期 HC（30d 内）经常发生在预处理后 2 周内，绝大多数由于大剂量 CTX 代谢产物——丙烯醛对膀胱黏膜的毒性作用而引起，TBI 和白消安也有引起 HC 的作用。晚期 HC 发生在移植 30 天以后，多与 GVHD 或病毒感染有关。HC 的临床表现轻者仅为镜下血尿，重者可为肉眼血尿，出现尿频、尿急、尿痛等膀胱刺激症状，血块阻塞尿道出现排尿困难、尿潴留，甚至出现肾盂积水和尿素氮升高等。治疗以对症、碱化水化及利尿为主。早期 HC 预防方法：①补液：每日补液 5 000 ~6 000ml 左右为宜，尤其在用环磷酰胺前 4 小时与最后一次用环磷酰胺后 6 小时适当增加输液速度更为重要，鼓励患者勤排尿；②利尿；③碱化尿液：使尿液 pH 维持在 7 ~8 之间；④α - 疏基乙基磺酸钠盐（美司钠），可减少环磷酰胺的毒性，用法：在用环磷酰胺后 0、3、6、9 小时各给药 1 次，静脉滴注，总量为环磷酰胺的 1 ~1.5 倍。晚期 HC 针对病因进行相应的处理。

4. 肝素静脉闭塞综合征（hepatic veno‒occlusive diease，HVOD 或 VOD）　VOD 是一种以肝内小叶中央静脉及其窦状隙纤维性闭塞并在局部呈现高凝状态的疾病，多发生于移植后 1 个月内。临床特征为：不明原因的体重增加、黄疸、腹痛和腹腔积液。发病率约 10%，危险因素有：①移植前有活动性肝炎或肝功能不正常；②接受 HBV 或 HCV 阳性供者的干细胞；③预处理的强度。在排除由其他肝疾病引起的可能性后，在下列症状中符合两项即可诊断：①黄疸；②肝区疼痛；③腹腔积液或不明原因的体重突然增加 >5%。治疗以支持、对症为主。轻、中度 VOD 可自行缓解且无后遗症；约 25% ~ 30% 的 VOD 为重型，预后恶劣，多死于急性肝衰竭、肝肾综合征和多器官衰竭。应用前列腺素 E_1（PGE_1）、低剂量肝素 100U/（kg·d）持续静脉滴注连用 30 天和熊去氧胆酸预防有效。有报道重组组织纤溶酶原激活物（recombinant tissue plasminogen activator，rh‒tPA）联合小剂量肝素治疗有一定疗效。

5. 间质性肺炎　移植中多种因素可引起间质性肺炎的表现，大部分肺炎的原因是移植后感染，尤其是病毒感染，小部分患者由非感染因素所致，如预处理毒性、GVHD 等。临床特点为：高危因素包括 TIB、BU 和 CCNU 的应用，诊断主要依靠临床诊断，支气管肺泡灌洗液的典型表现为弥漫性肺泡出血，活检典型表现为肺泡损伤，有些为间质性肺炎。预防：减低预处理剂量，患者肺基础不好时应避免暴露于高危因素。大量糖皮质激素治疗有效。

6. 晚期的预处理毒性　主要为生长发育延迟及各种腺体功能低下。根据需要可行替代性治疗。白内障的发生率 10% ~ 20%，多发生于 TBI 患者或接受糖皮质激素治疗的患者。

（二）植入失败

植入失败（graft failure，GF）是指移植后患者骨髓功能不能达到稳定、持久植入的情况，发生在早期、造血未达重建，称为原发性植入失败；发生时间较晚，造血重建后又下降，称为继发性植入失败。allo‒HSCT 后植入失败的危险因素包括导致骨髓微环境损伤的治疗、HSC 损伤或数量不足、病毒感染（如 CMV 和 HHV6）、移植后的某些药物治疗、移植前致敏的记忆效应或针对骨髓的 GVH 效应造成免疫损伤或宿主的免疫活性细胞导致的排斥。一旦发生植入失败，首先需去除可能的原因，应用 G‒CSF 刺激骨髓造血，也可输注第三方间充质干细胞，造血衰竭时还可直接输注 HSC。

植入失败还包括移植排斥（graft rejection，GR），是指在 allo‒HSCT 后受者来源的淋巴细胞（通常为 T 淋巴细胞）持续存在或再次出现，伴或不伴受者造血的重新出现。GR 的危险因素为：原发病：如 AA 等；移植前输血、预处理方案免疫抑制较弱、HLA 不合、体外去 T 细胞、MTX 应用、复方磺胺甲恶唑、CMV 感染及其治疗均可诱发 GR。对于 GR 患者，若不再次应用免疫抑制剂而直接输注供者 HSC 进行挽救性治疗往往不能成功，当出现受者造血细胞时可采用二次移植的方法。如果采用原供者行二次移植，原发性植入失败患者成功率为 5% ~ 20%，继发性植入失败患者成功率为 30% ~ 75%。

（三）感染

感染是 allo‒HSCT 后最常见的并发症之一，也是最常见的死亡原因之一。其易感因素主要有：①原发病治疗及预处理导致中性粒细胞低下和免疫功能低下；②预处理导致黏膜屏障损害；③中心经脉导管等相关操作所致皮肤、黏膜屏障不完整；④大量广谱抗生素的应用；⑤预防和治疗用免疫抑制剂如 CsA、ATG、糖皮质激素等进一步造成免疫功能低下；⑥并发症如 GVHD 造成免疫重建延迟等。其主要临床特点有：①临床表现常不典型；②感染病原分布有一定的时间规律，如植入前病原菌大部分为革兰氏阴性杆菌，植入后到移植后 3 月，最常见的致病菌为革兰氏阳性细菌、真菌、病毒等；③混合感染或多部位感染较为常见；④疾病进展较快；⑤机会性感染多见。allo‒HSCT 患者在移植期间经历了三个阶段，第一阶段主要为预处理期间至白细胞重建前，由于患者移植时接受超大剂量化疗及放疗预处理，免疫功能受到严重破坏，粒细胞缺乏，以及口腔肠道黏膜屏障损害，极易发生严重感染，死亡率很高；第二阶段主要为急性 GVHD 发生时期，T 细胞功能受损，这一阶段的感染发生率与 allo‒HSCT 的类型有关，HLA 相合的亲缘供者移植，一般较少发生 GVHD，感染发生率低，而非亲缘供者移植和 HLA 不相合的亲缘供者移植易发生急性 GVHD，感染发生率明显高于 HLA 相和的亲缘供者移植；第三阶段则为慢性 GVHD 发生时期，常有 T 细胞、B 细胞功能异常。以上每一阶段的感染都有一定特征，应根据患者不同时间、不同情况进行处理。

1. 预防措施　①保护性隔离：层流无菌室保护，肠道内除菌，所有接触的物品均经过严格消毒，无菌饮食；②缩短移植后粒细胞缺乏的时间，予 G – CSF 促进粒细胞的恢复；③重视口腔、鼻腔、肛门和会阴的无菌护理；④提高机体体液免疫功能，可定期输注静脉用丙种球蛋白。

2. 细菌感染　移植后早期常见的细菌感染通常是以革兰阴性杆菌为主，危险因素除了粒细胞缺乏外，更主要是由于置管和预处理引起的组织损伤。除了确定感染部位、采集标本送培养和药敏外，迅速联合使用足量广谱抗生素。在感染未明确以前，先给予经验性抗感染治疗，以后根据病原菌检查结果调整抗生素。首选碳青霉烯类、第四代头孢菌素/或联合氨基糖苷类；如 3 天后仍未控制体温，需考虑可能存在革兰氏阳性球菌感染和真菌感染。

3. 真菌感染　移植后真菌感染以曲霉菌和念珠菌感染较为常见，感染的常见部位为肺。可选用伊曲康唑、伏立康唑、卡泊芬净、米卡芬净、脂质体两性霉素 B 等。使用三唑类抗真菌药物时，需注意其与环孢素的相互作用。

4. 病毒感染　怀疑有病毒感染时，应减低免疫抑制剂的剂量，联合使用抗病毒药物如更昔洛韦（Ganciclovir）、膦甲酸钠（Foscarnet Sodium）或大蒜素等。

巨细胞病毒（CMV）引起的疾病是最严重的移植后病毒性感染，多发生于移植后 35 ~ 100 天。控制 CMV 疾病最好的办法是预防，即输注 CMV 阴性的供者干细胞，输注去除白细胞的血制品。CMV 血清学阳性的供、受者可预防性应用更昔洛韦等。更昔洛韦在细胞内的半衰期长达 24 小时以上，对巨细胞病毒感染有良好作用，用于 HSCT 患者 CMV 血症的治疗，以预防 CMV 疾病的发生。用法：5 ~ 10mg/（kg·d），分 2 次静脉滴注，疗程 10 ~ 21 天。主要不良反应是骨髓抑制，中性粒细胞 $< 0.5 \times 10^9$/L 时需停药。膦甲酸钠为广谱抗病毒药物，作用机制为直接抑制病毒特异的 DNA 多聚酶和逆转录酶。剂量、给药间隔及连续应用时间须根据患者的肾功能与用药的耐受程度予以调节，肾功能不全者需减量用药。CMV 疾病表现为间质性肺炎、CMV 肠炎和 CMV 视网膜炎等。CMV 间质性肺炎起病急、进展快，表现为呼吸困难、低氧血症、发热和血流动力学改变，胸片呈弥漫性间质性改变。必须及早给予高流量面罩或正压给氧，必要时机械辅助通气，同时静脉用免疫球蛋白和更昔洛韦。

由于 allo – HSCT 后 EB 病毒（EBV）再激活/感染可导致包括移植后淋巴细胞增殖性疾病（PTLD）在内的各种 EBV 相关疾病，近年来 EBV 感染越来越受到重视。随着 EBV 检测技术的发展，EBV 再激活的诊断变得越来越快速准确。相关研究报道 allo – HSCT 后 EBV 再激活发生率约为 31% ~ 65%。EBV 由于不表达胸苷激酶，因而目前的抗病毒药物（胸苷激酶抑制剂）不能有效清除该病毒。EBV 再激活/感染所致疾病的防治主要措施在于预防：移植后定期使用实时定量 PCR 技术监测 EBV 水平的变化，若滴度进行性升高，则需采取减量免疫抑制剂、应用 CD20 单抗（美罗华）、输注供者淋巴细胞及 EBV 特异性 CTL 等措施。

（四）移植物抗宿主病（graft versus host disease，GVHD）

GVHD 是 allo – HSCT 植入成功后的最严重并发症，其诊断要依靠活组织检查。其严重程度取决于激活的淋巴细胞数量和 HLA 相合程度，还与下列因素有关：①男性受者接受女性供者，特别是因妊娠或输血后致敏的女性供者骨髓，发生 GVHD 的危险性显著增加；②年龄大者发生 GVHD 的可能性也较大；③预处理的强度和 GVHD 的预防方案；④感染、ABO 血型不合等也与 GVHD 的发生有关。临床上 GVHD 分急性 GVHD（aGVHD）和慢性 GVHD（cGVHD）两种。

传统移植后 100 天内出现的 GVHD 称为 aGVHD，10 天内发生的 GVHD 称为超急性 GVHD。靶器官为皮肤、肝和消化道。临床表现为皮肤红疹、斑丘疹、水疱甚至剥脱性皮炎；黄疸，转氨酶和胆红素升高，AKP 升高，可进展为急性重型肝功能衰竭；严重的腹痛、腹泻。根据累及器官和严重程度分为Ⅰ ~ Ⅳ度（表 5 – 5、表 5 – 6）。Ⅱ ~ Ⅳ度代表中至重度，与病死率显著相关。如果皮疹面积超过体表的 50% 或胆红素超过 6mg% 或腹泻量超过 1 500ml，提示 GVHD 已进入Ⅲ度以上。

表5-5　急性 GVHD 靶器官受累分级

分级	皮肤	肝脏	胃肠道
0	无皮疹	胆红素 <2mg/dl	腹泻量 <500ml/d
1+	体表皮疹 <25%	胆红素 2~3mg/dl	腹泻量 >500ml/d
2+	体表皮疹 25%~50%	胆红素 3~6mg/dl	腹泻量 >1 000ml/d
3+	全身皮疹、红斑	胆红素 6~15mg/dl	腹泻量 >1 500ml/d
4+	皮肤剥脱、水疱	胆红素 >15mg/dl	腹痛或肠梗阻

表5-6　急性 GVHD 分度

分度	皮肤	肝脏	肠道	功能损害
Ⅰ（轻度）	1+~2+	0	0	0
Ⅱ（中度）	1+~3+	1+	1+	1+
Ⅲ（重度）	2+~3+	2+~3+	2+~3+	2+
Ⅳ（危及生命）	2+~4+	2+~4+	2+~4+	3+

1. 急性 GVHD 的治疗　如下所述。

（1）在 CsA 与 MTX 联合预防 GVHD 基础上应用甲泼尼龙是治疗初期 GVHD 的最常用药物，甲泼尼龙的剂量为 1~5mg/（kg·d），对有效的病例应逐渐减量维持。近年来主张一般应用甲泼尼龙 1~2mg/（kg·d）治疗初期患者，判断糖皮质激素耐药的标准：①甲泼尼龙治疗 3 天后病情仍在进展；②甲泼尼龙治疗 7 天后病情无改善；③甲泼尼龙治疗 14 天后病情仍未完全控制者。

（2）治疗失败的患者需要接受二线治疗，主要包括以下措施

1）大剂量甲泼尼龙：5~10mg/（kg·d）。

2）抗胸腺细胞球蛋白（antithymocyte globulin，ATG）：ATG 是治疗急性 GVHD 的常用第二线药物，一般剂量：1mg/（kg·d），连续 5~7 天，应用 ATG 后应积极防治感染。

3）各种单抗，如：OKT3，抗 IL-2 受体单抗（抗 CD25），抗 TNF 单抗。

4）免疫抑制剂：MMF 与 FK506 等。

5）布地奈德：为肠道难吸收的糖皮质激素活性药物，控制肠道 GVHD 有效。

6）间充质干细胞（MSC）：近年来 MSC 用于治疗Ⅲ~Ⅳ度重度 aGVHD 的报道越来越多，其有效率在 30% 左右。

100 天以后发生的 GVHD 称为慢性 GVHD（cGVHD）。可由 aGVHD 延续而来，亦可开始就呈慢性发作，cGVHD 的临床症状类似干燥综合征、红斑狼疮或硬皮病等自身免疫性疾病。根据累及的器官分为局限性和广泛性。局限性 cGVHD 表现为各种皮肤病和肝功能损害。广泛性 cGVHD 除局限性 cGVHD 的临床表现外还有眼、口干燥，全身皮肤和多器官累及。cGVHD 经常伴有细胞和体液免疫功能缺陷，经常发生各种感染。

慢性 GVHD 的分类：

Ⅰ. 局限性 cGVHD

具备以下两条或其中之一：

（1）局部皮肤受累。

（2）由 cGVHD 导致的肝功能异常。

Ⅱ. 广泛性 cGVHD

具备以下两条之一：

（1）全身皮肤累及。

（2）局部皮肤累及和（或）由 cGVHD 导致的肝功能异常。

加：

（3）a. 肝组织学显示为慢性活动性肝炎、桥接坏死或肝硬化，或；b. 眼受累（Schirmer 试验湿

度 <5mm）或；c. 唾液腺受累或唇活检示口腔黏膜受累；d. 任何其他靶器官受累。

2. 慢性 GVHD 预防　慢性 GVHD 多为急性 GVHD 发展而来，故预防慢性 GVHD 的主要方法是减少急性 GVHD 的发生和减低其发病程度。

3. 慢性 GVHD 的治疗　局限性慢性 GVHD 的患者通常不需治疗，只需密切观察。广泛性慢性 GVHD 的患者，联合应用泼尼松和 CsA 是目前认为最有效的，泼尼松 1mg/（kg·d），CsA 6mg/（kg·d），q12h，两药交替隔天应用。定期监测 CsA 血药浓度，根据 CsA 血药浓度调整其用量。二线治疗药物包括沙利度胺、利妥昔单抗（美罗华）、间充质干细胞等，上述治疗急性 GVHD 的药物也可合并使用。局限性预后好，而广泛性较差。

（五）移植后疾病复发

复发是 allo - HSCT 治疗恶性血液系统疾病失败的主要原因之一。白血病复发多发生在移植后前 2~3 年内，复发率由高到低排列为：同基因移植 >去 T 细胞移植 >无 GVHD 者 >仅有急性 GVHD 者 >仅有慢性 GVHD 者 >兼有急性和慢性 GVHD 者，其复发还与移植时白血病的阶段、细胞遗传学及分子生物学特征等有密切关系。预防：①移植前提高抗白血病治疗质量，积极急取尽早做 allo - HSCT；②过继免疫治疗（adoptive immunotherapy）；如应用 IL - 2、LAK 细胞、细胞因子诱导的杀伤细胞（cytokine induced killer，CIK）等；③检测微小残留病（minimal residual disease，MRD），早期防治；④供者淋巴细胞输注（donor lympho - cyte infusion，DLI）。治疗：allo - HSCT 后白血病复发的患者预后差，首先停用免疫抑制剂，应化疗和（或）行 DLI 争取再次达到完全缓解，然后进行第二次 HSCT。

（六）移植后淋巴细胞增殖性疾病（post - transplant lymphoproliferative disorders，PTLD）

PTLD 是指发生在造血干细胞移植或实体器官移植后由于受者免疫抑制所发生的淋巴或浆细胞增殖性疾病。文献报道：allo - HSCT 后 PTLD 的发病率为 1%~2%，瘤细胞通常起源于供者淋巴细胞。大约有 85% 起源于 B 淋巴细胞，10%~15% 起源于 T 淋巴细胞。allo - HSCT 后 PTLD 发生中位时间为 70~90 天。其主要危险包括：T 细胞去除（包括 ATG 的应用），非血缘或 HLA 不合 HSCT，二次移植及氟达拉滨的应用等。WHO2008 血液系统肿瘤分类将 PLTD 分为早期损害、多形性 PTLD、单形性 PTLD 及经典型霍奇金淋巴瘤样 PTLD。主要治疗措施有：减量免疫抑制剂、CD20 单抗（美罗华）的应用、供者淋巴细胞输注以及 EBV 特异性 CTL 的输注等，部分患者还可在以上措施的基础上联合放化疗。大多数早期病变和多形性 PTLD 随着免疫抑制剂的减量可自行消退，而大部分单形性 PTLD 的预后很差，死亡率很高。随着 CD20 单抗及 EBV 特异性 CTL 的应用，部分单形性 PTLD 的预后得以改善。

七、allo - HSCT 的预后

AML 获 CR1 后行 allo - HSCT 的总生存（OS）为 55%~60%，而 CR2 或 CR1 后复发接受 allo - HSCT 患者的 OS 为 30%~35%，而对于原发难治性 AML，allo - HSCT 后的 OS 只有 15%~20%。近年来，随着移植技术的进步，AML 行 allo - HSCT 后的 OS 逐步延长，南方医院采用超强预处理及移植后早期减量免疫抑制剂等措施，使难治性 AML 的 5 年 OS 达 44.6%。ALL - CR2 接受 allo - HSCT 其 OS 为 30%~50%，而 CR1 期为 55%；对于 Ph + ALL 在 CR1 期行 allo - HSCT 的无病生存（DFS）为 38%~49%，在非 CR1 期的患者 DFS 只有 5%~11%。

对于确诊在 1 年内的 CML - CP 患者，HLA 相合的 allo - HSCT 后 3 年 OS 为 70%，而病程在 1 年以上的慢性期患者，HLA 相合的 allo - HSCT 后 3 年 OS 为 59%。既往 CML - AP 或 BC 期患者经 allo - HSCT 后 5 年 OS 只有 40% 和 15%，近年来随着酪氨酸激酶抑制剂如伊马替尼进行移植前的准备和移植后的预防并结合 DLI 使 AP 和 BC 期 allo - HSCT 的患者预后有明显改善。

allo - HSCT 可治愈 MDS，有 HLA 相合供者的 allo - HSCT，1 年的 DFS 为 60%。

（李　娜）

第六章

肿瘤的靶向治疗

第一节　肿瘤靶向治疗概述

世界卫生组织（WHO）GLOBOCAN 2012 统计结果显示，与 2008 年统计所得的 1 270 万新发病例和 760 万癌症相关死亡病例相比，2012 年新增 1 410 万例癌症患者，与癌症相关死亡 820 万例，截止到 2012 年，在过去 5 年里全球约有 3 260 万患者被诊断为癌症，最常见的癌症类型是肺癌（180 万，占 13%）、乳腺癌（170 万，占 11.9%）和结直肠癌（140 万，占 9.7%）；最主要的癌症致死原因为肺癌（160 万，占 19.4%）、肝癌（80 万，占 9.1%）和胃癌（70 万，占 8.8%）。根据现有数据预计，随着全球人口增长和老龄化，到 2025 年，全球每年新增癌症病例数将高达 1 930 万。2012 年，全球新增癌症病例和癌症死亡病例总数的一半以上发生在不发达地区，分别为 56.8% 和 64.9%，而这一比例将在 2025 年后进一步增加。报告还显示，非洲、亚洲和中南美洲的发展中国家癌症发病形势最为严峻。

GLOBOCAN 2012 统计显示中国有 307 万新增癌症患者及 220 万癌症死亡病例，分别占全球总量的 21.9% 和 26.8%。最常见的癌症依次为肺癌、胃癌、肝癌、直肠癌和食道癌。由于我国目前环境污染、吸烟等问题仍较严重，在 2025 年前癌症发病率下降的可能性不大。肿瘤已成为严重威胁我国居民健康和社会发展的重大疾病，必须采取有效措施加强预防和管理。随着现代医学发展和分子生物学技术的提高，人们已经充分认识到化学药物结合生物治疗在恶性肿瘤多学科综合治疗中的重要性，发现能够指导放、化疗的生物标志物将有助于提高放、化疗的效果并减少其不良反应，高效的生物分子靶向治疗在肿瘤的治疗中也占有越来越重要的地位。

肿瘤的靶向治疗（targeted cancer therapies）是指能够与肿瘤生长、进展和扩散相关的特异性分子（分子靶标，molecular targets）相互作用的药物或其他物质，通过特异性地干预这些靶点而阻止肿瘤生长和扩散。肿瘤的靶向治疗有时被称为"分子靶向药物（molecular targeted drugs）""分子靶向治疗（molecularly targeted therapies）""个体化医学（precision medicines）"等。

靶向治疗与标准的化疗（chemotherapy）不同：①靶向治疗作用于与肿瘤相关的特异性分子靶标，而绝大部分的化疗针对增生、分裂较快的正常细胞和肿瘤细胞；②靶向治疗是根据与其相互作用的靶标准确地选择和设计的，而许多化疗方案则是以杀死细胞为目的；③靶向治疗常常是抑制细胞生长（阻滞细胞增生），而化疗药物则是产生细胞毒性（杀死肿瘤细胞）。

目前靶向治疗主要集中在抗肿瘤药物的研制方面，它是个体化医学的基础，其特点是利用患者的基因组、核酸和蛋白的相关信息来预防、诊断和治疗疾病。

肿瘤在发生、发展过程中获得了 6 种生物学功能（图 6 - 1），包括持续的增生信号、逃避生长抑制、对细胞死亡的抵抗能力、永生化的复制、诱导血管生成及促进侵袭和转移。这些生物学特性导致基因组的不稳定性。过去 10 年的研究发现肿瘤细胞能够进行能量代谢的重编程和免疫逃逸；除肿瘤细胞的上述特性外，肿瘤间质（肿瘤微环境）对肿瘤的发生和发展也起着非常重要的作用。

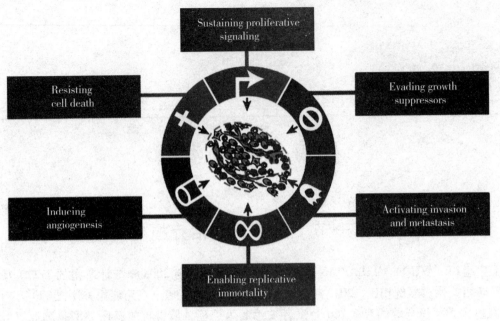

图 6-1 肿瘤的生物学功能

（夏铀铀）

第二节 以人类基因组为基础的肿瘤靶向治疗

大量的研究显示人类肿瘤发生的分子过程由特定的基因结构或功能异常所致，而这些基因的正常功能是调控细胞的增生、凋亡和分化等过程，其中对细胞增生和生长起正调节作用的为癌基因（onco-gene），而抑制细胞增生、生长，促进细胞分化的基因为抑癌基因（tumor suppressor gene）。这些基因发生突变、扩增和染色体重排会导致癌基因的激活或抑癌基因的失活或丢失，二者失去平衡，导致细胞发生持续性增生和恶变。在过去 10 年中对人类肿瘤全基因组测序的综合分析发现，对大多数肿瘤只有少数的基因发生高频率突变，而多数基因仅发生偶发性突变。到目前为止共计发现仅 138 个"突变驱动基因"（Mut-driver geneS）。这些突变驱动基因涉及 12 个与肿瘤相关的信号通路（STAT、MAPK、TGF-β、DNA damage control、Transcriptional regulation、Chromatin modification、APC、HH、NOTCH、Cell cycle/ap-optosis、RAS、PI3K），如图 6-2。而这 12 个信号通路调控着 3 种重要细胞程序，包括细胞命运、细胞生存和基因组稳定性的维护。而每一种类型的肿瘤仅包含 2~8 个"驱动突变"。

肿瘤治疗所面临的唯一挑战就是发现一种药物能够选择性地只杀死肿瘤细胞而不影响正常细胞。随着基因组时代的到来，人们对肿瘤生物学和肿瘤发生过程中的基因突变的认识不断加深，针对性地作用于某一特定的肿瘤相关基因的治疗，即所谓的"肿瘤分子靶向治疗"的时代已经来临。

自从首次关于上皮生长因子（epidermal growth factor receptor, EGFR）第 19 和第 21 号外显子突变与 EGFR 酪氨酸激酶抑制剂（EGFR tyrosine kinase inhibitors, EGFR TKIs）敏感性相关的报道以来，在过去数年中陆续在不同肿瘤中发现许多与化疗或酪氨酸激酶等药物相关的敏感性突变位点。

人们对某些肿瘤中编码蛋白激酶的驱动基因的激活性突变的认识导致了靶向这些激酶的小分子抑制药物的研发。这类以基因组为基础的靶向治疗的代表性例子包括应用 EGFR 酪氨酸激酶抑制剂对 EGFR 突变肿瘤的治疗，应用 ALK（anaplastic lymphomakinase）抑制剂对 ALK 基因易位肿瘤的治疗，以及应用对 BRAF 突变体特异性的抑制剂治疗 BRAF 突变的肿瘤。在开始应用这些小分子抑制剂治疗肿瘤之前，必须要明确肿瘤中是否包含有这些药物所靶向的突变。只有一小部分肺癌患者具有 EGFR 突变或者 ALK 基因易位，而只有这些人才对上述药物敏感。而对于无特异性基因改变的肺癌患者，这样的治疗除了肿瘤将继续进展外，还会产生药物的不良反应。

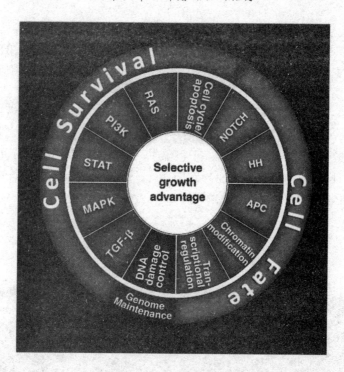

图 6 - 2　肿瘤细胞信号通路及其所调控的细胞进程

以人类基因组为基础的肿瘤靶向治疗的挑战性问题是，批准临床应用的所有靶向突变基因产物的药物均直接拮抗激酶类，其中的一个原因是小分子物质很容易靶向激酶，且激酶类在生物化学、结构和生理功能方面已被广泛研究。另一个原因比较复杂，目前市场上绝大多数的针对肿瘤和其他疾病的靶向药物主要是抑制靶标蛋白的作用，这种抑制作用是通过药物干扰酶活性（例如激酶促进磷酸化）或者与蛋白上小分子配体（例如与 G 蛋白配对的受体）结合而实现的。许多其他参与蛋白质复合体的蛋白，其相互作用的接触面较大或者具有许多比较弱的作用位点，用小分子药物抑制这些蛋白的功能是非常困难的，因为小分子化合物只能抑制一个这样的作用位点。

尽管人们想象能够研发针对非酶活性蛋白质功能的靶向药物，其面临的挑战更大，大多数的驱动突变基因编码肿瘤抑制蛋白，一般来说，药物常常干扰蛋白质的功能，而不能替代缺失基因蛋白的功能，不幸的是，在实体瘤中抑癌基因的灭活性突变与癌基因的激活性突变相比占主要地位，很少有肿瘤包含两个或以上的癌基因突变。

以酪氨酸激酶抑制剂（tyrosine kinase inhibitors，TKIs）靶向治疗 EGFR 突变的非小细胞肺癌（non‐small cell lung cancer，NSCLC）为例分析靶向治疗的原理。

EGFR 家族，又称 EGFR 酪氨酸激酶家族，由 4 个不同的受体酪氨酸激酶（receporkinases，RTK）组成，分别为 EGFR（HER1/ErbB1）、ErbB2（HER2）、ErbB3（HER3）和 ErbB4（HER4）。这些受体表达于上皮、间质和神经组织。

EGFR 的磷酸化激活可以刺激细胞内 Ras‐Raf‐MAPK、PI3K/AKT 和 JAK/STAT 信号通路的级联激活。EGFR 家族介导的信号通路对于发育、代谢和生理功能的调控等非常重要，在许多肿瘤中 EGFR 信号通路的活性一般是增加的，常常由于基因的突变或者 EGFR 的过度表达所致。由于它的配体或者辅活因子的过度激活或者对其抑制的减弱，可以促使有丝分裂、抗凋亡、血管生成和细胞的侵袭行为。

针对 EGFR 的靶向治疗药物包括酪氨酸激酶抑制剂吉非替尼（gefitinib）和厄洛替尼（erlotinib）最初用于肺癌的治疗并取得了明显的效果，最近作为一线药物治疗肺癌，对 EGFR 突变患者的有效率达到 70% 临床上抗‐EGFR 治疗作用位点，见图 6 - 3。

在肺癌中，激酶区的突变与 EGFR 抑制剂的敏感性相关，如 EGFR 酪氨酸激酶抑制剂 EGFR 突变与性别、种族、吸烟以及病理类型有关，在东方人群、女性、非吸烟、腺癌的患者中突变发生率较高，

EGFR 突变很少在肺鳞癌、小细胞肺癌或者其他上皮恶性肿瘤中发现，最为常见的 EGFR 突变包括 19 号外显子保守的 LREA 区的小片段缺失（residues747～750）和 21 号外显子上的点突变（L858R），二者占所有 EGFR 激酶突变的 90% 以上。18 号外显子的点突变（G719）占 EGFR 突变的 5%。20 号外显子上的片段插入和点突变占总突变的 5%，如 CL-387，785。

目前吉非替尼（gefitinib）和厄洛替尼（erlotinib）已应用于肺癌、头颈部癌、结肠癌、胰腺癌、乳腺癌、卵巢癌、膀胱癌、肾癌和胶质瘤等肿瘤的治疗，并取得一定的疗效。

多种 EGFR 突变与最初的对 EGFR TKIs 耐药性相关，如 EGFR 20 号外显子的插入突变阻止吉非替尼或厄洛替尼与 EGFR TK 片段的结合，从而导致耐药。NSCLC 中 20 号外显子的插入突变同样存在于 ErbB2，类似的导致对吉非替尼或厄洛替尼的耐药。

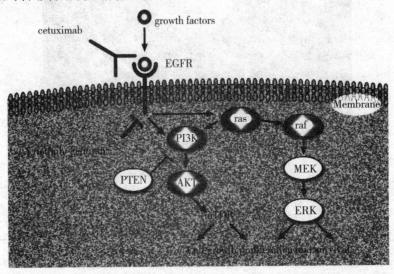

图 6-3　上皮生长因子（EGFR）信号通路及临床中抗-EGFR 治疗

K-RAS 属于癌基因 RAS 家族并且在 NSCLC 患者中占 RAS 总突变的 90%，K-RAS 突变在 15%～30% 的 NSCLC 患者中被检测到，主要发生在 12 号和 13 号密码子，尤其是 12 号密码子（>90%）。该突变导致受损的 GTP 酶的活化，并随后持续地激活 EGFR 的下游 RAS 信号，导致增殖以及抗凋亡通路如 ERK 信号通路的激活。K-RAS 突变在包括肺癌等多种肿瘤中被证实是 EGFR TKIs 耐药的主要原因。有效的 K-RAS 抑制剂的研发依然是目前肿瘤治疗的挑战。

另外，还有很多基因的突变与化疗药物的敏感性相关的例子，微卫星不稳定性常常是肿瘤发生及其肿瘤耐药的原因，DNA 错配修复基因（DNA mismatch repair，MMR）MSH2 和 MLH1 在多种对顺铂耐药的肿瘤细胞中的表达缺失达 90%。胸苷酸合成合酶（thymidylate synthase，TS）的过表达和（或）MMR 缺陷与氟尿嘧啶（5-fluorouracil，5-氟尿嘧啶）的耐药性相关。另外 BAX 基因功能缺乏的细胞能拮抗氟尿嘧啶所诱导的细胞凋亡。

p53 缺陷细胞对 DNA 损伤药物阿霉素（adriamycin）的敏感是由于不能诱导周期依赖激酶抑制剂 p21 的表达所在，而 p53 缺陷细胞对抗代谢药物氟尿嘧啶则是耐药的。BRAF 抑制剂对黑色素瘤的治疗效果非常明显，最早发现的 Raf 抑制剂索拉非尼（sorafenib）可以抑制 VEGFR、PDGFR、Raf 等多个靶标，目前已被批准应用于肝癌的治疗。厄洛替尼（erlotinib）是人类 HER1 和 EGFR 酪氨酸激酶的可逆抑制剂，厄洛替尼与吉西他滨（gemcitabine）结合应用于无法切除的进展期或者转移的胰腺癌治疗正在进行临床试验。伊马替尼（imatinib）为多激酶抑制剂，已被批准应用于不可切除/转移的胃肠道间质瘤（GIST）的治疗。而舒尼替尼（sunitinib）同样为多激酶抑制剂，被批准应用于伊马替尼治疗失败的 GIST 患者。

（夏铀铀）

第三节　基于核酸的靶向治疗

　　人类基因组中只有不到 20% 的序列可以编码蛋白，但 70% ~90% 人类基因组 DNA 是被转录的，其转录产物过去被认为是"垃圾"或"暗物质"，近年来人们发现这些转录产物有着重要的生物学功能，参与细胞的分裂、分化、凋亡等生命活动。非编码 RNA 包括 rRNA、tRNA、snRNA、snoRNA、microRNA 以及长链非编码 RNA 等许多类型（图 6-4），根据长度可以分为三类：①短非编码 RNA：这些 RNA 长度在 17~30nt 之间，包括 miRNAs（microRNAs）、piRNAs（piwi-interacting RNAs）以及 tiRNAs（transcription initiation RNAs）等；②中等长度非编码 RNAs：长度介于 20~200nts，snoRNA（small nucleolar RNAs）即属于此类；③长链非编码 RNA（long ncRNAs, lncRNAs）：长度大于 200nt，如已经被广泛研究的 lncRNAMALAT1 和 HOTAIR 等。ncRNA 具有多种功能，在多个水平上调节着基因的表达，如对染色体结构的影响、对 RNA 加工修饰及稳定性的影响、对转录和翻译的影响，甚至对蛋白质的稳定性和转运都有影响，这些 RNA 的共同特点是都是从基因组上转录而来，但是不翻译成蛋白，在 RNA 水平上就能行使各自的生物学功能。目前受到广泛关注的与肿瘤相关的非编码 RNA 主要包括 miRNA、siRNA 以及 lncRNA。

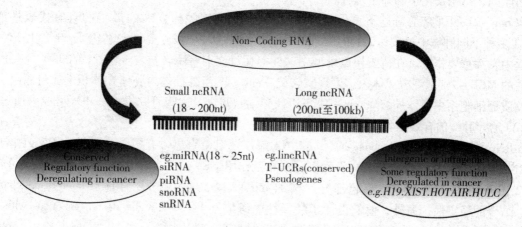

图 6-4　非编码 RNA 概览

miRNAs：microRNAs, siRNAs：small interfering RNAs, piRNAs：piwi-interactingRNAs, snoRNAs：small nucleolar RNAs, snRNA：small nuclear RNAs, lincRNAs：long intergenic RNAs, T-UCRs：transcr ibed ultra conserved regions

（一）miRNA 与肿瘤靶向治疗

　　微小 RNA（microRNA）是一类由内源基因编码的长度约为 18~25nt 的非编码单链 RNA 分子，可以导致 mRNA 的降解。miRNA 由核内 RNA 聚合酶 II 作用于初级转录物（primary transcripts, pri-miR-NAs）产生。与编码蛋白基因的转录本类似，pri-miRNAs 包括有 5' 帽子结构以及 poly（A）尾，有时候会有内含子序列。每个 pri-miRNA 会由部分互补序列形成一个茎环结构，在核内核糖核酸酶的作用下，DROSHA 和它的分子伴侣 DGCR8 一起识别该茎环结构并进一步介导 pri-miRNA 形成 pre-miRNA 中间体，在 exportin-5/Ran-GTP 作用下 pre-miRNA 进入胞质后，在另一个核糖核酸酶 DICER1 作用下形成双链 miRNA 分子。两条链均可产生成熟 miRNAs，但也可能仅有一条链（引导链，guide strand）变成有功能的 miRNA，而另一条链（过路链，passenger strand）将很快降解。成熟 miRNA 可以与 argonaute 蛋白联合形成一个 RNA 诱导的沉默复合体（RNA-induced silencing complex, RISC），从而由 miRNA 引导该复合体到靶 mRNA 的 3'UTR 区阻断其翻译和（或）诱导其降解。目前根据 Sanger 研究所 miRNA 数据库（miRBase）的统计已有大于 2 500 个人类 miRNA 被定义，生物信息学分析提示 miR-NAs 可能调控超过 5 300 个人类基因，约占人类基因的 30%，并且每个 miRNA 调控大约 200 个基因。

因此肿瘤中 miRNA 表达的改变可以导致显著的基因表达的改变，并对肿瘤的发生和发展具有重要作用。

许多 miRNAs 参与调控细胞的生命活动，与肿瘤发生相关的 miRNAs 又被称为 "onco - miRNAs"。依据其主要的靶标是抑癌基因或癌基因，被分为促癌和抑癌的 miRNAs。靶向 miRNAs 的治疗主要分为 miRNA 的减少以及 miRNA 的替代。miRNA 的减少治疗主要针对肿瘤中上调或者过表达的促癌 miRNAs，而 miRNAs 替代疗法主要应用于肿瘤中表达下调或者缺失的抑癌 miRNAs。对于促癌性的 miRNA 主要治疗手段有抗 - miRNA 的寡聚核苷酸、miRNA 海绵（miRNA sponges）、miRNA masking 以及小分子抑制剂等。而对于抑癌的 miRNAs，通过恢复这些 miRNAs 的表达将是有效的治疗手段。

1. 抗 - miRNA 的寡聚核苷酸　miRNAs 与它对应的靶标的结合遵循 Watson - Crick 碱基配对原则。miRNAs 的显著抑制分子即抗 - miRNA 寡聚核苷酸（anti - miRNA oligonucleotides, AMOs），可以竞争性地抑制 miRNA 与其靶 mRNAs 的结合。通过不同方式的化学修饰增加 AMOs 的稳定性，如锁定核酸（locked nucleic acid, LNA），常被称为难接近的 RNAs（inaccessilble RNAs）。LNA 可与 RNAase 共存并在体内具有很好的水溶性，低毒性。另一种寡聚核苷酸类似物，如 2' - O - 甲基化（2' - O - methyl）以及 2' - O - 甲氧乙基修饰（2' - O - methoxyethyl - modified, 2' - MOE）寡聚核苷酸同样被证明可有效抑制 miRNAs。除了化学修饰外，增加 AMOs 的长度也可以提高其抑制活性。综上，有效的 AMO 需要与最优的序列、结构及化学修饰相结合。

靶向 mir - 21 的研究是通过下调促癌 miRNA 表达来抑制肿瘤发展的最早的具有代表性的例子。mir - 21 在多种不同肿瘤中过表达，研究发现 mir - 21 可以通过下调肿瘤抑制基因 Tpml 和 PTEN 在细胞增生过程中发挥重要作用。在荷瘤裸鼠模型中，Si 等通过注射有瞬转抗 - mir - 21 的 2' - O - 甲基化寡聚核苷酸的 MCF - 7 细胞到裸鼠体内，发现瞬转抗 - mir - 21 组裸鼠体内肿瘤在体积上比对照组小 50%。在恶性胶质瘤细胞系中，体外敲降 mir - 21 可以诱导细胞凋亡。这些研究提示 AMOs 可成为通过抑制促癌 miRNAs 治疗肿瘤的有效药物。

2. miRNA 海绵（microRNA sponges）　miRNA 海绵被定义为包含有多个内源性 miRNA 结合位点的合成 mRNA，从而阻止 miRNA 与其内源性靶标的相互作用。Ebert 等在 miRNA 结合位点之间可以被 Argonaute 2 切开的位置插入一个突起部分，增加 miRNA 海绵与沉默复合体（microribonucleoprotein, miRNP）结合的稳定性，另外，他们设计了特异性的海绵（the specifically designecsponges with complementary heptamerlc seed），使单个海绵可以有效地抑制整个 miRNA 科子家族。体外实验中，这些 "海绵" 使 miRNA 失去抑制的能力与化学修饰的 AMOs 相当。然而这些稳定表达的 "海绵" 在体内的功效有待进一步研究。

3. miRNA 罩（miRNA masking）　每个 miRNA 可以调控上百个基因，每个基因可以被多个 miRNAs 调控，与内源性 miRNA 相似，AMOs 只是序列特异性而并非基因特异性。因此 AMOs 可能会导致脱靶不良反应以及毒性。Xiao 等设计了 "miR 罩"，即可以与内源性 miRNA 完全互补的一段序列，"miR 罩" 与靶 mRNA 具有较高的亲和性并可形成二聚体，从而阻断 miRNA 与其结合位点的结合，并避免了 AMOs 介导 mRNA 降解时的潜在不良反应。这种基因特异性的 miRNA 干扰手段被应用到斑马鱼的 mir、- 430 调控 TGF - β 中。"miR 罩" 可以与 mir - 430 在靶 miRNA 上的结合位点互补配对进而破坏特异性的 mir - 430 - mRNA 的结合，从而放大或者减弱节点信号通路。值得注意的是 "miR 罩" 的效果主要取决于靶基因的选择，在肿瘤治疗应用中，关键肿瘤抑制基因或者癌基因的选择则尤为重要。

对 miRNA 特异性的小分子抑制剂的研究正在进行中，Gumireddy 等鉴定出偶氮苯（azobenzene）为 mir - 21 的特异性有效抑制剂。这样的特异性 miRNA 抑制剂不仅为 miRNA 的功能研究提供了条件，而且为肿瘤患者对特异性药物的反应提供了条件。该类小分子抑制剂在体内的作用有待探讨。

4. 恢复具有抑癌作用 miRNAs 的表达　人们设想恢复具有抑癌作用 miRNAs 的表达可能像恢复蛋白编码抑癌基因表达一样具有抑癌作用。体外实验显示在肺癌细胞中过表达 Let - 7 可以抑制细胞的生长，以 Let - 7 稳定表达的 BT - IC 细胞建立的裸鼠成瘤模型，其成瘤能力受到抑制。Lin28 可以阻抑 Let - 7 加工的进程并可以导致 Let - 7 前体的降解，因此，通过抑制 Lin28 而恢复 Let - 7 的表达可能抑制肿瘤的生长。另一个 miRNA 替代治疗的例子是 mir – 15 和 mir – 16，其表达常常在 CLL 患者中缺失，它们能靶向 BCL2，转染 mir – 15/16 表达载体可以抑制 BCL2 的表达并诱导肿瘤细胞的凋亡，提示 mir – 15a 和 mir – 16 – 1 可能用于 BCL2，过表达肿瘤的治疗。MiR – 26a 在肝癌中被证实为抑癌 miRNA，在肝癌的动物模型中，恢复缺失 miR – 26a 的表达可以抑制肿瘤细胞的增生，诱导肿瘤细胞的凋亡。AAV（adeno – associatedvirus）载体不会整合到宿主基因组中，以 AAV 为载体的 miRNA 可能用于人类肿瘤的治疗。

除了病毒载体为基础的基因恢复表达，miRNA mimics 同样被应用于功能获得性实验（gain – of – function experiments），这些 miRNA mimics 是小的、化学修饰的模仿内源性成熟 miRNA 的双链 RNA 分子。很多基因的 miRNA mimics 如 pre – miRTM miRNA 前体（dmbion）。miRDIAN® microRNA mimics （thermo scientific dharmacon）已上市。为了使这些寡聚核苷酸在体内达到良好的治疗效果，已启动了应用脂质体及聚合物形式的纳米颗粒（polymer – based nanoparticles）的体内给药方式，并取得了可喜的结果。由于 miRNA mimics 没有载体相关的毒性，有望成为肿瘤治疗的有效手段（图 6 – 5）。

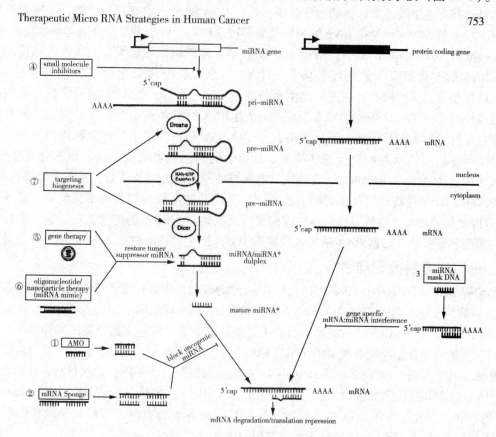

图 6 – 5　基于 miRNA 的肿瘤治疗

（二）siRNA 与肿瘤靶向治疗

RNAi 治疗是指应用 RNA 分子在转录后水平调节基因表达。SiRNA 是长 21 ~ 25nt 的双链 RNA 序列，在胞质中 siRNA 与 RNA – 诱导沉默复合体（RNA – induced silencing complex，RISC）相互作用诱导 mR-NA 的降解，从而调控基因的表达。RNAi 的序列选择的特异性以及有效抑制基因表达的能力，在真核生物体内、体外实验中均得到了证实。在肿瘤治疗方面，RNAi 已被用来抑制 K – ras 等基因突变诱导的肿瘤。

RNAi 可以抑制染色体易位、点突变等所导致的癌基因的高表达。如慢性粒细胞白血病中的 bcr/abl。bcr/abl 断点特异性的 siRNAs 可以抑制 Bcr/Abl 蛋白的表达及活性，重要的是同样的 siRNAs 可以加强 Abl 激酶竞争性抑制剂效果（Abl – kinase – specific competitive inhibitor），如影响伊马替尼的药效。这些研究证实 RNAi 单独治疗或者联合其他药物可以增加疾病对一线治疗药物的敏感性。

对化疗药物耐药是肿瘤治疗复发的主要原因，MDR1 编码的 β - 糖蛋白在多种药物耐药中起着重要的作用。在胰腺癌和胃癌中靶向 MDR1 的 RNAi 可敲降 90% MDR1 的表达，在体外可降低 89% 的胰腺癌细胞及 58% 的胃癌细胞对道诺霉素（daunorubicin）的耐药。

RNAi 具有可以沉默任何已知序列的基因的特性，并且 RNAi 只靶向沉默与其 100% 互补配对的靶基因，已成为基因功能研究的有力手段，同时也为肿瘤的靶向治疗提供了契机。Thijin Brummelkamp 及其同事收集了抑制人类 50 个去泛素化酶的 RNAi 载体，并研究它们与肿瘤相关信号通路的联系。其中 CYLD 可以增加 NF - κB 的活性，敲降后可以增加细胞对凋亡的耐受性。RNAi 治疗的主要目标是通过下调与肿瘤恶性转化和血管生成等相关的基因的表达进而抑制肿瘤的生长。目前已有大量的编码转录因子、抗凋亡蛋白、GTPases、RTKs 以及黏附因子等的基因被 RNAi 靶向应用于基因治疗。基于 RNAi 药物研发所面临的挑战是如何有效地将 siRNA 运输到哺乳动物细胞内。RNA 纳米颗粒的研发则为 RNAi 药物的临床应用提供了条件，并受到广泛关注。RNA 纳米颗粒可以设计成不同的形式：①siRNAs 靶向基因的某一个位点；②不同的 siRNAs 靶向同一基因的不同位点；③不同的 siRNAs 靶向不同的基因，从而调节多个信号通路产生协同或者加强的治疗效应。并且 RNA 纳米技术有很多优势：①纳米颗粒的大小及其呈现分支状、棘齿状外形使得 RNA 纳米颗粒容易被动靶向于肿瘤并产生高通透性和滞留效应（enhanced permeability and retention effect，EPR）；②RNA 纳米颗粒可以根据设定的大小、结构及化学计算来合成；③RNA 的多聚阳离子趋向特性防止了 RNA 纳米颗粒与带负电荷细胞膜的非特异性结合；④RNA 纳米颗粒是高水溶性的而且在正常的生理条件下不容易聚合；⑤RNA 纳米颗粒与其他异质纳米颗粒相比免疫原性低（如抗体嵌合的纳米颗粒），因为 RNA 纳米颗粒由多核苷酸组成，具有生物相容性，从而避免了异质纳米颗粒带来的不良反应；⑥RNA 纳米颗粒的多价特性允许靶向分子、治疗分子以及成像分子等在同一纳米颗粒整合这些结构，从而达到协同或者增强效应，而不会发生交叉联结；⑦RNA 纳米结构（RNA nano - scaffold）在体内具有良好的药代动力学及药效，并在小鼠体内是无毒的；⑧RNA 纳米颗粒的特异性转运以及长时间的潴留减少了用药的剂量及相关的不良反应，特异性转运通过 EPR 效应以及与肿瘤标志物特异性配体的靶向结合而实现；⑨RNA 是化学试剂，它的调控过程将优于基于蛋白质的临床药物。目前 RNA 纳米颗粒应用于临床的主要挑战就是 RNA 产品的产量及成本。

（三）lncRNA 与肿瘤靶向治疗

长链非编码 RNA（Long noncoding RNA，lncRNA）的概念是指其长度大于 200nt 且缺乏开放阅读框的 RNA，大多数的长链非编码 RNA 具有 polyA 尾。根据 lncRNA 在基因组的位置可分为：①正义和反义长链非编码 RNA。正义 lncRNA 是从编码基因的正义链转录生成，可包含编码基因的外显子，它们可能和蛋白编码基因的一部分重叠或者覆盖编码基因的整个序列；反义 lncRNA 是从编码基因的反义链转录而来。②基因间和基因内 lncRNA。基因间 lncRNA 是从基因组上位于基因间的区域转录生成的 lncRNA；基因内 lncRNA 是从编码基因的内含子区域转录生成的 lncRNA。③双向 lncRNA（bidirectional）。双向 lncRNA 是指在邻近的蛋白编码 RNA 的 1 000bp 内与其呈头对头的方向，它们共享同样的转录调控元件。lncRNA 可以在转录、翻译和转录后水平对基因的表达进行调控。

近年来随着高通量测序技术的发展和 RNA 芯片技术的成熟，越来越多的 lncRNA 被发现，但是大部分的 lncRNA 的功能并不明确。已有报道 lncRNA 在增生、细胞周期、凋亡、分化、侵袭迁移等生理和病理过程中发挥重要作用。在肿瘤中研究比较成熟的 lncRNA 主要有 HOTAIR、MALAT1、PANDA、PCAT - 1。MALAT1（metastasis - associated lung adenocarcinoma transcript 1）最先在转移相关基因分析中被发现并定义。MALAT1 在多种恶性肿瘤如肺癌、子宫内膜间质肉瘤及肝癌中均表达上调，在转移的肺癌中 MALAT1 的表达量是非转移肺癌的 3 倍，是评估早期肺腺癌生存时间的独立预后指标。另外 MALAT1 在大部分人类正常组织中广泛表达，包括胰腺和肺，但是在皮肤、胃、骨髓以及子宫等组织中表达缺乏，提示 MALAT1 可能具有组织特异性功能。MALAT1 在子宫内膜间质肉瘤、宫颈癌以及肝癌中高表达，而在相对应的正常组织中表达低甚至检测不到。Hox transcript antisense RNA（HOTAIR）是从 HOXC 基因位点转录生成，通过反式调控方式抑制跨越 40kD 的 HOXD 基因位点的染色质的活性从而导致 HOXD 基因的转录抑制。HOTAIR 与乳腺癌、结肠癌、胰腺癌、肝癌等多种肿瘤的增生和转移相关。

HOTAIR 通过与 PRC2 复合体相互作用促进 H3K27 三甲基化，从而导致多个基因的转录抑制，特别是与转移相关的基因。PTEN（phosphatase and tensin homolog）是具有磷酸酶活性、被诠释得较全面的肿瘤抑制基因，近期研究发现 PTEN 的表达受其假基因（pseudogene）PTENP1（又称为 PTH2 或 ψPTEN）的调控。假基因是指与其同源基因有相似序列但无蛋白编码能力的基因，由于过早出现停止密码子、插入/缺失或者移码突变等，导致其不能翻译成有功能的蛋白质。PTEN 的假基因 PTENP1 在一些组织中高表达，提示其存在具有生物功能的可能性。Poliseno 等发现 PTENP1 通过扮演 PTEN - 靶向 miRNA 的"分子海绵"（molecular sponge for PTEN - targeting miRNA）在转录后水平调节内源性 PTEN 的生成。PANDA 由 p53 依赖的方法诱导表达，DNA 损伤后 p53 直接与 CDKNIA 结合，进而活化 PANDA，PANDA 可以直接与转录因子 NF - YA 结合使 NF - YA 从基因启动子区脱靶而抑制凋亡基因的表达。PANDA 在人类乳腺癌中高表达，而且 PANDA 是乳腺癌化疗耐药的标志。PCAT - 1（prostate cancer associated transcript - 1）是从前列腺癌患者中通过高通量 RNA 测序技术获得的在前列腺癌组织中特异性高表达的 lncRNA。lncRNA PCA3（theprostate cancer antigen - 3gene）已经美国食品和药品管理局（FDA）于 2012 年批准用于前列腺癌的早期检测和预后评估。

lncRNA 在肿瘤的发生、发展中起到重要作用，对 lncRNA 功能的研究有望为肿瘤的治疗奠定基础。基于 lncRNA 的肿瘤治疗受到人们的广泛关注。针对 lncRNA 的靶向治疗策略主要有：小干扰 RNA（siRNA）、反义寡核苷酸（antisense oligonucleotide，ASO）、核糖酶（ribozyme）、适配体（aptamer）、小分子化合物、转录后加工通路以及靶向 lncRNAs 的 miRNAs 等（图 6 - 6）。

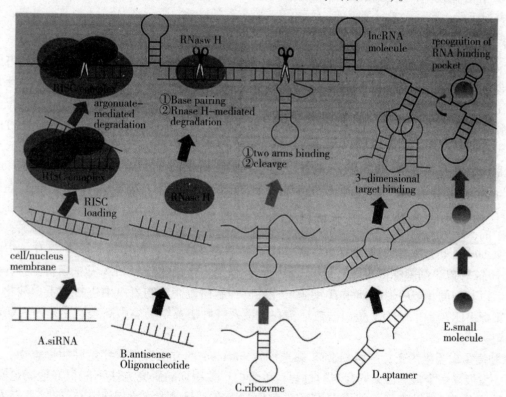

图 6 - 6　靶向 lncRNA 因子作用机制

1. siRNA　siRNA 可介导目标 RNA 的转录后沉默，近期研究显示，应用 siRNA 敲降 HOTAIR 可以抑制乳腺癌细胞的侵袭能力，也可以抑制胰腺癌移植瘤的生长。Ren 等在前列腺癌中通过应用 siRNA 下调 lncRNA MALAT 的表达，进而抑制了前列腺癌细胞的生长、侵袭迁移，同时诱导去势抵抗性前列腺癌细胞周期阻滞在 G_0/G_1 期。瘤内给予靶向 MALAT - 1 的治疗性 siRNA 可以延缓去势荷瘤裸鼠模型肿瘤的生长以及转移，同时延长荷瘤裸鼠的生存期，因此 MALAT - 1 有成为去势抵抗性前列腺癌潜在的治疗靶标。虽然应用 siRNA 抑制 lncRNAs 的治疗仍处于初级阶段，但是通过抑制肿瘤相关关键基因治疗肿瘤的 siRNA 已处于不同的临床试验阶段，靶向 lncRNAs 的治疗将很快成为现实。

2. 反义寡核苷酸（antisense oligonucleotide，ASO） ASOs 是针对目标 RNAs 设计的长度在 8～50nt 的短的单链 DNAs 或者 RNAs，大量研究显示 ASOs 具有较高的靶向特异性并能够识别单个碱基的错配。ASOs 主要通过碱基配对与 lncRNA 结合并被内源性 RNase H1 识别导致 lncRNA 分子的降解。有研究显示 ASO 介导 HeLa 细胞以及 HUVEC 细胞中 MALAT1 的降解进而破坏 MALAT1 的功能。ASO 抑制 MAL-AT1 可以诱导宫颈癌细胞周期的阻滞，荷瘤裸鼠皮下肺癌移植瘤注射 ASO 可以显著抑制 MALAT1 的表达并抑制肺癌的转移。

3. 核糖酶（ribozyme） 核糖酶在细胞内 RNA 的合成过程中起催化作用，它的分子功能之一是降解 RNA 分子。其中锤头状核酶（hammerhead ribozyme，HamRz）因具有良好的靶向抑制效果而受到青睐。已有研究证实核糖酶具有抑癌作用，另外核糖酶的应用可能弥补 siRNAs 设计中的不足。

4. 适配体（aptamer） 适配体是短的 DNA 或者 RNA 寡核苷酸链或者多肽，在体内具有稳定的三维结构，并且可以依据 lncRNA 的三维结构特异性地结合到相应的靶标。适配体的靶标包括蛋白、RNA 以及小分子。理论上将适配体融合到肿瘤细胞的基因组中可以产生功能性 RNA 适配体从而靶向核内以及胞质中的 lncRNAs。

5. 小分子化合物 小分子化合物可特异性地结合到目标 lncRNAs 的 RNA 结合带，与蛋白因子或者细胞内小的配体竞争性与 lncRNAs 结合，特异性阻断 lncRNA 的功能途径。另外小分子与 lncRNA 的结合可导致 lncRNAs 分子构象改变或者阻碍重要的 lncRNA 结构的形成，从而阻抑 lncRNAs 功能的发挥。

lncRNA 在肿瘤发生、发展中的作用受到了人们广泛的关注，基于 lncRNA 的靶向治疗有望成为肿瘤治疗的有效手段。

（四）核酸适配体（Aptamer）与肿瘤靶向治疗

Aptamer 是碱基数为 20～80 的单链核酸，既可以是 DNA 也可以是 RNA。因为 Aptamer 可以与靶标特异性结合，其结合强度与结合特异性与传统抗体相当，故又称为化学抗体。核酸适配体技术与传统抗体技术相比具有独特优势，在肿瘤的基础研究与临床治疗上逐渐为大家所认知。目前核酸适配体已经成功应用到肿瘤标志物发现、肿瘤诊断、肿瘤成像以及肿瘤治疗中，成为非常有应用前景的核酸类化合物。

1. 以肿瘤细胞作为靶标分离肿瘤标志物 目前以细胞作为靶标的 SELEX（systematic evolution of ligants by exponential enrichment）技术分离肿瘤标记物的研究很多，该方法发现的肿瘤标记物在未来肿瘤的靶向治疗上具有重要意义。Yang 等筛选特异性识别急性髓性白血病 NB4 细胞的核酸适配体，应用其核酸序列中的 K19 结构富集、鉴定出与其结合的蛋白 siglec－5，作为急性髓性白血病的标志物，并且通过检测 siglec－5 可以检测骨髓提取物中极低丰度的 AML 细胞，在肿瘤的治疗中具有一定的应用前景。Shangguan 等以 T 细胞标记的淋巴细胞白血病细胞作为正筛靶进行 SELEX 筛选后得到特异性的核酸序列。随后以其中的一条序列 Sgc8 在 T 细胞急性淋巴细胞白血病细胞蛋白中进行靶蛋白纯化、质谱鉴定发现了靶标 PTK7 蛋白，PTK7 蛋白已被证实在血液系统肿瘤及结肠癌中高表达，是白血病治疗的一个潜在的靶标。

2. 以肿瘤蛋白质组为靶标应用 SELEX 筛选核酸 aptamers 的方法分离和鉴定肿瘤标志物 考虑到肿瘤的发生、发展是一个多基因共同参与的过程，单蛋白、单靶标的研究方法不能很好地满足实际需要，以肿瘤患者的血清或者肿瘤细胞的蛋白质组作为 SELEX 的筛选靶标对发现诊断标记物具有重要意义。Partha Ray 等用胰腺癌细胞的分泌蛋白组作为正筛靶，使用正常胰腺细胞的分泌蛋白质组作为反筛靶，筛选到特异性与胰腺癌细胞分泌蛋白结合的核酸序列，用筛选到的核酸序列分离出在胰腺癌细胞高表达的分泌蛋白 CypB，在胰腺癌患者的血清中表达增加。Ostroff R. M. I. 等通过大规模筛选针对多个蛋白质的 aptamers，并在肺癌患者和健康人的血清找到 44 个差异表达的蛋白，对其中的 cadherin－1、CD30 ligand、endostain、HSP90α、LRIG3、MIP－4、pleiotrophin、PRKCI、RGM－C、SCF－sR、sL－selectin 等 14 种蛋白的组合进行检测可能成为肺癌诊断手段。

3. Aptamer 与肿瘤治疗 Aptamer 的许多特性与抗体相似，如亲和性及特异性。同时，Aptamer 与蛋白质的结合多在其活性区域，因此与抗体一样，Aptamer 也可以用于肿瘤的靶向治疗。Aptamer 与抗体相比，在治疗上具有自己独特的优势，首先就是自身的免疫原性。由于 Aptamer 序列较小，免疫原性低，不会引起人体的免疫反应；而单克隆抗体多源于小鼠，容易产生机体的免疫反应。且核酸可以反复冻融易于保存，而抗体要求一定的保存条件，因此 Aptamer 用于肿瘤治疗可能更方便。现已有多个 aptamer 分子应用于临床或正在进行临床前期试验。针对老年性黄斑病变的 aptamer（macugen）已经上市，但是在肿瘤治疗中应用较少。AS1411 已进入肿瘤治疗的临床试验。Zamay 等人发现 vimentin 蛋白的核酸适配体 NAS－24 对小鼠腹腔积液中腺癌细胞生长具有明显的抑制作用，并诱导肿瘤细胞凋亡。Aptamer 还可作为化疗药物的靶向载体，由于 aptamer 易于被修饰，通过化学方法在 aptamer 上耦联具有杀伤肿瘤细胞的药物能够显著提高治疗的特异性而降低其不良反应。阿霉素－aptamer 复合物对其靶细胞具有较好的特异性，并且能够被靶细胞内吞，在细胞内受酸性溶酶体作用释放阿霉素，能有效杀伤肿瘤细胞。Wang J. 等应用 SELEX 筛选获得的能特异性识别前列腺癌细胞的 aptamer CSC13，与金纳米棒耦联后增加对肿瘤干细胞的特异性杀伤效果。Aptamer 与化疗药物耦联治疗将成为肿瘤靶向治疗的一个新方向。

（王　科）

第四节　基于蛋白水平（抗体）的靶向治疗

自从 1975 年 Georges Kohler 和 Cesarlilstein 发明杂交瘤细胞技术后，单克隆抗体（monoclonal antibodies，mAbs）已经成为人类疾病诊断和治疗的不可或缺的工具，Georges Kohler 和 Cesar Milstein 在 1984 年与在免疫学方面做出其他贡献的 Niels Jerne 共同获得了诺贝尔医学生理学奖。单克隆抗体主要用于：①激活针对肿瘤细胞的免疫系统；②阻断肿瘤细胞自身的信号通路；③携带毒性物质到达肿瘤部位以及干扰肿瘤细胞和间质之间的相互作用。目前人们主要致力于研发免疫刺激的单克隆抗体，这些单克隆抗体不仅可以增强肿瘤相关的免疫反应，而且可以限制肿瘤或者药物所引起的免疫抑制。单克隆抗体技术很大程度上改进了许多诊断技术，包括表位特异性免疫印迹、免疫荧光以及免疫组化等。

另外单克隆抗体在以下几方面已经成功应用于体内（在疾病的动物模型中或者患者体内）：①中和循环中的致病因子；②激活针对维持疾病发生的细胞群的免疫应答效应器；③抵抗疾病特异性致病分子或者分子级联反应；④交联血浆膜受体并激活治疗性的信号通路（疾病细胞自发或非自发）；⑤携带放射性核素、药物前体、毒物或者药物包裹囊泡到达靶细胞（器官）。肿瘤治疗相关的单克隆抗体至少有 6 种：

（1）直接抑制肿瘤细胞自身生存所依赖的信号通路：如西妥昔单抗（cetuxlmab）和帕尼单抗（panitumumab）可以抑制表皮生长因子受体（EGFR），并已批准用于结直肠癌的治疗。西妥昔单抗与 EGFR 胞外区的亲和力比内源性配体更高，可竞争性抑制内源性配体与 EGFR 的结合而阻断 EGFR 介导的信号转导通路，从而抑制肿瘤细胞生长，诱导细胞凋亡。也有研究发现西妥昔单抗可以介导抗体依赖的针对肿瘤细胞的细胞毒性。西妥昔单抗已经被证实对 KRAS 野生型的转移性结直肠癌有效（metastatic colorectal cancer，mCRC），KRAS 编码的小 G 蛋白可连接胞内 EGFR 信号通路的配体依赖性受体的活化的关键位置，常见的密码子 12 和 13 的突变可导致 KRAS 相关信号的持续激活，越来越多的证据表明肿瘤 KRAS 突变与西妥昔单抗和帕尼单抗的耐药性相关。西妥昔单抗联合伊立替康（irinotecan）作为一线治疗方案与单用伊立替康相比可明显延缓转移性结直肠癌的病程。其疗效仅限于 KRAS 野生型的肿瘤患者。

（2）干扰肿瘤与间质的相互作用，从而间接抑制肿瘤生长：如贝伐单抗（bevacizumab）可以抑制血管内皮生长因子（vascular endothelial growth factor，VEGF），用于结直肠癌、乳腺癌、肾癌以及肺癌的治疗；贝伐单抗早在 2004 年和 2006 年即由美国 FDA（US Food and Drug Administration）批准作为治疗转移性结直肠癌的一线和二线的干预性治疗。

（3）单克隆抗体通过与肿瘤细胞表面的抗原结合并通过选择性激活 ADCC/ADCP 和 CDC 而发挥作用，如利妥昔单抗（rituximab）通过识别带有 CD20 标记的恶性 B 细胞和正常 B 细胞而发挥特异性的杀伤作用，对其他细胞无作用。利妥昔单抗是第一个被批准用于肿瘤治疗的单克隆抗体，也可应用于标准化疗后复发的非霍奇金淋巴瘤（NHL）患者。

（4）具有三种（或两种）特异性功能的单克隆抗体，可以与两个不同的抗原结合并且保持其免疫效应机制。如卡妥索单抗（catumaxomab），是一种抗 – CD3、抗 – EpCAM 的嵌合性单克隆抗体，用来治疗 EpCAM 阳性的恶性腹腔积液的肿瘤患者。

（5）免疫交联物：如替伊莫单抗（Y – ibritumomab tiuxetan）和托西莫单抗（I – tositumomab），与放射性核素耦合的抗 – CD20 单克隆抗体，用于淋巴瘤的治疗。

（6）免疫刺激单克隆抗体：通过同时交叉结合靶向的肿瘤细胞和免疫系统而激活所诱导的信号通路达到肿瘤特异性免疫反应的效果。一个有趣的例子就是，将推定的肿瘤抗原和靶向树突状细胞表面受体的抗体（如 CLEC9A、DC – SIGN、DEC205）交联，这些分子通过抗原递呈促使 $CD4^+$ 和 $CD8^+$ 细胞建立肿瘤特异性的免疫反应而起到肿瘤疫苗的作用，这一方法在感染领域也取得了一些进展。

（王 科）

第五节　基于表观遗传修饰的肿瘤靶向治疗

过去的二十余年，是人类基因组技术高速发展的时代，对恶性肿瘤细胞编码基因及其蛋白质产物的研究也达到了白热化的程度。在过去 10 年中对人类肿瘤全基因组测序的综合分析发现，大多数肿瘤只有少数的几个关键的驱动基因发生高频率突变（driver mutation），而多数基因仅发生偶发性伴随（passenger mutation）突变。到目前为止共计发现 138 个基因的突变属于"驱动基因突变"（driver gene mutation，这种突变能够促进肿瘤的发生），每一种典型的肿瘤仅包含 2～8 个"驱动突变"。近些年来越来越多的研究显示肿瘤的发生、发展不仅受遗传学的调控，同时与表观遗传学（eplgenetics）的累加性改变密切相关。表观遗传学是一门研究基因表达的新兴学科，表观遗传学改变可能成为肿瘤的诊断、预后、化疗敏感性标志物，对于表观遗传调控机制的研究为表观遗传治疗奠定了基础。

表观遗传学是指不依赖于 DNA 序列改变的可遗传的基因表达调控。遗传学的改变，如基因突变通常是不可逆转的，而表观遗传学的改变在一定条件下可以逆转，表观遗传学的这一特性为肿瘤的临床治疗提供了新的机遇。表观遗传学改变具有组织特异性和肿瘤特异性，在肿瘤早期诊断、预后评估及化疗敏感性等方面的应用已成为目前的研究热点。表观遗传学主要包括 DNA 甲基化、组蛋白修饰以及非编码 RNA 等。

肿瘤癌变过程中最为常见的表观遗传学改变为抑癌基因启动子区域 CpG 岛发生甲基化，甲基化相关基因的灭活影响到许多细胞信号通路的转导，包括 Wnt/beta – catenin、TGF – β、Estrogen receptor、JNK、MAPK、DNA damage repair、cell cycle、p53、ATM 等信号通路。本研究组之前的工作证明了 DNA 甲基化在肿瘤发生、发展中的重要作用，如 SOXr7 的甲基化沉默在食管癌、肺癌和肝癌的发生、发展起到重要作用，CXCL14 在结直肠癌频发甲基化并可诱导结直肠癌细胞的侵袭迁移。组蛋白（histone）是真核生物染色体的基本结构蛋白，与带负电荷的双螺旋 DNA 结合成 DNA – 组蛋白复合物，共有五种类型组蛋白：H1，H2A，H2B，H3，H40 在哺乳动物基因组中，组蛋白可以有很多修饰形式，包括组蛋白末端的乙酰化、甲基化、磷酸化、泛素化、ADP 核糖基化等，这些修饰都会影响基因的转录活性。

（一）DNA 甲基化与肿瘤靶向治疗

DNA 甲基化是指生物体在 DNA 甲基转移酶（DNA methyl transferase，DNMT）的催化下，以 S – 腺苷甲硫氨酸（SAM）为甲基供体，将甲基转移到特定的碱基上的过程。甲基化是基因组 DNA 的一种主要表观遗传学修饰形式，是调节基因组功能的重要方式。在脊椎动物中，DNA 甲基化主要发生在 CpG 二核苷酸位点。CpG 岛常位于转录调控区附近。CpG 岛覆盖约一半的人类基因的启动子区，包括活跃表达的基因以及处于转录静止期的基因，抑癌基因的表观沉默在肿瘤的发生、发展中起着重要作用（图 6 –7）。

DNA 甲基化主要是通过 DNA 甲基转移酶家族（DNA methyl transferase，Dnmt）来催化。DNA 甲基

转移酶分两种：一种是维持 DNA 甲基化的酶，如 Dnmd，另一种是从头（启动）甲基化的酶（de novo），如 Dnmt 3a 和 Dnmt 3b。DNA 的甲基化由 Dnmt 3a 和 Dnmt 3b 催化，并由 Dnmd 维持其甲基化状态。在细胞分化的过程中，基因的甲基化状态将遗传给后代细胞。但在哺乳动物的生殖细胞发育时期和植入前胚胎期，其基因组范围内的甲基化模式通过大规模的去甲基化和接下来的再甲基化过程发生重编程，从而产生具有发育潜能的细胞。

甲基化 CpG 结合蛋白家族是一类与甲基化 CpG 二核苷酸结合的核蛋白，该家族成员含有能够阅读 DNA 甲基化的结构域 MBD。甲基化的 DNA 能够被甲基 – CpG 结构域（methyl – CpG binding domain, MBD）或 C2H2 锌指结构（C2H2 zinc fingers）所识别。包含 MBD 结构域能够阅读 DNA 甲基化的蛋白有 MeCP2、MBD1、MBD2、MBD3 及 MBD4。而 Kaiso（ZBTB33）、ZBTB4 和 ZBTB38 蛋白是应用锌指结构结合甲基化的 DNA 的。MBDs 和 Kaiso 被认为是通过参与肿瘤抑制基因启动子区 DNA 甲基化而调控基因转录的。MBD2 作为甲基化 CpG 结合蛋白家族成员，能有机地将 DNA 甲基化和组蛋白修饰耦联起来，在表观遗传中发挥着纽带作用，并与细胞调控、组织发育及肿瘤生成有着密切的关系。

DNA 甲基化所致基因表观遗传学转录失活已经成为肿瘤表观基因组学研究的重点内容。基因组水平上研究 DNA 甲基化模式对于肿瘤及其他疾病的诊断、治疗和预后判断具有重要的应用价值。1996 年 James G. Herman 等人发明的甲基化特异性 PCR（methylation – specific polymerase chain reaction）可以用来检测少量 DNA 的甲基化，对于某个位点 CpG 岛的甲基化，其敏感度可达到 1/1 000。MSP 还可用于检测石蜡包埋的组织中的 DNA 甲基化状态。

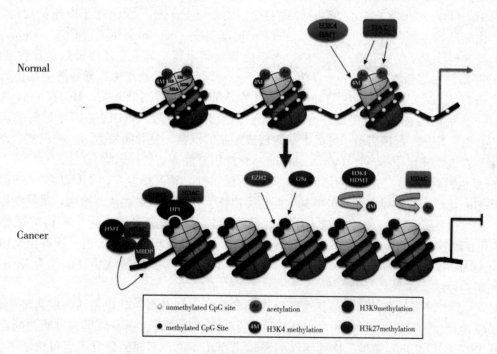

图 6 – 7　肿瘤发生中抑癌基因表观遗传沉默机制

阿扎胞苷（azacitidine，5 – azacitidine，AZA）和地西他宾（decitabine，5 – aza – 2' – deoxycytidine，DAC）是两个主要的 DNA 甲基化抑制剂。低剂量应用阿扎胞苷和地西他宾对血液病具有疗效且很少有不良反应，高剂量应用 DNA 甲基化抑制剂则会导致急性 DNA 损伤及细胞毒性。近年来阿扎胞苷和地西他宾已被应用于白血病前期（pre – leukemichematological disease）、骨髓增生异常综合征（myelodysplastic syndrome，MDS）以及确诊的白血病的治疗，具有良好的疗效，经美国 FDA 批准应用于 MDS 患者的治疗。地西他宾在肺癌、食管癌等多种实体瘤中的治疗处于临床试验阶段。Tsai 等研究发现将白血病细胞以及上皮来源的肿瘤细胞短期暴露于临床低剂量的甲基化抑制剂，并不引起急性细胞毒性，而产生抗肿瘤"记忆"反应，包括抑制肿瘤干细胞的亚群。这些效果的产生是伴随着维持全基因组基因启动子区甲基化的减低、基因表达的恢复以及关键信号调控通路抗肿瘤作用的变化。最近完成的一个临床试验表明，采用过去治疗 MDS 的甲基化抑制剂的有效剂量，应用于联合多种化疗药治疗失败的进展期肺癌患者，获得了较长时间稳定的完全或部分反应。低剂量的阿扎胞苷及地西他宾可诱导持续的抗肿瘤作用，因此，低剂量的阿扎胞苷及地西他宾在肿瘤治疗中具有广泛的应用前景。

由于 DNA 甲基化的检测方法比较稳定可靠，将 DNA 甲基化作为肿瘤标志物具有一定的临床应用价值，DNA 甲基化对抑癌基因的调控作用为肿瘤的个体化治疗奠定了基础，而对化疗药物敏感性标志物的发现在个体化化疗的实施中显得尤为重要。本节我们将主要从 DNA 甲基化及与 DNA 修复、解毒、程序性细胞死亡和信号转导等相关的酶来探讨 DNA 中基化、基因调控以及药物敏感性之间的联系。

（二）DNA 修复机制

最典型的启动子区甲基化调控基因表达抑制和耐药的例子是 DNA 损伤修复基因 06 - 甲基鸟嘌呤 - DNA 甲基转移酶（06 - methylguanine - DNA methyltransferase，MGMT）。MGMT 基因定位于 10q26，含有 5 个外显子和 4 个内含子，其第 4 外显子编码一个由 5 个氨基酸残基（- Pro - Cys - His - Arg - Val - ）组成的高度保守区。其中的半胱氨酸残基（- Cys - ）为烷基受体，也是蛋白酶的活性部位，存在于包括细菌及哺乳动物等几乎所有生物中，MGMT 基因和大多数管家基因一样，启动子区缺少 TATA 框和 CAAT 框，但存在富含 GC 的区域。MGMT 在多种肿瘤中存在启动子区高甲基化。烷化剂能使 DNA 鸟嘌呤 06 位发生烷基化，MGMT 基因自身半胱氨酸可作为烷基受体，将鸟嘌呤 06 位上的烷基转移到自身的半胱氨酸残基上，结果在受体蛋白分子中形成 S - 烷基半胱氨酸，DNA 分子中烷基鸟嘌呤去烷基后得以修复，同时 MGMT 失去活性。烷化剂是一种致癌剂，同时也是一种广泛应用于肿瘤治疗的化疗药物，如亚硝脲类化疗药物卡氮芥 [1, 3 - Bis（2 - chlorethyl）- 1 - Ni - trosourea，BCNU，carmustine]，治疗高分化的脑肿瘤以及小细胞肺癌、乳腺癌、淋巴瘤等效果显著，其主要作用机制是在肿瘤细胞 DNA 06 位形成具有毒性的加合物，并进一步导致 DNA 交联，产生细胞毒性作用，导致肿瘤细胞死亡。但其耐药现象也很常见，研究发现该现象与肿瘤细胞中 MGMT 蛋白含量高低有关。MGMT 可以修复烷化剂化疗药造成的这种 DNA 损伤，使肿瘤细胞对烷化剂化疗药产生耐药，MGMT 基因是目前公认的烷化剂化疗药耐药基因。MGMT 基因启动子区高甲基化造成的基因沉默，是肿瘤发生的一种机制，也是肿瘤对烷化剂化疗药如卡氮芥和替莫唑胺（temozolomide）化疗敏感性评估的标志物。

DNA 修复也影响肿瘤对铂类（例如顺铂）化疗的敏感性。错配修复基因 MLH1 的甲基化与卵巢癌细胞系对顺铂的化疗耐药性相关，而去甲基化药物可以恢复修复基因的表达并增加卵巢癌细胞系对化疗的敏感性，在体内实验小鼠模型中，该去甲基化药物同样可以增加对铂类化疗药物的敏感性。同时 MLH1 甲基化在原位卵巢癌标本中是频发事件，更加提示了上述发现的临床价值。随着全基因组分析技术的应用，ARMCX2、COLIA1、MDK、MEST、BMP4 和 IGFBP3 等基因被认为可以作为 DNA 甲基化介导的对顺铂耐药性的标志物。

BRCA1 通过对 DNA 修复的影响及其在乳腺癌和卵巢癌中频发高甲基化失活，成为肿瘤对 DNA 损伤药物的敏感性评估的另一个生物标志物，BRCA1 的高甲基化与乳腺癌及卵巢癌对顺铂的化疗敏感性相关，然而 BRCA1 甲基化对铂类化疗敏感性的影响尚存在争论，不同的研究小组得出了不同的结论，因此，需要进一步的研究。BRCA1 相关的 DNA 损伤修复通路中的 FANCF 的高甲基化与顺铂的化疗敏感性相关。BRCA1 的表观遗传学沉默同时可作为 PARP 抑制剂敏感性的生物标志物。不同于 BRCA1，PARP 通过切除碱基发挥其 DNA 修复作用。在 BRCA1 缺陷细胞中针对 PARP 功能的化疗可以导致 DNA 损伤和细胞死亡，该作用最先发现于 BRCA1 突变的细胞中。但是 BRCA1 突变仅存在于少数的散发性乳腺癌和卵巢癌中，而 BRCA1 的表观遗传学改变在这些患者中占到了 20%，可以作为一个潜在的预测对 PARP 抑制剂敏感的标志物。

另外，WRN、ERCC1 和 ERCC5 等 DNA 修复基因的高甲基化同样与药物的有效性相关。WRN 为 DNA 解旋酶（3'-5' 核酸外切酶活性）参与到 DNA 复制、重组和 DNA 修复中。WRN 表达的抑制可以增加对拓扑异构酶抑制剂如伊立替康的化疗敏感性。这一点在临床实践中也得到了证实，伊立替康治疗的患者中 WRN 甲基化的患者的预后要比非甲基化的患者的预后好。类似的 ERCC1 DNA 甲基化与神经胶质瘤对顺铂的敏感性相关。相反的另一个核苷酸切除修复基因 ERCC5 的甲基化则与拓扑异构酶抑制剂奈莫柔比星（nemorubicin）的耐药性相关，ERCC5 的甲基化存在于大量的原发性卵巢癌中，并且可以由去甲基化剂恢复表达，化疗与去甲基化治疗的联合应用可能成为肿瘤治疗的一个方向。

综上，DNA 损伤修复基因的甲基化改变可能成为个体化治疗的一个标志。

（三）外源性物质的解毒

外源性物质的解毒指的是代谢通路和清除非机体本身产生或者存在的化学物质的排除，解毒酶通过去除致癌物对癌症的预防显得尤为重要。而在肿瘤的治疗中，解毒过程则通过去除治疗药物而引发对药物的耐受。在细胞解毒过程中，GSTP1 甲基化作为潜在的生物标志物，最早被认为是前列腺癌的诊断标志物。该基因的甲基化在肿瘤中频发，并作为候选的诊断标志物。鉴于 GSTP1 的对外源性物质和致癌物的解毒作用，GSTP1 对健康细胞是有益的，但是，在化疗过程中，它会排除治疗性外源物质而有益于肿瘤细胞的存活。研究显示 GSTP1 的甲基化及表达抑制与肿瘤对多柔比星（doxorubicin）的敏感性相关，在多柔比星治疗的乳腺癌患者中，GSTP1 甲基化患者的生存期更长一些。另一个异源物质运输基因 ABCB1 在乳腺癌患者对多柔比星化疗有效性中起着类似的作用。

（四）程序性细胞死亡

细胞凋亡被认为是某些类型的细胞对 DNA 损伤所做出的应激反应，该过程依赖于野生型 p53 的存在，细胞 DNA 损伤后，p53 首先诱导细胞周期阻滞和 DNA 修复，如果损伤不能被修复，p53 就活化诱导细胞凋亡通路下游基因的转录，导致细胞发生程序性死亡，即细胞凋亡。TP53 的失活多为基因突变导致而非甲基化所致，但是 TP53 相关基因 TP73 和 APAF1 在肿瘤细胞中常常发生甲基化改变。应用 NCI60 肿瘤细胞组合筛选多种药物，发现 TP73 的甲基化可以预测肿瘤对包括顺铂等烷化剂的敏感性。

APAF1 是与细胞色素 C 的释放以及 caspase 的活性相关的细胞死亡效应器。它的甲基化及转录抑制在黑色素瘤细胞中可以阻止阿霉素介导的肿瘤细胞死亡。去甲基化药物可逆转 TP73 和 APAF1 的甲基化状态，恢复肿瘤细胞对药物的敏感性。DNA 损伤药物所诱导的细胞凋亡可能与表观遗传沉默有密切关系，因此，细胞凋亡相关基因的甲基化不仅是有效的生物标志物，而且也是非常有前景的治疗靶标，结合常规化疗和去甲基化治疗将会成为新的治疗手段。

（五）信号转导

到目前为止，主要的表观遗传学生物标志物与 DNA 损伤类药物相关，但是受体介导的网络同样为代表性的有潜力的治疗靶标并且与表观遗传沉默相关。特别是成功用于抗雌激素治疗的生物标志物呈现出较强的临床转化潜能。抑制 CDK10 基因可激活 MAPK 而驱动有丝分裂信号通路，与乳腺癌细胞对抗雌激素治疗的耐药性相关。与其一致，甲基化所致 CDK10 表达抑制的 ER－α 阳性的乳腺癌患者，在他莫昔芬（tamoxifen）治疗后出现早期复发现象。

激素受体阳性的患者经他莫昔芬化疗后可依据表观遗传学标志物 PITX2 的启动子区甲基化状态而分为低风险和高风险组，86% 的 PITX2 低甲基化患者无转移生存期长达 10 年，而 PITX2 高甲基化患者的 10 年无转移生存期的比例为 69%。

另一个可以将 DNA 甲基化作为标志物具有预测潜能的信号通路是 EGFR 通路，是靶向治疗的代表性模式。CHFR 基因可诱导蛋白酶体依赖的大量蛋白的降解，有人提出 CHFR 可能泛素化 EGFR。有趣的是 CHFR 的高甲基化与 EGFR 突变事件互为排除。CHFR 非甲基化的非小细胞肺癌患者在 EGFR 抑制剂（gefinitib 或 erlotinib）作为二线治疗后其生存期延长。近期的综合的基因组学方法发现，DNA 甲基化标志物可用来分类非小细胞肺癌的上皮及间质表型，上述情况可能作为 EGFR 拮抗剂敏感性的替代标志物，因为间质表型与多种化疗药，包括埃罗替尼（erlotinib）的化疗耐药相关。

（六）组蛋白修饰与肿瘤靶向治疗

组蛋白（histones）是真核生物染色质的基本结构蛋白，约 1/4 的氨基酸残基为精氨酸和赖氨酸等碱性氨基酸，组蛋白与带负电荷的双螺旋 DNA 结合成 DNA - 组蛋白复合物。有五种类型：H1、H2A、H2B、H3、H40 组蛋白的修饰包括乙酰化、甲基化、磷酸化及泛素化等，主要是通过组蛋白甲基转移酶（histone methyltransferases，HMTs）和去甲基酶（histone demethylases）如 KDMs、组蛋白乙酰转移酶（histone acetyltransferases，HATs）和去乙酰化酶（histone deacetylase，HDACs）等的相互协调平衡来调控的。这些修饰会影响染色质结构、基因的转录及活性。其中组蛋白 H3 赖氨酸修饰的作用比较明确（图 6 - 8）。

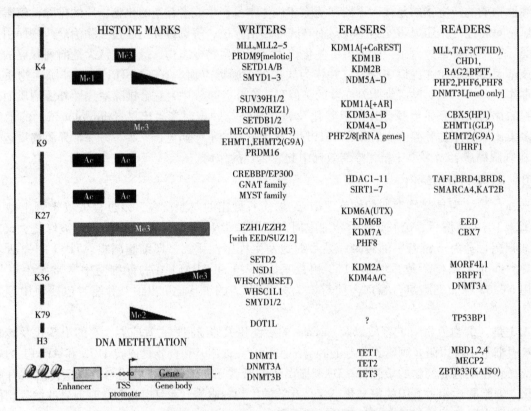

图 6 - 8　组蛋白 H3 赖氨酸——"写者""橡皮擦""阅读者"

（Ac：乙酰化；mel：单甲基化；me3：三甲基化；红色：抑制标志；蓝色：活化标志）不同赖氨酸的乙酰化共用"写者"和"橡皮擦"，而甲基化则有专用的酶，"阅读者"（同时可以作为"写者"和"橡皮擦"）识别不同的染色体位点并通过不同途径转导信号，包括自我强化、交互作用、转录的激活和抑制，或 DNA 修复。交互作用可以发生在组蛋白修饰和 DNA 甲基化之间，是因为 DN-MT3A、DNMT3L 和 UHRF1 均含有染色质的阅读域

（七）组蛋白乙酰化

组蛋白乙酰化是基因表达的一个重要因素，乙酰化主要与表达的激活相关，而组蛋白的去乙酰化与基因的表达抑制相关。组蛋白去乙酰化酶（histone deacetylases，HDACs）通过移除组蛋白上的乙酰基调控基因的表达。HDACs 在非组蛋白蛋白如在细胞增生、凋亡相关的 p53、E2F1 及 NF - κB 等表达的调控中起着关键作用。经典的 HDACs 包含 11 个成员，根据其与酵母蛋白的同源性、亚细胞定位以及酶活性分为三类（Ⅰ，Ⅱ，和Ⅳ），Ⅰ类包括 HDAC1、HDAC2、HDAC3 和 HDAC8，Ⅱa 类包括 HDAC4、HDAC5、HDAC7 和 HDAC9，Ⅱb类包括 HDAC6 和 HDAC10，HDAC11 属于Ⅳ类。第Ⅲ类 HDACs，即 sirtuins，具有 NAD - 依赖的催化部位并与经典的 HDACs 具有交叉作用。但是 sirtuins 不会被传统的 HDAC 抑制剂（HDACis）所抑制。

有研究发现肿瘤细胞中存在广泛的组蛋白 H4 的单乙酰化及三甲基化的缺失，提示基因组范围内的组蛋白乙酰化的改变可能与肿瘤的发生及进程相关。大量的研究显示人类肿瘤中存在 HDACs 表达的改变，而且 HDAC1、-5 和 -7 的表达可以作为肿瘤的生物标志物。有趣的是在前列腺癌、结直肠癌、乳

腺癌、肺癌、肝癌以及胃癌等多种肿瘤中，单个 HDACs 的过表达与无病生存期及总的生存期的下降显著相关，可作为预后差的标志，且与肿瘤的类型及疾病的进程无关。HDACs 的过表达与肿瘤发生中的关键基因，如抑癌基因 CDKN1A 以及编码 DNA 损伤修复酶的 BRCA1、ATR 基因的表观遗传沉默相关。然而 HDAC 过表达并不总是预后差的标志，HDAC6 的表达增加则是 ER 阳性的乳腺癌患者预后好的标志。HDACs 活性的改变常常与关键致癌事件相关，在结肠癌、乳腺癌、肺癌以及急性早幼粒细胞白血病等多种肿瘤中，敲降单个 HDAC，尤其是 HDAC1、-2、-3 和 -6，可以诱导细胞凋亡和细胞周期阻滞。

（八）组蛋白去乙酰化酶抑制剂（histone deacetylase inhibitiors，HDACIs）

HDACIs 是靶向抑制 HDACs 活性的一类小分子，可以诱导肿瘤细胞的凋亡、生长阻滞、衰老、分化以及免疫原性，抑制血管生成。根据 HDACI 的化学结构不同，可分为羟肟酸类（hydroxamic acids），如 TSA（trichostatin A）、伏立诺他（vorinostat）；羟酸类（carboxylic acids），如丙戊酸盐（valproate）、丁酸盐（butyrate）；苯胺类（aminobenzamides），如 entinostat mocetinostat；环肽类（cyclic peptides），如 apicidin，romidepsin；环氧酮类（epoxyketones），如 trapoxlns，以及杂交分子（hybrid molecules）等。

临床上应用最成功的 HDACIs 是已经美国 FDA 批准的伏立诺他（vorinostat）和罗咪酯肽（romidepsin）应用于难治性皮肤 T 细胞淋巴瘤（cutaneous T-cell lymphoma，CTCL）的治疗，除了这两个经 FDA 批准的 HDACI 类药物之外，丁酸盐、丙戊酸以及新的化合物如 panobinostat（LBH-589）、givinostat（ITF2357）、mocetinostat（MGCD01030）、belinostat（PXD101）、pracinostat（SB939）和 entinostat（MS275）已在临床上得到广泛的实验和研究。目前，超过 20 种不同的 HDACis 药物临床显示对恶性血液病的治疗有效，如霍奇金淋巴瘤、不同种类的骨髓瘤以及 AML。除了恶性血液病，HDACis 单药治疗实体瘤的效果并不理想。未来临床研究的趋势将是 HDACis 联合其他药物的尝试，如 HDACis 联合硼替佐米（bortezomib，velcade）治疗骨髓瘤以及其他恶性血液病的研究正在进行中。

伏立诺他（vorinostat，SAHA，suberoylanilide hydroxamlc acid；Zolinza）主要通过与酶的催化区的锌离子相结合抑制 HDAC 的活性。伏立诺他在荷瘤裸鼠模型中具有诱导分化及凋亡的作用，与化疗药联合具有加强和协同作用。2006 年伏立诺他经美国 FDA 批准用于进展期、持续性或者复发的 CTCL 患者或已接受两种系统治疗的患者。除了在 CTCL 和其他血液肿瘤中的治疗效果，在实体瘤中并没有如此的疗效，尽管 I 期临床试验的结果令人鼓舞。

罗咪酯肽（romidepsin，depsipeptide；Istodax）作为具有二硫键的前体药物在细胞内释放锌结合巯基通过与锌依赖 HDAC 结合袋处的锌原子结合从而抑制 HDAC 的活性。罗咪酯肽于 2009 年经美国 FDA 批准应用于 CTCL 的治疗，主要根据两个共计有 167 个复发的、耐药的或者进展期的 CTCL 患者的 II 期临床试验。2011 年罗咪酯肽由美国 FDA 批准用于治疗周围 T 细胞淋巴瘤（peripheral T-cell lymphoma，PTCL），基于两项研究的结果：一个针对于至少一个系统性治疗失败的 PTCL 患者多中心、国际化、非盲、无对照 II 期临床试验；另一个针对之前治疗失败的 PTCL 患者的无对照临床研究。很多罗咪酯肽应用于实体瘤患者的 I 期和 II 期临床试验均为令人失望的结果。

第二代基于临床有效药物如异羟肟酸、伏立诺他和苯甲酰胺（entinostat，mocetinostat）的化学结构设计的可口服的 HDACIs 已得到研发，其中一些已进入临床，包括 I 类 HDAC 特异性药物 CHR-3996，西达苯胺（chidamide，CS055/HBI-8000），I 类和 II 类 HDAC 特异性的 AR-42、hydroxamides quisinostat（JNJ-26481585）及 abexinostat（PCI-24781）等。临床前期研究显示这些药物比父代（本）化合物（parental compounds）更加有效，具有改进的药效和药代动力学，且可能具有更少的不良反应。鉴于这些药物与已应用于临床的 HDACIs 具有同样的作用位点，其临床疗效尚待观察。这些药物的有效性及可以接受的毒性表明可能作为新一代药物应用于联合治疗。

（唐　艳）

第六节　靶向治疗药物

靶向制剂指一类能使药物浓集于靶器官、靶组织、靶细胞且疗效高、不良反应小的靶向给药系统，为第四代药物剂型，且被认为是抗癌药的适宜剂型。此类药物有非细胞毒性和靶向性的特点，主要对肿瘤细胞起调节作用和稳定作用。目前已在临床上广为应用并已取得一定成效的分子靶向治疗药物，有四大类：①表皮生长因子单靶点信号传导抑制剂：如伊马替尼、吉非替尼、厄洛替尼等。②抗肿瘤单克隆抗体：如利妥昔单抗、曲妥珠单抗、西妥昔单抗、尼妥珠单抗等。③新生血管抑制剂：如贝伐珠单抗、重组人血管内皮抑素等，见第五节。④多靶点抗肿瘤靶向治疗药：如索拉非尼（多吉美）、凡德他尼等。

【药物名称】利妥昔单抗

【英文名称】rituximab

【制剂】利妥昔单抗注射液：10ml（100mg）；50ml（500mg）。

【药理作用】利妥昔单抗是一种嵌合鼠/人的单克隆抗体，该抗体与纵贯细胞膜的 CD20 抗原特异性结合。此抗原位于前 B 细胞和成熟 B 淋巴细胞，但在造血干细胞、后 B 细胞、正常血浆细胞或其他正常组织中不存在。该抗原表达于 95% 以上的 B 淋巴细胞型的非霍奇金淋巴瘤。在与抗体结合后，CD20 不被内在化或从细胞膜上脱落。CD20 不以游离抗原形式在血浆中循环，因此，也就不会与抗体竞争性结合。利妥昔单抗与 B 淋巴细胞上的 CD20 结合，并引发 B 细胞溶解的免疫反应。细胞溶解的可能机制包括补体依赖性细胞毒性（CDC）和抗体依赖性细胞的细胞毒性作用（ADCC）。此外，体外研究证明，利妥昔单抗可使药物抵抗性的人体淋巴细胞对一些化疗药的细胞毒性敏感。

【适应证】复发或耐药的滤泡性中央型淋巴瘤（国际工作分类 B、C 和 D 亚型的 B 细胞非霍奇金淋巴瘤）。未经治疗的 CD20 阳性Ⅲ～Ⅳ期滤泡性非霍奇金淋巴瘤，应与标准 CVP 化疗（环磷酰胺、长春新碱和泼尼松）8 个周期联合治疗。CD20 阳性弥散大 B 细胞性非霍奇金淋巴瘤（DLBCL），应与标准 CHOP 化疗（环磷酰胺、多柔比星、长春新碱、泼尼松）8 个周期联合治疗。

【用法用量】需稀释后静脉滴注。无菌条件下，用氯化钠注射液或 5% 葡萄糖注射液稀释到浓度为 1mg/ml，通过专用输液管给药。初次滴注，起始滴注速度 50mg/h；最初 60 分钟过后，可每 30 分钟增加 50mg/h，直至最大速度 400mg/h。以后的滴注，起始滴注速度可为 100mg/h，每 30min 增加 100mg/h，直至最大速度 400mg/h。

用于滤泡性非霍奇金淋巴瘤，单药治疗，成人一次 $375mg/m^2$，每周 1 次，22 天疗程内共给药 4 次。首次治疗后复发患者，一次 $375mg/m^2$，每周 1 次，连续 4 周。

弥散大 B 细胞性非霍奇金淋巴瘤联合 CHOP，一次 $375mg/m^2$，每个化疗周期的第 1 天使用，化疗的其他组分应在本品应用后使用。

不推荐本品在治疗期间减量使用，与标准化疗合用时，标准化疗药剂量可以减少。

【注意事项】

（1）细胞因子释放综合征或肿瘤溶解综合征。出现严重细胞因子释放综合征的患者应立即停止滴注，并予对症治疗，严密监护至症状和体征消失。

（2）超敏反应。

（3）约 50% 的患者会出现输液相关不良反应，约 10% 的患者较严重，出现低血压、呼吸困难和支气管痉挛。

（4）滴注期间可能出现一过性低血压，滴注前 12h 及滴注期间应考虑停用抗高血压药。有心脏病史的患者在滴注过程中应严密监护。

（5）可能导致严重的皮肤黏膜反应。

（6）定期检查全血细胞计数。骨髓功能差的患者慎用。

【不良反应】疼痛，不适，腹胀，高血压，心动过缓，心动过速，直立性低血压，心律失常，腹泻，消化不良，厌食症，淋巴结病，高血糖，外周水肿，乳酸脱氢酶（LDH）增高，低血钙，肌张力增高，头晕，焦虑，感觉异常，感觉过敏，易激惹，失眠，神经质，咳嗽，鼻窦炎，支气管炎，呼吸道疾病，阻塞性细支气管炎，盗汗，出汗，单纯疱疹，带状疱疹，泪液分泌疾病，结膜炎，味觉障碍。

【禁忌证】对本品的任何组分和鼠蛋白过敏者，妊娠及哺乳期妇女。

【药物的相互作用】目前尚未见本药与其他药物相互作用的报道。当患者存在人抗鼠抗体（HA-MA）或人抗嵌合抗体（HACA）滴度时，若使用其他诊断或治疗性单克隆抗体，会产生过敏或高敏反应。

【药物名称】曲妥珠单抗

【英文名称】trastuzumab

【制剂】注射用曲妥珠单抗：440mg。

【药理作用】曲妥珠单抗是一种重组 DNA 衍生的人源化单克隆抗体，选择性地作用于人表皮生长因子受体-2（HER2）的细胞外部位。此抗体属 IgG1 型，含人的框架区，及能与 HER2 结合的鼠抗-p185 HER2 抗体的互补决定区。人源化的抗 HER2 抗体是由悬养于无菌培养基中的哺乳动物细胞（中国仓鼠卵巢细胞 CHO）产生的，用亲和色谱法和离子交换法纯化，包括特殊的病毒灭活的去除程序。

HER2 原癌基因或 C-erbB2 编码单一的受体样跨膜蛋白，分子量185kD，其结构上与表皮生长因子受体相关。在原发性乳腺癌患者中观察到有25%~30%的患者 HER2 过度表达。HER2 基因扩增的结果是这些肿瘤细胞表面 HER2 蛋白表达增加，导致 HER2 受体活化。

研究表明，HER2 过度表达的肿瘤患者较无过度表达的无病生存期短。HER2 的过度表达可通过以下方法诊断：对肿瘤组织块以免疫组化为基础的评价法，组织或血浆样品的 ELISA 法或荧光原位杂交法（FISH）。

曲妥珠单抗是抗体依赖的细胞介导的细胞毒性作用（ADCC）的潜在介质。在体外研究中，曲妥珠单抗介导的 ADCC 被证明在 HER2 过度表达的癌细胞中比 HER2 非过度表达的癌细胞中更优先产生。

【适应证】HER2 过度表达的转移性乳腺癌，已接受过 1 个或多个化疗方案的转移性乳腺癌，联合紫杉类药物治疗未接受过化疗的转移性乳腺癌。

【用法用量】静脉滴注：初次剂量一次 4mg/kg，90min 内输入。

维持剂量，一次 2mg/kg，每周 1 次，如初次剂量可耐受，则维持剂量可于 30min 内输完。治疗持续到疾病进展为止。

【注意事项】

（1）需在有经验的医师监测下用药。

（2）观察到有心脏功能症状和体征：与蒽环类药物和环磷酰胺合用时心脏不良事件风险增加。治疗前应进行全面的基础心脏评价，治疗中应评估左室功能，若出现显著的左室功能减退应考虑停药。监测并不能发现全部将发生心功能减退的患者。

（3）在灭菌注射水中，苯甲醇作为防腐剂，它对新生儿和 3 岁以下的儿童有毒性。用于对苯甲醇过敏的患者，应用注射用水重新配制。

（4）不能使用5%葡萄糖注射液为溶剂，因其可使蛋白凝固，不可与其他药物混合输注。

【不良反应】疼痛，乏力，寒战，发热，感冒样症状，感染，白细胞减少，血小板减少，贫血，肝毒性，心功能不全，血管扩张，低血压，畏食，便秘，腹泻，消化不良，腹胀，呕吐，恶心，周围水肿，关节痛，肌肉疼痛，焦虑，抑郁，眩晕，失眠，感觉异常，嗜睡，哮喘，咳嗽增多，呼吸困难，鼻出血，肺部疾病，胸腔积液，咽炎，鼻炎，鼻窦炎，瘙痒，皮疹。

【禁忌证】对本品或其他成分过敏者，妊娠及哺乳期妇女。

【药物的相互作用】正式的本药在人体内与其他药物相互作用的研究，未观察到临床试验中与其共同使用的药物有临床明显的相互作用。

【药物名称】西妥昔单抗

【英文名称】cetuximab，C225

【制剂】西妥昔单抗注射液：50ml（100mg）。

【药理作用】本品可与表达于正常细胞和多种癌细胞表面的 EGF 受体特异性结合，并竞争性阻断 EGF 和其他配体，如 α 转化生长因子（TGF-α）的结合。本品是针对 EGF 受体的 IgG_1 单克隆抗体，两者特异性结合后，通过对与 EGF 受体结合的酪氨酸激酶（TK）的抑制作用，阻断细胞内信号转导途径，从而抑制癌细胞的增殖，诱导癌细胞的凋亡，减少基质金属蛋白酶和血管内皮生长因子的产生。

本品单剂治疗或与化疗、放疗联合治疗时的药动学呈非线性特征。当剂量从 $20mg/m^2$ 增加到 $400mg/m^2$ 时，药物曲线下面积（AUC）的增加程度超过剂量的增长倍数。当剂量从 $20mg/m^2$ 增加到 $200mg/m^2$ 时，清除率（CL）从 $0.08L/(m^2 \cdot h)$ 下降至 $0.02L/(m^2 \cdot h)$，当剂量 $>200mg/m^2$ 时，CL 不变。表观分布容积（Vd）与剂量无关，接近 $2 \sim 3Lm^2$。本品 $400mg/m^2$ 滴注 2h 后，平均最大血药浓度（Gmax）为 $184\mu g/ml$（$92 \sim 327\mu g/ml$），平均消除半衰期（$t_{1/2}$）为 97h（$41 \sim 213h$）。按 $250mg/m^2$ 滴注 1h 后，平均 Cmax 为 $140\mu g/ml$（$120 \sim 170\mu g/ml$）。在推荐剂量下（初始 $400mg/m^2$，以后每周 $250mg/m^2$）到第 3 周时，本品达到稳态血药浓度，峰值、谷值波动范围分别为 $168 \sim 235\mu g/ml$ 和 $41 \sim 85\mu g/ml$。平均 $t_{1/2}$ 为 114h（$75 \sim 188h$）。

【适应证】与伊立替康联用治疗表达 EGFR、经伊立替康治疗失败的转移性结直肠癌。

【用法用量】静脉滴注：初始剂量一次 $400mg/m^2$，滴注 120min，之后每周给药 1 次 $250mg/m^2$，滴注 60min，最大滴注速率不得超过 5ml/min。治疗持续至病情进展。

【注意事项】

（1）如出现轻中度超敏反应，应减慢本品的滴注速率，一旦发生严重超敏反应，应立即并永久停用，并进行紧急处理。

（2）给药时发生呼吸困难可能与本品相关。老年患者、体能状况低下或伴有肺部疾病的患者可能存在更高的与呼吸困难相关的风险。

（3）发生严重（3 级）皮肤反应，需中断治疗。

（4）体能状况低下或伴有心肺疾病的患者慎用。

（5）注意监测血清中镁的水平，需要时应补充镁。

（6）用药过程中及用药结束后 1h 内，需密切监测患者的状况，并需配备复苏设备。

（7）首次滴注本品之前，患者须接受抗组胺药物治疗，建议在一次使用本品前都进行这种治疗。

（8）伊立替康须在本品滴注结束 1h 后开始使用。

（9）本品须在有经验的医师指导下使用。建议检测 EGFR。

【不良反应】急性气管阻塞，支气管痉挛，喘鸣，嘶哑，说话困难，风疹，低血压，发热，寒战，恶心，皮疹，结膜炎，呼吸困难，粉刺样皮疹，指甲病，甲床炎，低血镁症。

【禁忌证】已知对本品有严重超敏反应（3 级或 4 级）者，妊娠及哺乳期妇女。

【药物的相互作用】伊立替康不会影响西妥昔单抗的安全性，反之亦然。一项正式的药物相互作用研究显示，单剂量（$350mg/m^2$ 体表面积）伊立替康不会影响本品的药代动力学性质。同样，本品也不会影响伊立替康的药代动力学性质。尚未进行本品与其他药物相互作用的人体研究。

【药物名称】吉非替尼

【英文名称】gefitinib

【制剂】吉非替尼片：0.25g。

【药理作用】吉非替尼是一种选择性表皮生长因子受体（EGFR）酪氨酸激酶抑制剂，该酶通常表达于上皮来源的实体瘤。对于 EGFR 酪氨酸激酶活性的抑制可妨碍肿瘤的生长，转移和血管生成，并增加肿瘤细胞的凋亡。在体内，吉非替尼广泛抑制异种移植于裸鼠的人肿瘤细胞衍生系的肿瘤生长，并提高化疗、放疗及激素治疗的抗肿瘤活性。在临床实验中已证实吉非替尼对局部晚期或转移性非小细胞肺癌具客观的抗肿瘤反应并可改善疾病相关的症状。

【适应证】既往接受过铂化合物和多西他赛治疗或不适于化疗的晚期或转移性非小细胞肺癌。

【用法用量】口服：一次 250mg，每日 1 次，空腹或与食物同服。

【注意事项】

（1）接受本品治疗的患者，偶尔可发生急性间质性肺病，部分患者可因此死亡。伴有先天性肺纤维化、间质性肺炎、肺尘病、放射性肺炎、药物诱发性肺炎的患者出现这种情况时死亡率增加。若患者气短，咳嗽和发热等呼吸道症状加重，应中断治疗，及时查明原因。当证实有间质性肺病时，应停药并进行相应治疗。

（2）应告诫患者有眼部症状、严重或持续的腹泻、恶心、呕吐或畏食加重时应立即就医。

（3）定期检查肝功能，氨基转移酶轻中度升高者慎用，严重升高者停药。

（4）治疗期间可出现乏力症状，影响驾驶及操纵机器能力。

（5）不推荐用于儿童或青少年。

【不良反应】腹泻，消化道反应，口腔黏膜炎，脱水，口腔溃疡，胰腺炎，脓疱性皮疹，指甲异常，多形红斑，血管性水肿，荨麻疹，皮肤干燥，瘙痒，痤疮，肝功能异常，氨基转移酶升高，乏力，脱发，体重下降，外周性水肿，结膜炎，眼睑炎，睫毛生长异常，弱视，角膜糜烂，角膜脱落，眼部缺血/出血，鼻出血，血尿，INR升高，出血性膀胱炎，胰腺炎，呼吸困难，间质性肺病。

【禁忌证】对本品或赋形剂有严重过敏反应者，妊娠及哺乳期妇女。

【药物的相互作用】体外试验证实吉非替尼通过 CYP 3A4 代谢。在健康志愿者中将吉非替尼与利福平同时给药，吉非替尼的平均 AUC 降低 83%，在健康志愿者中将吉非替尼与伊曲康唑（itraconazole，一种 CYP 3A4 抑制剂）合用，吉非替尼的平均 AUC 增加 80%。由于药物不良反应与剂量及作用时间相关，该结果可能有临床意义。与能引起胃 pH 持续升高≥5 的药物合用，可使吉非替尼的平均 AUC 减低 47%。

【药物名称】厄洛替尼

【英文名称】erlotinib

【制剂】盐酸厄洛替尼片：25mg；100mg；150mg。

【药理作用】厄洛替尼的临床抗肿瘤作用机制尚未完全明确。厄洛替尼能抑制与表皮生长因子受体（EGFR）相关的细胞内酪氨酸激酶的磷酸化。对其他酪氨酸激酶受体是否有特异性抑制作用尚未完全明确。EGFR 表达于正常细胞和肿瘤细胞的表面。在临床前研究中没有观察到潜在致癌性的证据。

【适应证】两个或两个以上化疗方案失败的局部晚期或转移的非小细胞肺癌。

【用法用量】口服：一次 150mg，每日 1 次，进食前 1h 或进食后 2h 服用。

【注意事项】同服华法林或其他双香豆素类抗凝药的患者应定期监测凝血因子时间或 INR。

【不良反应】可见皮疹，腹泻，腹痛，食欲下降，乏力，呼吸困难，咳嗽，恶心，呕吐，感染，口腔黏膜炎，荨麻疹，皮肤干燥，结膜炎，干燥性角结膜炎，肝功能异常，ALT、AST 和胆红素升高。

【禁忌证】妊娠及哺乳期妇女。

【药物的相互作用】尚不明确。

【药物名称】索拉非尼

【英文名称】sorafenib

【制剂】甲苯磺酸索拉非尼片：0.2g。

【药理作用】索拉非尼是一种新颖的二芳基尿素，化学名 4-4-［3-（4-氯-3-三氟甲基-苯基）-酰脲］-苯氧基-吡啶-2-羧酸甲胺，临床使用的是索拉非尼的甲苯磺酸盐。索拉非尼是一种口服多激酶抑制剂，具有靶向抑制肿瘤细胞增殖和肿瘤血管生成的作用。索拉非尼采取"多靶点"方式攻击肿瘤细胞，对 Raf-1 激酶、B-Raf、血管内皮生长因子受体-2、血小板源性生长因子受体、Fms 样酪氨酸激酶-3（Flt-3）和干细胞生长因子（c-KIT）均具有抑制作用。它一方面可以通过上游抑制受体酪氨酸激酶 KIT 和 FLT-3，以及下游抑制 RAF/MEK/ERK 途径中丝氨酸-苏氨酸激酶，减少肿瘤细胞增生；另一方面，通过上游抑制受体酪氨酸激酶 VEGFR 和 PDGFR，以及下游抑制 RAF/MEK/ERK 途径中丝氨酸-苏氨酸激酶，减少肿瘤血管生成。

【适应证】不能手术的晚期肾细胞癌。

【用法用量】口服，一次0.4g，每日2次，空腹或伴低脂、中脂饮食服用，治疗持续至患者不能临床受益或出现不可耐受的不良反应。出现不良反应时，剂量可减为0.4g，每日1次或隔日1次，必要时停药。

【注意事项】

（1）注意治疗期间血压变化、出血风险、骨髓抑制。

（2）合用华法林的患者应定期进行相关检查。

（3）有活动性出血倾向的患者应慎用，且不宜进行肌内注射，因本品可能诱发血小板减少，使患者易出现出血、碰伤或血肿等情况。

（4）既往进行过骨髓抑制治疗（包括放疗和化疗）的患者慎用。

（5）活动性感染（包括真菌感染或病毒感染）患者在应用本品前宜先进行相关治疗，曾感染过带状疱疹、单纯疱疹等疱疹病毒或其他病毒感染既往史的患者，化疗后感染可能复发。

（6）本品在儿童患者中的安全性和有效性尚未得到验证。

（7）肝病、黄疸或肾病患者慎用。

【不良反应】淋巴细胞减少，白细胞减少，中性粒细胞减少，血小板减少，贫血，低磷血症，低钠血症，脱水，腹泻，皮疹，脱屑，瘙痒，红斑，皮肤干燥，脱发，手足综合征，血压升高，疲劳、虚弱，发热，恶心，呕吐，吞咽困难，食欲减退，口腔炎，头痛，面部潮红，便秘，肢体疼痛，关节炎，脂肪酶升高，淀粉酶升高，胰腺炎，勃起功能障碍，男性乳房发育，声嘶，耳鸣，抑郁。

【禁忌证】对本品或非活性成分严重过敏者，妊娠及哺乳期妇女。

【药物的相互作用】索拉非尼与多柔比星或伊立替康合用时，后两者的药时曲线下面积（AUC）将分别增加21%和26%～42%，目前尚不清楚上述现象是否具有临床意义，但一般建议索拉非尼与上述两种药物合用时应注意密切观察。索拉非尼与酮康唑合用时较安全。从理论上说，任何能够诱导CYP 3A4的药物均能加快索拉非尼的代谢，降低其血药浓度和临床疗效。索拉非尼是CYP 2C9的竞争性抑制剂，因此，它有可能会升高其他经CYP 2C9代谢的药物的血药浓度。当索拉非尼与其他治疗范围较窄的CYP 2C9底物〔如塞来昔布、双氯芬酸、屈大麻酚、四氢大麻酚（THC）、苯妥英或磷苯妥英、吡罗昔康、舍曲林、甲苯磺丁脲、托吡酯和华法林等〕合用时应注意观察，以防出现严重不良反应。

【药物名称】舒尼替尼

【英文名称】sunitinib

【制剂】苹果酸舒尼替尼胶囊：12.5mg；25mg；50mg。

【药理作用】苹果酸舒尼替尼是一种能抑制多个受体酪氨酸激酶的小分子，可抑制血小板衍生生长因子受体（PDGFRa和PDGFRβ）、血管内皮生长因子受体（VEGFR1、VEGFR2和VEGFR3）、干细胞因子受体（KIT）、Fms样酪氨酸激酶-3（FLT3）、1型集落刺激因子受体（CSF-1R）和神经胶质细胞系衍生的神经营养因子受体（RET）。在表达受体酪氨酸激酶靶点的肿瘤模型的体内实验中，舒尼替尼能抑制多个受体酪氨酸激酶（PDGFRβ、VEGFR2、KIT）的磷酸化进程；在某些动物肿瘤模型中显示出抑制肿瘤生长或导致肿瘤消退和/（或）抑制肿瘤转移的作用。体外实验结果表明舒尼替尼能抑制靶向受体酪氨酸激酶（PDGFR、RET或KIT）表达失调的肿瘤细胞生长，体内实验结果表明其能抑制PDGFRβ和VEGFR2依赖的肿瘤血管形成。

【适应证】伊马替尼治疗失败或不能耐受的胃肠道间质瘤（GIST），不能手术的晚期肾细胞癌（RCC）。

【用法用量】口服：一次50mg，每日1次，服药4周，停药2周（4/2给药方案）。与食物同服或不同服均可。

【注意事项】

（1）若出现充血性心力衰竭的临床表现应停药。无充血性心力衰竭临床证据但射血分数<50%以

及射血分数低于基线20%的患者也应停药或减量。

（2）本品可延长心电图QT间期，且呈剂量依赖性，应慎用于已知有心电图QT间期延长病史、服用抗心律失常药物或有相应基础心脏疾病、心动过缓和电解质紊乱的患者。

（3）用药期间如果发生严重高血压，应暂停使用，直至高血压得到控制。

（4）育龄妇女用药时应避孕；哺乳期妇女用药时应停止哺乳。

【不良反应】食欲减退，恶心，腹泻，腹痛，便秘，乏力，味觉改变，畏食，呕吐，黏膜炎/口腔炎，消化不良，发热，高血压，皮疹，手足综合征，皮肤变色，外周性水肿，出血，左心室功能障碍，心电图QT间期延长，静脉血栓事件，可逆性后脑白质脑病综合征（RPLS），头晕，头痛，背痛，关节痛，肢痛，体重改变，灵敏性下降，精神功能改变，视力丧失，结膜炎，嗜睡，呼吸困难，AST/ALT、脂肪酶、碱性磷酸酶、淀粉酶、总胆红素、间接胆红素、肌酐升高；低血钾，高血钠，左室射血分数下降，血小板减少，白细胞减少，淋巴细胞减少，甲状腺功能减低。

【禁忌证】对本品或非活性成分严重过敏者。

【药物的相互作用】尚不明确。

【药物名称】伊马替尼

【英文名称】imatinib

【制剂】甲磺酸伊马替尼胶囊：100mg。

【药理作用】甲磺酸伊马替尼在体内、外均可在细胞水平上抑制bcr-abl酪氨酸激酶，能选择性抑制bcr-abl阳性细胞系细胞、Ph染色体阳性的慢性粒细胞白血病和急性淋巴细胞白血病患者的新鲜细胞的增殖和诱导其凋亡。此外，甲磺酸伊马替尼还可抑制血小板衍化生长因子（PDGF）受体、干细胞因子（SCF），c-Kit受体的酪氨酸激酶，从而抑制由PDGF和干细胞因子介导的细胞行为。

【适应证】慢性髓性白血病急变期、加速期或INF-a治疗失败后的慢性期患者，不能切除和/（或）发生转移的恶性胃肠道间质肿瘤（GIST）的成人患者。

【用法用量】口服：成人每日1次，儿童和青少年每日1次或分两次服用，宜在进餐时服用，并饮一大杯水，不能吞咽胶囊的患者（儿童），可将胶囊内药物分散于水或苹果汁中。

CML患者慢性期，一日400mg；急变期和加速期，一日600mg，只要有效，就应持续服用。不能切除和/（或）转移的恶性GIST：一日400mg，治疗后如未获得满意效果，若无药品不良反应，可考虑增加剂量至一日600mg。治疗剂量应依据出现的不良反应作调整。

【注意事项】

（1）儿童患者水潴留可能不出现可以识别的水肿，水潴留可以加重或导致心力衰竭，严重心力衰竭者、青光眼的患者应慎用。

（2）可能出现胃肠道出血和肿瘤内出血，在治疗初始应监测患者的胃肠道症状。

（3）有肝功能损害者慎用。

（4）定期检查血常规、肝功能。

【不良反应】恶心，呕吐，腹泻、腹胀，消化不良，便秘，食管反流，口腔溃疡，肌痛，肌痉挛，关节肿胀，水潴留，疲劳，发热，畏寒，胃肠道出血，肿瘤内出血，败血症，肺炎，性功能障碍，肝坏死，单纯疱疹，带状疱疹，上呼吸道感染，胃肠炎，骨髓抑制，中性粒细胞减少，血小板减少，食欲减退，体重增加，脱水，高尿酸血症，低钾血症，低钠血症，抑郁，焦虑，性欲降低，意识模糊，头痛，头晕，味觉障碍，失眠，感觉异常，嗜睡，周围神经病变，记忆损害，结膜炎，流泪增多，视力模糊，视网膜出血，青光眼，心力衰竭，心动过速，高血压，低血压，潮红，四肢发冷，呼吸困难，肝酶升高，皮肤干燥，毛发稀少，色素沉着。

【禁忌证】对本品活性物质或任何赋形剂过敏者，妊娠及哺乳期妇女。

【药物的相互作用】

（1）CYP 3A4抑制剂：健康志愿者同时服用单剂酮康唑（CYP 3A4抑制剂）后，甲磺酸伊马替尼的药物暴露量大大增加，平均最高血浆浓度和曲线下面积可分别增加26%和40%，因此同时服用甲磺酸伊马替尼和 CYP 3A4 抑制剂（如酮康唑、伊曲康唑、红霉素和克拉霉素）时必须谨慎。

（2）CYP 3A4 诱导剂：在临床研究中发现，同时给予苯妥英药物后，甲磺酸伊马替尼的血浆浓度降低，疗效减低。其他诱导剂如地塞米松、卡他咪嗪、利福平、苯巴比妥和含有 St John 麦汁浸膏制剂等，可能有类似问题，但尚未进行专门研究，因此同时服用这些药物时须谨慎。

（3）甲磺酸伊马替尼可使下列药物改变血浆浓度甲磺酸伊马替尼使辛伐他汀（CYP3A4 底物）的平均 Cmax 和 AUC 分别增加 2 倍和 3.5 倍。当同时服用本药和治疗窗狭窄的 CYP 3A4 底物（如环孢素、匹莫齐特）时应谨慎。甲磺酸伊马替尼可增加经 CYP 3A4 代谢的其他药物（如苯二氮䓬类、双氢吡啶、钙离子拮抗剂和 HMG – CoA 还原酶抑制剂等）的血浆浓度。

（4）在与抑制 CYP 3A4 活性相似的浓度下，甲磺酸伊马替尼还可在体外抑制细胞色素 P450 异构酶 CYP 2D6 的活性，因此在与甲磺酸伊马替尼同时服用时，有可能增加全身与 CYP 2D6 底物的接触量，尽管尚未作专项研究，用药时仍应谨慎。

（5）甲磺酸伊马替尼在体外还可抑制 CYP 2C9 和 CYP 2C19 的活性，同时服用华法林后可见到凝血酶原时间延长。因此在甲磺酸伊马替尼治疗的始末或更改剂量时，若同时在用双香豆素，宜短期监测凝血因子时间。

（6）应告知患者避免使用含有对乙酰氨基酚的非处方药和处方药。

（唐　艳）

第 七 章

肿瘤的放射治疗

第一节　放射治疗发展简史

一、放射肿瘤学

　　放射肿瘤学（radiation oncology）是通过电离辐射作用，对良、恶性肿瘤和其他一些疾病进行治疗的临床专业学科。主要研究各系统肿瘤的病理特性、诊断、放射治疗原则及综合治疗原则，放射治疗方案的制定和实施，放射反应及处理等。放射肿瘤学以放射物理、放射生物学为基础，同时临床放射肿瘤学医生还需对患者的诊断及分期有全面的了解，做出正确的判断并决定最优的治疗策略。

　　目前和今后若干年肿瘤治疗以综合治疗为主，放射治疗是综合治疗的主要手段之一。因此，放射肿瘤治疗应考虑常见肿瘤的生物学特点，淋巴扩散规律，综合治疗原则等来决定放疗实施。同时，做到治疗方案个体化。

二、放射肿瘤学发展简史

　　1895 年 11 月 8 日伦琴发现了 X 线。1898 年居里夫人发现天然放射性元素镭。1899 年，由于当时对放射损伤及防护一无所知，研究人员超量接触放射线而发生了手部皮肤放射性癌，此时放射治疗进展处于低谷。

　　1902 年，X 线开始被用于治疗皮肤癌。致癌与治癌一对事物巧妙地出现于同一历史年代中。1920年，研制出庞大的 200kV 级 X 线治疗机，开始了"深部 X 线治疗"时代。同年，Coohdge 使用了放射线剂量的测量方法，定出了剂量单位即伦琴，对放射治疗起到了极其重要的推动作用。1922 年在巴黎召开了首届国际放射治疗会议，肯定了放射治疗恶性肿瘤的疗效。1932 年，Coutard 奠定了每日 1 次、每周 5d 分割照射的方法学基础，迄今仍一直被人们所遵循。

　　1934 年，Joliot Curie 发明了人工放射性元素。1950 年开始用重水型核反应堆获得大量的人工放射性 ^{60} 钴源，促成了远距离 ^{60} 钴治疗机大批问世，使放射治疗后的各种肿瘤患者的存活率有了根本性的改观，从而奠定了现代放射肿瘤学的地位。

　　1951 年，电子感应加速器投入使用。1953 年，英国 Hammersmith 医院最早安装了 8MV 直馈型行波加速器。随后，直线加速器逐步替代 ^{60} 钴治疗机而成为放射治疗的主流机型。20 世纪 70 年代末，瑞典 Scanditronix 公司推出了医用电子回旋加速器，并在欧美的治疗中心安装使用，被认为是医用高能加速器的发展方向。随着 ^{60} 钴治疗机及直线加速器的推广使用，放射治疗的疗效有了质的突破，放疗也成为肿瘤的主要治疗手段之一。

　　随着一些新的放射性物质如铱源不断得到应用和医用加速器的性能改进，以及 20 世纪 70 年代 CT、模拟定位机、TPS 投入使用并不断更新，逐步形成了近代放射治疗。

　　近代放射治疗是建立在放射物理、放射生物和临床肿瘤学的基础上，它的发展导致放疗技术上的改进、剂量分割模式和分割方式的改变，显著提高了放疗效果。

适形调强放射治疗是目前放射治疗界的热点，它综合地体现了放射治疗在技术上的新进展。1965年，日本学者高桥（Takahashi）首先提出了旋转治疗中的适形概念。Proimos 等在 20 世纪 70 年代和 80 年代初报道了采用重力挡块进行适形放射治疗的方法。随着计算机技术的飞速发展和图像技术的介入，三维适形治疗极大地改变了常规放射治疗的面貌。三维适形放射治疗是一种综合医学影像、计算机技术和质量保证措施的现代放射治疗流程，它代表了 21 世纪初放射治疗的发展方向。

三、放射治疗在治疗肿瘤中的地位

目前约 70% 的恶性肿瘤在肿瘤发展的不同阶段需要放射治疗。放疗后总的治愈率达 18%。有近 72 种良性疾病需行放射治疗。

（陈　然）

第二节　放射治疗的基础

一、一般临床知识

如前所述，放射肿瘤科是一个临床学科，放射肿瘤医师是一位临床医师，他直接接受患者，进行诊断及治疗，因此必须具有一般的临床知识及经验，并能处理放射治疗前、中、后的临床问题。

二、肿瘤学知识

放射治疗主要用于治疗恶性肿瘤，所以必须具有一般的肿瘤学知识，如肿瘤流行病学、病因、发病机制以及肿瘤分子生物学等，特别是应熟悉临床肿瘤学，要了解不同肿瘤的生物学行为、转归，每一个肿瘤的分期以及不同期别的治疗，放射治疗在各种肿瘤不同期别治疗中的作用等。

三、临床放射物理学知识

放射治疗是用射线治疗肿瘤，因此必须具有射线的物理知识，如熟悉各种设备的性能、各种射线的特点及其应用、剂量及临床剂量学，了解剂量计算等，这是每天都要用的，对放射肿瘤医师来讲是十分重要的。

四、肿瘤放射生物学知识

肿瘤放射生物学的最基本目的是解释照射以后所产生的现象并建议改善现在治疗的战略，也就是从三个方面为放射治疗提供了发展，即提供概念，治疗战略以及研究方案（protocol）。概念：首先是放射治疗基本知识，照射后正常组织及肿瘤效应的过程及机制，它将有助于我们了解照射后发生的现象，如有关乏氧，再氧合，肿瘤细胞再增殖以及 DNA 损伤后的修复。治疗战略：协助我们研究放射治疗的新方法，如乏氧细胞增敏剂，高 LET 放射治疗，加速分割及超分割放射治疗；研究方案：可为临床放射治疗研究方案提供意见，如为不同的分次治疗及剂量率提供转换因子，在治疗过程中何时应用增敏剂，将来进一步建议个体化治疗方案。综上所述放射肿瘤医师必须具备肿瘤放射生物知识，吴桓兴教授曾生动的形容说，肿瘤放射生物就是肿瘤放射治疗的药理学。

五、放射治疗过程

放射肿瘤医师、放射物理师、放射技师等，在放射治疗过程中各有不同的任务，如表 7-1 所述。

六、放射治疗前的准备工作

1. 患者及患者亲友的思想准备　包括病情、治疗方案、预后、治疗中及治疗后可能发生的反应及晚期反应等，并取得同意，签订知情同意书。

2. 医疗上的准备 如纠正贫血、脱水、控制感染等；头颈部照射时保持口腔清洁、洁牙，拔除照射野内残牙等。

表 7 - 1 放射治疗过程

临床检查及诊断	
（明确诊断，判定肿瘤范围，作出临床分期，了解病理特征）	放射肿瘤医师
确定治疗目的	放射肿瘤医师
根治、姑息、综合治疗（与手术综合，术前，术中或术后放射治疗，与化疗综合）	
或单一放射治疗	
确定放射源	放射肿瘤医师
（体外照射——常规照射、三维适形照射、调强放射治疗等，近距离照射）	
制作患者固定装置与身体轮廓	模拟机技师
模拟机下摄片或 CT 模拟	模拟机技师
确定靶区体积	放射肿瘤医师
确定肿瘤体积及剂量	
确定危险器官及剂量	
制定治疗计划	放射物理师
设计照射野并计算选择最佳方案	
制作铅挡块	模室技师
确定治疗计划	放射肿瘤医师
	放射物理师
验证治疗计划	放射肿瘤医师
	模拟机技师
签字	放射肿瘤医师
	放射物理师
第一次治疗摆位	放射肿瘤医师
	放射物理师
	放射治疗技师
摄验证片	放射治疗技师
	放射肿瘤医师
每周摄验证片	放射治疗技师
	放射肿瘤医师
每周核对治疗单	放射肿瘤医师
	放射物理师
每周检查患者（必要时更改治疗计划）	放射肿瘤医师
治疗结束时进行总结	放射肿瘤医师
随诊	放射肿瘤医师

（陈 然）

第三节 临床放射物理

临床放射物理（clinical radiophysics）是研究放射治疗设备、技术、剂量测量及剂量学、治疗计划设计、质量保证和质量控制、模室技术、特殊放疗方法学及学科前沿的新技术、新业务的分支学科。目的是指导临床如何选择放射线；如何得到合理的照射剂量分布；如何保证放射等。探讨提高肿瘤剂量，降低正常组织受量的方法。物理计划是精确放疗的必要手段。

一、放射源

1. 放射源　主要有 3 类：①放射性核素射出的 α、β、γ 射线。②X 线治疗机和各种加速器产生的不同能量的 X 线。③各类加速器产生的电子束、质子束、负 π 介子以及其他重粒子等。

2. 放射治疗的基本照射方式　①远距离治疗（tele therapy）也称体外照射，是指治疗时放射源与人体有一定距离，集中人体的某一部位进行照射。②近距离治疗（brachy theratpy）也称内照射，将放射源密封直接放入被治疗的组织、人体的天然体腔内或直接置入被治疗的组织内（如舌、皮肤、乳房等），或贴敷在病变表面进行照射。

3. 放射性粒子植入　是近些年来发展起来的照射形式（本质也是近距离照射的一种），将放射性粒子直接植入到体内，进行放射治疗。分为永久性粒子植入和短暂性粒子植入治疗。

二、放射治疗设备

1. X 线治疗机　X 线是高速运动的电子突然受到物体（靶）的阻挡而产生的，以 99.8% 的热能散出，仅 0.2% 转为 X 线。根据能量的高低，X 线治疗机分为：①接触治疗机（10 ~ 60kV）。②浅层治疗机（60 ~ 120kV）。③中层治疗机（120 ~ 180kV）。④深部治疗机（180 ~ 400kV）。

2. ^{60}钴远距离治疗机　^{60}钴是一种人工放射性核素。由普通的金属^{59}钴在原子反应堆中经热中子照射轰击所成。核内的中子不断转变为质子并释放能量为 0.31MeV 的 β 射线；核中过剩的能量以 1.17MeV 及上 1.33MeVγ 线辐射的形式释出，γ 线平均能量为上 1.25MeV。^{60}钴半衰期短（5.27 年），^{60}钴能量每月衰减 1.1%，最终衰变成稳定性元素镍（^{60}Ni）。目前能生产千居里甚至万居里以上高强度 ^{60}钴放射源，能量相当于峰值 3 ~ 4MV 高能 X 线。

3. 加速器（accelerator）　加速器是利用电磁场加速带电粒子达到高能的装置。医疗上最常使用的是电子感应加速器、电子直线加速器两种。电子直线加速器是利用高频电场加速电子，电子沿直线轨道运动；电子感应加速器是利用变压器感应电场加速电子。它们既可产生高能 X 线，又可以产生电子束（electron - beam）。

（1）高能 X 线：是高速运动的带电粒子打击钨靶产生的，不带电。特点：①能量高，深度剂量大。^{60}钴 10cm × 10cm 照射野 10cm 深处百分深度量为 52%，而 8MVX 线的百分深度量为 70%，15MVX 线的百分深度为 79%。②等剂量线平坦：照射野中心和边缘剂量仅差 3% 左右。③容积剂量小，患者的全身反应轻。

（2）电子束：电子束又称 β 射线，是带电离子，由加速器产生的高速运动的电子直接引出。临床剂量学特点：①能量大小可以调节，临床上可以根据病变深度不同，选择不同能量的电子束做治疗。②电子束能量到一定深度后迅速下降，有利于保护病变后正常组织（特别是重要器官如晶体、脊髓等）。③可用单野照射，适用于治疗表浅及偏中心部位的肿瘤。

4. 后装治疗机　现代后装治疗机是采用后装技术，后装技术（after - loading）就是先把无放射源的源容器置入患者的体腔内或插入组织中，然后在有防护屏蔽条件下，利用机器的自动控制的方法把放射源输入源容器内进行放疗。基本包括贮源器、机械驱动装置和控制系统。贮源器一般存储 1 枚 ^{192}铱放射源；机械驱动装置用来实现放射源的植入和退出。控制系统用来完成对上述操作的控制。

5. 模拟定位机　是模仿放疗机而设计的 X 线诊断机。它用 X 线球管代替治疗机的放射源，安装在模拟机的旋转机架一端；影像增强器安装于机架的另一端；射线准直器、机架和治疗床等部分是模拟外照射治疗机而设计的（图 7 - 1）。

模拟机临床应用：①肿瘤及重要器官的定位。②确定靶区（或危及器官）的运动范围。③模拟治疗射野的确定，并勾画射野和定位、摆位参考标记。④拍摄射野定位片或证实片，检查射野挡块的形状及位置。

6. CT 模拟　是利用 CT 图像提供患者横断面内解剖结构的信息，进行数字影像重建，使得放射治疗靶区的定位更加准确可靠，实施三维适形、调强放射治疗的重要手段。完整的 CT 模拟应由三部分组成：大视野（FOV≥70cm）的 CT 扫描机；CT 图像的三维重建、显示及射野模拟功能的软件；激光射野定位仪。

　　CT 模拟采用的是螺旋 CT，将 CT 模拟软件合并入三维计划系统中。利用"虚拟透视"功能作为独立的系统来进行靶区的定位，以提高三维治疗计划的利用率。CT 模拟确定射野与普通模拟机不同，操作不是在实际患者身体上进行的，而是利用高数字重建图像（DRR）的影像所生成的"虚拟假体"上进行，方便医生提取所需要观察的靶区、某一组织或器官的一部分，或靶区与周围器官间的相互空间关系。模拟定位生成的射野等中心点坐标相对于 CT 扫描时定位参考点的位移传输给激光射野定位仪，通过激光灯或床的移动实现等中心点的体表投影标记。激光定位仪除了作靶中心和机械等中心在体表投影的指示功能外，还增加了使用射野在患者体表的外围投影的激光指示功能，其模拟过程不仅保证了体位的一致性，还保证了射野的一致性。

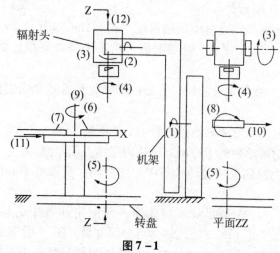

图 7 - 1

　　（1）机架旋转轴；（2）辐射头横向转动轴；（3）辐射头纵向转动轴；（4）覆束系统旋转轴；（5）治疗床等中心轴；（6）床面自转轴；（7）床面纵向转动轴；（8）床面横向转动轴；（9）床面高度方向；（10）治疗床横向移动方向；（11）治疗床纵向移动方向；（12）轴（1）至辐射源距离方向

　　7. 立体放射治疗设备　　立体定向照射的设备主要有三部分组成：计划系统、立体定向系统和治疗实施系统。

　　（1）治疗实施系统：①γ 刀主要部件包括辐射源、准直系统、治疗床、液压系统和控制部分。②SRT（SRS）所用的射线是直线加速器产生的高能 X 线。准直器是通过适配器附加于直线加速器的治疗准直器下形成的三级准直器。通常为一组圆形准直器，可在等中心处形成直径 5 ~ 50mm 的照射野；其他的实施系统结构与加速器相同，如床、机架的旋转，治疗参数的确定及机器控制等。

　　（2）立体定向系统：①基础环是实施立体定向照射过程中最基本的系统，包括影像定位和治疗摆位两部分。联系影像定位和治疗摆位两大部分的核心部件是基础环。其作用是在患者的治疗部位建立一个在定位、计划、治疗的整个过程中不变的患者三维坐标系统。用于 CT/MRI 定位的定位框架由相应的线段状的材料构成"N"或"V"字形。它们的特点是具有坐标的直读性。摆位框架的坐标指示器一般都采用毫米分度尺。②全身立体定向体架系统：由真空成型袋、热塑体膜、CT 定位框架、治疗摆位框架组成。它在治疗体位的皮肤表面和肢体设立 6 ~ 8 个标记点，依靠这些标记点，力求从 CT 定位到治疗摆位的过程中，保持治疗体位的一致性。可精确进行立体放疗、适形放疗、调强放疗的定位和治疗。

　　（3）三维治疗计划系统：是 SRS 和 SRT 治疗系统中不可缺少的重要组成部分。具备下述功能：①治疗计划系统具有很强的图像处理功能，包括患者图像横断、冠状、矢状的三维重建及显示；治疗床在不同位置、加速器机架任何旋转角度射野的显示；高档软件可做 CT/MRI/PET 图像的融合。②三维剂量计算功能。③系统具有基本的评价治疗方案的工具，如任意截面二维剂量分布显示、三维显示等剂量线与解剖结构的关系，剂量体积直方图（DVH）以及正常组织并发症概率（NTCP）和肿瘤控制率

（TCP）模式。④能完成特定患者三维坐标系的建立，确定靶区中心相对参考点的坐标。

三、放射治疗的有关名词

1. 射线的质　射线的质是表示射线穿透物质的能力，即射线的硬度，用能量表示。

临床上常用下述方法粗略地描述射线的质：①对2MV以下的X线通常用它的管电压值表示X线的峰值能量。临床上一般用半价层（HVL）表示X线的硬度。②对2MV以上的X线，通常以MV表示。③对γ射线，通常用核素表示，如^{60}钴γ线、^{137}铯γ线等。

当射线仅限于X线、γ线时，射线的质只表示射线在物质中的穿透能力；但当射线扩展到其他种类如快中子、负π介子时，射线质的概念应表示射线的生物效应。

2. 吸收剂量　吸收剂量是指生物体（或介质）受照射时所吸收的能量。其老单位为拉德（rad），新单位用戈瑞（Gy）表示。

$$1Gy = 100rad \qquad 1cGy = 1rad$$

3. 照射剂量　照射剂量即射线在空气中的曝射量。表示1mL空气在760mmHg（1mmHg = 0.33kPa）大气压力、0℃的标准状况下，经X线、γ线照射后产生1个静电系单位的电荷量，其老单位为伦琴（R），新单位为C/Kg。

4. 剂量建成效应　X（γ）线照射介质时，介质内的吸收剂量随介质表面下的深度的增加而增加的现象，称为建成效应。

5. 源皮距（SSD）　放射源到模体表面照射野中心的距离。

6. 源瘤距（STD）　放射源沿射野中心轴到肿瘤内参考点的距离。

7. 源轴距（SAD）　放射源到机架旋转轴等中心的距离。机器等中心即机架旋转，准直器旋转与治疗床旋转的旋转中心轴交点。

8. 百分深度量（DDP）　百分深度量是指体模内照射野线束中心轴上某一深度处的吸收剂量（Dd）与某一固定参考点吸收剂量（D_0）之比称为百分深度量。D_0一般选最大电离深度处吸收剂量。

9. 等剂量曲线　在照射野内，同一深度处的中心轴外的剂量都比中心轴上的剂量为小，离中心轴越远，剂量越小。如将深度剂量相同的点连接起来，会出现两端向上弯曲的曲线，各个深度的类似曲线可以组成一个照射野的等剂量曲线。

10. 危及器官（organ at risk，OAR）　指可能卷入射野内的重要组织或器官，它们的放射敏感性（耐受剂量）将显著地影响治疗方案的设计或靶区处方剂量的大小。

（朱言亮）

第四节　放射生物学

一、细胞生物学基本概念

临床放射生物学（clinical radiobiology）是放射肿瘤学的基础之一，是一门边缘科学，主要探讨放射线与生物体的相互作用，研究放射线对肿瘤组织和正常组织的效应以及这两类组织被放射线作用后所起的反应；以及如何提高肿瘤放射性和降低正常组织损伤等方面的问题。内容涉及从放射线对生物体起作用的原始反应及其后一系列的物理、化学改变和生物学方面的改变，研究范围由分子水平、细胞水平到整体水平。

这门学科的知识对我们日常工作中每次制定正确的治疗方案有潜在的影响。指导临床医生更好地运用照射后细胞存活曲线、细胞放射损伤机制、"4R"理论、L - Q模型理论，以改进临床剂量分割方式，从而不断提高放射治疗效果。

二、生物大分子的辐射效应

电离辐射引起生物大分子的损伤，可以分为直接损伤和间接损伤两种方式。

（一）直接作用

电离辐射直接作用于生物大分子，引起生物大分子的电离和激发，破坏机体的核酸、蛋白质、酶等具有生命功能的物质，这种直接由射线造成的生物大分子损伤效应称为直接作用。是高 LET 射线的主要作用方式。在直接作用过程中，生物效应和辐射能量沉积发生于同一分子即生物大分子上。对于同样能量的射线，分子越大，发生电离效应的机会就越多，在哺乳动物细胞核中的 DNA 分子最大。因此，电离辐射作用的主要靶点是 DNA。

（二）间接作用

电离辐射直接作用于水，使水分子产生一系列的辐射分解产物，如水离子（H_2O^+）、自由电子（e^-）、带负电的水离子（H_2O^-）、氢氧离子（OH^-）和氢自由基（$H\cdot$）等。这些辐射分解产物再作用于生物大分子，引起后者的理化改变。这种作用称电离辐射的间接作用。间接作用时，辐射能量主要沉积于水分子上，而生物效应发生在生物大分子上。由于机体内的生物大分子周围含水量占 70% ~ 90%，故间接作用非常重要。间接作用是低 LET 射线如 X 射线和 γ 射线的主要作用形式。

（三）氧"固定"作用

当有氧存在时，就会发生氧效应。氧与自由基发生作用，"固定"放射损伤，并封闭有机自由基，产生过氧基（$RO_2\cdot$），从而使受照射物质化学结构发生改变，造成更多的损伤。当缺氧时，则上述最后反应就无从进行，许多被电离的靶分子能进行修复，所以，氧在一定意义上对放射损伤有"固定"作用。氧"固定"放射损伤的作用，也叫"氧固定假说"（oxygen fixation hypothesis）。此假说认为，电离辐射作用于生物物质时，产生自由基（$R\cdot$）如有氧存在时，自由基与氧起作用产生过氧基（$RO_2\cdot$），这种形式是靶损伤不可逆的形式。

三、电离辐射的细胞效应

细胞是生命体结构和功能的基本单位。辐射所致的损伤，不论是在机体整体水平、组织水平或分子水平上，都会以细胞损伤的形式表现出来。因此，研究放射对细胞的作用，是研究放射对机体作用的基础。在肿瘤的放射治疗上，细胞生物学研究，能为正常和肿瘤组织对放射作用反应提供重要依据。

（一）细胞杀灭的随机性

在细胞群经照射后，会产生部分细胞死亡，但细胞死亡是随机分布的，即在由 100 个细胞组成的细胞群中，经 100 次由照射产生的致死性损伤并不能杀灭全部 100 个细胞，而按平均值计算，37 个细胞未被击中，37 个细胞仅被击中 1 次，18 击中 2 次等。由于细胞死亡呈随机分布，使细胞存活率和剂量之间呈半对数的关系。

（二）细胞存活曲线

细胞存活曲线，也称细胞剂量效应曲线。是用来定量描述辐射吸收剂量与"存活"细胞数量的相关性的一种曲线。细胞存活曲线的类型包括：①指数性存活曲线。②非指数性存活曲线。

（三）靶学说

1. 单靶单击学说　按照靶学说，指数性曲线是单靶单击的结果。"靶"是指细胞内放射敏感的区域，"击"是指线粒子的打击。单靶单击是假定细胞内只有一个较大的放射敏感区，只要击中一次便可造成细胞死亡。所以极小剂量的照射便可造成细胞存活率呈指数性下降。这种形式是密度较高的射线所造成的放射效应，如高 LET 射线。

2. 多靶单击或单靶多击学说　多靶单击学说认为细胞内不止一个靶，而是有多个敏感区，射线击中一个靶细胞尚不能死亡，必须击中所有靶才有效，导致细胞死亡。

（四）非指数性存活曲线数学公式及其参数

1. 多靶方程　大多数哺乳动物在体外培养细胞的剂量效应曲线为非指数曲线，其数学模型可用二元方程表示。根据单靶单击学说，细胞如果只存在一个靶，细胞存活率为：

$S = e^{-KD}$，死亡率为 $Y = 1 - e^{-KD}$。

如果细胞有 n 个靶或打击 n 次才能死亡，则死亡率应为 n 次造成的总和，公式为：

$Y = (1 - e^{-KD})^n$

式中 Y 为死亡率，n 为靶数或打击次数，K 为曲线指数下降部分的斜率，D 为照射剂量。其存活率公式应为：

$S = 1 - (1 - e^{-KD})^n$

如用 D_0 代替 K 带入公式，因 $D_0 = 1/K$，存活率公式可变为：

$S = 1 - (1 - e^{-D/D_0})^n$

根据公式，已知平均致死量 D_0 及存活曲线的 n 值，便可求出任何剂量照射下的细胞存活率。细胞存活率与细胞本身的放射敏感性（即平均致死剂量 D_0 和靶数或打击次数）有关，与受到的照射剂量有关。

哺乳动物非指数存活曲线（图 7 - 2）有几个参数，其生物含义如下：

（1）平均致死量 D_0：即存活曲线直线部分斜率 K 的倒数。这是照射后仍余下 37% 细胞存活或者使 63% 细胞死亡的剂量值，其反映每种细胞对放射线的敏感性。D_0 值愈小，使 63% 细胞死亡所需剂量愈小，曲线下降迅速，细胞愈敏感；D_0 值愈大，即杀灭 63% 细胞所需剂量愈大，曲线下降平缓，细胞对辐射敏感性愈低。D_0 值的改变，代表这种细胞放射敏感性的变化，如缺氧状态下可使细胞的 D_0 值增大，而放射增敏剂可使细胞的 D_0 值减小。

（2）外推数 N 值：细胞内所含放射敏感区的个数，即靶数或打击次数，N 值是将曲线直线部分延长与纵轴相交所截之部分。尽管把 N 值认作细胞内放射敏感区域的多少，但由于受照射条件的多样，也可以表现出不同的放射敏感性。是细胞内固有的放射敏感性相关的参数。N 值对细胞放射敏感性的影响，也是通过 D_0 值表现出来。

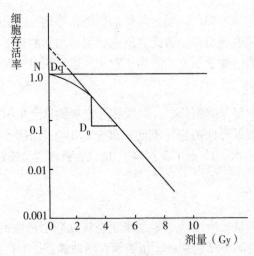

图 7 - 2 非指数细胞存活曲线

（3）准阈值 Dq（也称浪费射线剂量）：是将曲线直线部分延长，与横轴相交后所截之部分，他代表存活曲线的"肩宽"。表示从开始照射到细胞呈指数性死亡所浪费的剂量，也代表细胞亚致死损伤的修复能力的大小。Dq 值小说明该细胞亚致死损伤的修复能力弱，很小剂量即可使细胞进入致死损伤的指数死亡阶段。Dq 值大，表明造成细胞指数性死亡所需的剂量大，其修复亚致死性损伤能力强。

D_0、Dq 和 N 值是三个重要的参数，三者的关系式为：

$InN = Dq/D_0$

从上式可以看出，当 D_0 值一定时，N 值与 Dq 成正比，说明细胞内靶数愈多浪费剂量意大；当 N 值一定时，D_0 与 Dq 成正比关系，即靶数不变的情况下，肩区愈大，细胞对放射线愈抗拒；当 Dq 一定时，D_0 和 N 值成反比，即靶数愈多的细胞对放射愈敏感。

2. 线性二次方程（L - Q 公式）　由于哺乳动物细胞的存活曲线复杂多样，所以描述存活曲线有许多数学模式。在 20 世纪 70 年代，Chaplman、Gillespie、Reuvers 和 Dugle 提出了 α、β 模式，即线性二次方程（L - Q 公式）：

$$S = e^{-(\alpha D + \beta D^2)}$$

某一剂量照射造成的细胞杀伤，都是由直接致死效应和间接致死效应组成，即 α 型和 β 型细胞杀伤。α 型细胞 DNA 为单击双链断裂，其产生的生物效应与剂量成正比，即 $e^{-\alpha D}$，式中 α 表示单击生物效应系数。在细胞存活曲线上与剂量表现为线性关系。β 型细胞 DNA 为多击单链断裂，与可修复的损伤积累有关，其产生的生物效应与剂量平方成正比，即 $e^{-\beta D^2}$，式中 β 表示多击生物效应系数。存活曲线表现为连续弯曲。

当单次照射引起 α 型和 β 型细胞杀伤效应相等时：

$$\alpha D = \beta D^2 \qquad \alpha/\beta = D$$

α/β 即为使两种效应相等时的剂量。

正常早期反应组织有较高的 α/β 值，说明 α 型细胞产生的效应相对明显，存活曲线弯曲程度较小；正常晚期反应组织 α/β 较低，表明直接杀伤（α 型）较少，可修复损伤积累（β 型）引起的杀伤相对较多，存活曲线弯曲较大。肿瘤组织的 α/β 值一般类似或较高于早期反应组织（图 7 - 3）。

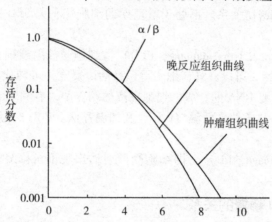

图 7 - 3　肿瘤组织和晚期反应组织的放射反应规律

（五）细胞死亡

细胞死亡是细胞照射后的主要生物效应，凡是失去无限增殖能力，不能产生大量子代的细胞称为不存活细胞，即细胞死亡。它以两种形式表达：增殖性细胞死亡和间期细胞死亡。

1. 增殖性细胞死亡　是指细胞受照射后一段时间内，仍继续保持形态的完整，甚至还保持代谢的功能，直至几个细胞周期以后才死亡。增殖性细胞死亡是最常见的细胞死亡形式，并且认为与不同组织经照射后损伤何时表达有关，也与组织的更新速度有关。

2. 间期细胞死亡　在某些情况下，如细胞受到大剂量照射（100Gy）时，细胞将在有丝分裂间期立即死亡，细胞死亡与细胞周期无关，这种死亡方式称间期死亡。它不同于增殖性细胞死亡，间期细胞死亡一般发生于照射后几小时内，24h 内达到顶点。在临床上，最典型的间期死亡是淋巴细胞。大量的研究证明，在大多数情况下，间期性细胞死亡以细胞凋亡的形式出现。初步估计，大约 1/3 的实体肿瘤的辐射生物效应与细胞凋亡有关。

（六）细胞动力学的改变

放射线直接影响到细胞周期，影响较大的主要是在早 G_2 期和 G_1/S 后期。经照射后的细胞可在细胞周期中某一时相产生阻滞。阻滞时间的长短取决于照射剂量及剂量率、细胞类型及细胞在细胞周期中的时相。在低剂量率连续照射时，细胞倾向于停留在放射敏感的时相如 G_2 期等，这说明为什么低剂量率连续照射的疗效较好的原因之一。

四、细胞内在放射敏感性

1. 细胞的放射敏感性　指在放射线照射下，各种细胞产生的反应程度有别，这种对射线不同程度的反应称为细胞的放射敏感性。细胞内在结构、功能状态和周期时相等都与细胞放射敏感性有关。

2. Bergonie 和 Tribondeau 定律　Bergonie 和 Tribondeau 定律即"细胞的放射敏感性与它们的繁殖能力成正比，与它们的分化程度成反比"。细胞增殖能力愈强，代谢愈活跃，对射线愈敏感。值得一提的是，卵细胞和小淋巴细胞不再分裂，但放射敏感性很高。

3. 细胞周期时相与放射敏感性　根据研究者对多种哺乳动物细胞的观察，周期中不同时相的细胞放射敏感性如下：①处于或接近有丝分裂的细胞最敏感（M、G_2）。②晚 S 期的抗拒性通常最高。③如 G_1 期相当长，则 G_1 早期有抗拒性，G_1 末期敏感。④G_2 期与 M 期的放射敏感性大致相等。

五、细胞的放射损伤与修复

（一）细胞放射损伤的类型

1. 亚致死性损伤（sublethal damage，SLD）　一般在细胞受照射后 1~6h 内基本修复。修复与 DNA、RNA 及蛋白质的合成无关。细胞如处于乏氧状态，SLD 的修复可完全或部分受阻。SLD 的修复能力和细胞群体的繁殖状态有密切关系。不处于增殖期的细胞几乎无 SLD 修复，如使细胞增殖就会出现 SLD 的修复。

2. 潜在致死性损伤（potential lethal damage，PLD）　细胞受放射线损伤后，多数细胞损伤发生在照射后 4~6h，如环境条件合适，可以修复，细胞得以存活。反之，可转化为细胞的致死性损伤，这种损伤称为 PLD。PLD 的修复需要 DNA 的合成。细胞在离体培养中，有利于 PLD 修复的条件是乏氧及处于细胞周期的中、晚 S 期；不利条件是低温（0℃）及加温疗法。PLD 的修复主要在 G_0 期及相对不活跃期细胞内。

3. 致死性损伤（lethal damage，LD）　即细胞受照射后出现不可修复的损伤。肿瘤放疗中，细胞丧失增殖能力，即为细胞死亡。

（二）SLD 修复与 PLD 修复的关系

一般认为 SLD 和 PLD 是两种不同的损伤，这两种损伤的修复也有不同：①在很大的剂量范围内 SLD 与剂量没关系，而 PLD 则对剂量有依赖性。②这两种效应可以相加。③SLD 的修复主要作用于增殖状态细胞群体，而 PLD 的修复主要作用于非增殖状态的细胞群体。

六、正常组织的放射敏感性

组织的放射反应程度及敏感性，主要与其实质细胞的耗竭程度有关。大多数情况下，增殖旺盛，分化程度低的细胞要比无增殖能力、分化高的细胞对放射线更敏感。

（一）早期反应组织

通常将胃肠道黏膜、骨髓、口腔和食管黏膜等这些增殖活跃、更新迅速的组织称为早期反应组织。这些组织接受放射线照射后，由于实质细胞迅速死亡，有丝分裂暂时或永久地被抑制，造成组织过多的细胞丧失而得不到补充，很快出现放射损伤的表现。

（二）晚期反应组织

增殖活动不活跃的组织，如周围神经和中枢神经、肌肉、真皮、肝、肾等组织，这些组织在正常情况下细胞不增殖或很少增殖，称为晚期反应组织。他们在照射早期反应轻微，如剂量超过其耐受范围，晚期可出现较明显、甚至是不可逆的放射损伤。

（三）正常组织的敏感性分类

1. 敏感性高的组织　主要包括淋巴类组织、造血类组织、生精细胞、卵泡上皮和小肠上皮等。

2. 敏感性较高的组织 主要是上皮组织，包括口腔黏膜上皮、表皮上皮、毛发上皮、皮脂腺上皮、尿路及膀胱上皮、食管上皮、消化腺上皮等。

3. 中度敏感组织 包括结缔组织、神经胶质组织、小血管、生长中的软骨及骨组织等。

4. 敏感性较低的组织 主要包括成熟的软骨及骨组织、黏液及浆液腺上皮、唾液腺上皮、汗腺上皮、肺上皮、肾上皮、胰腺上皮及甲状腺上皮等。

5. 敏感性低的组织 主要有神经组织和肌肉组织。

七、放射线对肿瘤的敏感性

临床上根据肿瘤对不同剂量的反应，将放射线对肿瘤的敏感性分为：

（1）放射高度敏感肿瘤（照射 20～40Gy 肿瘤消失）：如淋巴类肿瘤、精原细胞瘤、肾母细胞瘤等。

（2）放射中度敏感肿瘤（照射 60～65Gy 肿瘤即消失）：如大多数鳞癌、脑瘤、乳腺癌等。

（3）放射低度敏感肿瘤（照射 70Gy 以上肿瘤才消失）：如大多数腺癌。肿瘤的放射敏感性与细胞的分化程度有关。分化程度越高，放射敏感性越低。

（4）放射不敏感（抗拒）的肿瘤：如纤维肉瘤、骨肉瘤、黑色素瘤等。

但一些低（差）分化肿瘤如骨的网状细胞肉瘤、尤文肉瘤、纤维肉瘤腹膜后和腘窝脂肪肉瘤等，仍可考虑放射治疗。

八、放射敏感性和放射可治愈性

（一）放射敏感性

放射敏感性指肿瘤或肿瘤细胞在受到射线照射后的反应程度。对肿瘤而言则是受照射后肿瘤缩小的程度及速度，表达对射线照射的反应性。肿瘤的放射敏感性受多种因素的影响，包含肿瘤细胞内在的因素（细胞类型、增殖动力情况、血供情况等）、肿瘤局部外周情况以及宿主的情况。

（二）放射可治愈性

放射可治愈性指把肿瘤的原发部位或区域的肿瘤清除掉。这反映了照射的直接效应。在放射敏感性和放射可治愈性之间没有什么明显的相互关系。一个肿瘤可以放射敏感但不一定能治愈；或反之，虽然相对较抗拒，但能为单纯放疗或与其他措施相结合而被治愈。例如，乳腺癌或前列腺癌，这两个癌放疗后体积都缩小很慢，但用放疗治愈的可能却都很大。相反，一个弥漫性的恶性淋巴瘤或多发性骨髓瘤在几个分次照射后肿瘤就可能完全消退，然而却没有什么治愈的希望。

九、氧效应

早在 20 世纪 50 年代英国学者就注意到了放射敏感性与氧效应的关系，之后经过许多实验的探索，人们对氧在放射线和物体的作用中所产生的影响，有了更深更多的认识，并称之为"氧效应"。

1. 氧增强比 氧效应通常用氧增强比（oxygen enhancement ratio，OER）来描述。OER 定义为同一种细胞在无氧及有氧情况下产生同样的生物效应所需要的照射剂量之比值。不同类型射线 OER 值不同，X 线或 γ 线的 OER = 2.5～3.0；中子 OER = 1.6；高 LET 射线如 α 射线，OER = 1。

2. 肿瘤索 许多临床治疗结果和肿瘤乏氧之间关系的研究表明，乏氧能引起肿瘤对放疗的抗拒性，而且能增加肿瘤的侵袭性。Thomlinson 和 Gray（1955）报道 163 例对人体支气管肺癌的新鲜标本进行的组织学研究，他们发现肿瘤细胞是以毛细血管为中心作同心圆排列，在毛细血管周围为充氧带，层厚约 150～170μm，再向外为乏氧带约 20μm，乏氧带以外为坏死层。他将每一个排列单位称为肿瘤索（tumor cord），肿瘤索是构成肿瘤组织的最小单位。

3. 乏氧细胞 正常组织内乏氧细胞约占 1%，人肿瘤可能高达 30%～40%。肿瘤越大乏氧细胞比例越大。由于乏氧细胞对射线抗拒，临床上常因乏氧细胞不能被杀灭而致肿瘤复发，导致放疗的失败。因此，氧是最好的放射增敏剂。

十、放射化学修饰剂

能改变哺乳类动物细胞放射反应的化学物质通称为化学修饰剂（chemical modifiers）。化学修饰剂可分为两类：①放射增敏剂。②放射防护剂。

（一）放射增敏剂

放射增敏剂是指能增加肿瘤细胞辐射杀灭效应的某些药物。目前有两类化学药物：乏氧细胞放射增敏剂和非乏氧细胞放射增敏剂（卤化嘧啶类）。

增加乏氧细胞放射敏感性的机制：

1. 模拟氧的作用　模拟氧的化合物以增加乏氧细胞的放射敏感性，但不会对富氧细胞产生任何影响。在这种情况下，不论氧或这些化学增敏剂均起到了电子"受主"（acceptors）的作用。这类化合物被认为是模拟氧作用的增敏剂。

2. 生物还原作用　许多含有氮基的电子亲和物对乏氧细胞具有很强的毒性作用。这种对乏氧细胞的毒性作用由某些有毒物质而产生的，这些有毒物质通过乏氧细胞内亲本化合物的代谢生物还原作用而形成的。如硝基咪唑类化合物中的 MISO 就显示出对乏氧细胞有很强的毒性作用。

3. 巯基的抑制作用　细胞内谷胱甘肽（GSH）的变化能影响细胞的放射敏感性。当乏氧细胞放射增敏剂（硝基咪唑类化合物和 BOS）应用同时伴有细胞内 GSH 的减少，会增强放射增敏剂的增敏作用。

4. 具有双重功能的放射增敏剂　RSU1069（MISO 的类似物）不仅具有放射增敏作用，而且还含有烷基的功能，即它们一方面是属于放射增敏剂，另一方面又是一种生物还原剂。

乏氧细胞增敏剂包括：硝基苯、硝基呋喃类和硝基咪唑类化合物。其中增敏作用最强的是 MISO。

5. 非乏氧细胞的放射增敏剂　肿瘤细胞的内在放射敏感性是决定治疗成功与否的因素之一。这一类非乏氧细胞的临床应用还需进一步的研究和探索。

（二）放射保护剂

所谓放射保护剂主要是能选择性的对正常组织起保护作用，提高正常组织的耐受量而不影响到肿瘤的控制率。

目前研究最有潜力的放射防护剂是 WR2721，化学名氨基丙氨乙基硫代膦酸酯。其对造血器官和胃肠道有很好的防护效果。在全身照射前立即给予大剂量，该化合物能迅速进入正常组织，而渗入到肿瘤内却相当慢。服药后几分钟进行照射，正常组织和肿瘤组织有很大差别。临床初步试验证明高血压是剂量限制毒性。

十一、加温与肿瘤放射增敏

（一）加温对细胞杀伤的机制

（1）对细胞膜的损伤，引起膜的通透性、流动性和膜成分改变。
（2）引起关键蛋白质的变性。
（3）细胞内溶酶体破裂，释放各种消化酶造成细胞破坏。

（二）细胞对加温度反应的特点

细胞对加温反应的特点有：①S 期细胞对加温最敏感。②乏氧细胞对加温更敏感。③加温可引起细胞分裂延迟和周期再分布。④细胞周围 pH 值较低时对加温更敏感。⑤肿瘤血管的发育异常，易形成热积集。

（三）加热和放射综合治疗的理论依据

加热治疗作为低 LET 射线放疗的有效辅助治疗方法的理论依据是：肿瘤细胞对热的敏感性较正常细胞大；热对低氧细胞的杀灭与足氧细胞相同，即加热能减少放射线的氧增强比（OER）；加热能选择性地作用于细胞周期中对放射抵抗的 S 期细胞，并使 S 期细胞变得对放射线敏感；加热抑制了放射损伤的修复，放射以后亚致死性损伤（SLD）就开始修复，加热能延迟亚致死性损伤修复 10～20h，当温度高于 41.5℃ 时还表现为对潜在性致死性损伤（PLD）修复的抑制。

（四）加热和放射结合治疗的顺序和时间间隔

先加热的作用主要是加热杀灭了肿瘤中的低氧细胞、S 期细胞；而放射后加热除了热能杀灭肿瘤中的低氧细胞及 S 期细胞外，还能阻止放射损伤的修复并固定 SLD 和 PLD，使其成为致死性损伤。但临床实践证明加热顺序对治疗效果影响不太大，而加热和放射之间的间隔时间是十分重要的。Stewart 提出加热和放射之间以不超过 4h 为限。

十二、高 LET 射线的生物物理特性

（一）线性能量传递与相对生物效应

1. 线性能量传递（linear energy transfer, LET）　线性能量传递（LET）是指次级粒子径迹单位长度上的能量转换，或者说是单位长度射程上带电粒子能量损失的多少。其单位用 $keV/\mu m$ 表示。根据其高低射线可分为两类：①高 LET 射线，一般大于 $100keV/\mu m$。主要有快中子、负 π 介子及重粒子等。②低 LET 射线，一般小于 $10keV/\mu m$。主要有 X 线、γ 线和 β 线等。

2. 相对生物效应（relative biological effectiveness, RBE）　RBE 的定义为：250kV X 线产生某一生物效应所需的剂量与所观察的射线引起同一生物效应所需要的剂量之比。

可采用平均致死剂量（D_0）或半数致死剂量（D_{50}）进行比较（即：RBE = 250kV X 线的 LD_{50} 所观察射线的 LD_{50}）。RBE 是一个相对量，受多种因素的影响，如辐射剂量、分次照射次数、剂量率、照射时有无氧存在、观察的生物指标等。因此，确定某一电离辐射的 RBE 值时，必须限定相关条件。

3. LET 和 RBE 的关系　在 LET 小于 $10keV/\mu m$ 时，LET 增加，RBE 也缓慢增加；但当 LET 大于 $10keV/\mu m$ 时，RBE 上升加快，当 LET 达到 $100keV/\mu m$ 时，RBE 达最大值，如 LET 继续增加 RBE 反而下降。

（二）高 LET 射线的生物物理特点

1. 高 LET 射线的物理特点　高 LET 射线除中子外其他粒子都带电。带电粒子在组织内有一定射程，在粒子运行末端出现能量吸收高峰，即 Bragg 峰。利用这一特点，将肿瘤安置在剂量高的 Bragg 峰区域内，而保护肿瘤前后的正常组织。可通过调节能量在一定范围内连续变化，或在粒子途径上加"山"型滤过板使 Bragg 峰的宽度适于肿瘤大小。

2. 高 LET 射线的相对生物效应高　高 LET 射线沿径迹电离密度大，穿过生物体时一次或多次击中生物靶的概率较大，或致死损伤较多，细胞存活曲线表现为接近指数系杀伤，斜率极大，肩区较小。同等剂量的高 LET 射线较低 LET 射线有更大的细胞杀伤有能力。

3. 高 LET 射线对乏氧细胞的影响　肿瘤组织中有大量的乏氧细胞，乏氧细胞对低 LET 射线敏感性差。而高 LET 射线如快中子等对乏氧细胞的杀伤力大。也就是说高 LET 射线对氧的依赖性不明显。如 X 线和 γ 线等低 LET 射线的 OER 为 2.5～3.0，而中子和重粒子为 1.4～1.7。

4. 高 LET 射线对细胞周期不同时相的影响　细胞周期内的不同时相对 X 线和高 LET 射线的敏感性是相同的，即 M 期和 G_2 期细胞最敏感，晚 S 期最抗拒，但周期内不同时相对中子的敏感性差异要比 X 线小得多。

5. 高 LET 射线对潜在致死损伤修复的影响　低 LET 射线照射时潜在致死损伤在非增殖状态细胞很明显，而高 LET 射线照射使细胞无潜在致死损伤修复。因此，高 LET 射线应用于缓慢增殖、密集生长、乏氧状态的肿瘤，可得到较好的治疗效果。

十三、凋亡与放疗

1. 细胞凋亡　是一种具有特定形态和生化改变的细胞死亡过程，是在一系列基因作用下所引起的生化反应的结果。凋亡可自发地发生于一些正常组织中，凋亡也可发生于所有未经治疗和经过治疗的肿

瘤中。

受到一定放射剂量的照射后，淋巴瘤、胸腺瘤、精原细胞瘤等有显著的凋亡反应，而肝癌、肉瘤、胶质母细胞瘤及恶性黑色素瘤等照射后的凋亡指数很低，其他肿瘤细胞系介于两者之间。在一定的放射剂量范围内，无论是体外培养的肿瘤细胞系还是移植瘤，随着剂量的增加，凋亡指数也随之而增加，开始较快，以后变缓，逐渐变平，而进一步增大剂量反而会降低凋亡指数。

2. 肿瘤凋亡的异质性　肿瘤细胞凋亡中存在不同的细胞群体，其中一部分照射后即发生凋亡，而另一部分即使给予较高的剂量也不会发生凋亡，这一现象称为凋亡异质性。分次放疗可增加凋亡指数。

3. 氧诱导凋亡　乏氧影响了放疗及化疗的疗效。近年人们研究了氧与凋亡的关系，初步的结果显示：在高浓度氧（95%）情况下所有人或鼠的肿瘤细胞系均出现较明显的凋亡反应，其大小因组织不同而有差异；而在低氧情况下绝大多数细胞系不出现凋亡。

4. 辐射诱导凋亡的基因　很多基因参与了凋亡的调控，包括诱导凋亡的基因和抑制凋亡基因。所有具有促进和抑制凋亡的基因均可作为基因治疗的手段而应用于肿瘤治疗。其中，尤以 P^{53} 及 Bcl-2 最引人注目。P^{53} 作为一种抗癌基因起"分子警察"作用，可引起 G_1 阻滞，抑制肿瘤的形成。

十四、放射治疗中的分子生物学

1. 早期或急性放射反应基因　放射后数分钟至 1h 一些基因就开始表达，包括 Ege-1，C-jun 和 NF-κB 等。它们均与细胞增殖有关，参与调控多种生长因子和细胞因子的转录和表达。照射后在上述基因的"指令"下，静止期细胞进入细胞周期，以补充被放射线杀灭的细胞；同时使受损伤的细胞在 G_1 期和 G_2 期"暂时停留"，使细胞有时间修复放射损伤的 DNA，不使细胞在受伤的情况下进入 DNA 合成或进入下一个分裂周期。

2. 亚急性放射反应基因　在亚急性放射反应的过程中，许多细胞介质起了重要作用，主要包括 TNF、白细胞介素 2（IL-2），它们可以与内皮细胞和粒细胞的相应受体结合，引起炎症样改变，与放射后的水肿、毛细血管通透性增加及急性放射性损伤等有关。

3. 放射后组织纤维化有关的因子　晚期反应组织如肺、肾、皮肤等，过量照射后会产生广泛纤维化，并导致其功能丧失。目前已知 TGF-β 在放射纤维化中起着关键性作用。

4. 放射后血管损伤有关的因子　放射可引起某些基因内表达，如 PDGF、TNF 和 E-9 基因等，释放和分泌某些因子，诱导血管内皮细胞和纤维细胞的增生，使血管腔变窄、缺血、纤维化和毛细管扩张。

（朱言亮）

第五节　放射治疗原则与实施

一、根治性治疗

1. 根治性放疗　指应用放疗方法全部而永久地消失恶性肿瘤的原发和转移病灶。通过此法治疗，患者可望获得长期生存。

2. 根治性放射治疗的主要适应证　①病理类型属于放射敏感或中度敏感肿瘤。②临床 Ⅰ、Ⅱ 期及部分 Ⅲ 期。③患者全身状况较好，重要脏器无明显功能损害。④治疗后不会出现严重并发症或后遗症，患者自愿接受。

3. 根治放射治疗剂量　也就是达到肿瘤致死剂量。根据病理类型和周围正常组织的耐受尽有很大差异。如淋巴网状内皮系统肿瘤一般为 20~40Gy/2~4 周，鳞状细胞癌为 60~70Gy/6~7 周；腺癌一般为 70~80Gy/7~8 周。

二、姑息性放疗

对病期较晚、治愈可能性较小的患者，以减轻患者痛苦、改善生存质量、尽量延长生存期为目的放射治疗，称姑息性放射治疗。又可分为高姑息和低姑息治疗两种。

姑息性放疗的适应证：①止痛：如恶性肿瘤骨转移及软组织浸润所引起的疼痛。②止血：由癌引起的咯血、阴道流血等。③缓解压迫：如恶性肿瘤所引起的消化道、呼吸道、泌尿系统等梗阻。④促进癌性溃疡的清洁、缩小甚至愈合：如伴有溃疡的皮肤癌、乳腺癌等。⑤改善器官功能和患者的精神状态：尽管肿瘤已广泛播散，但当患者看到肿瘤在缩小，症状在缓解或消失，其精神状态就会获得很大的改善。

治疗技术相对简单，剂量也是根据需要和具体情况而定。高姑息治疗用于一般情况尚好的晚期病例，所给的剂量为全根治量或 2/3 根治量。低姑息治疗用于一般情况差或非常晚期的病例。照射方法可采用常规照射，也可使用大剂量少分割方式。

三、综合治疗

（一）与手术结合综合治疗

1. 术前放疗　术前放射治疗的目的是抑制肿瘤细胞的活性防止术中扩散；缩小肿瘤及周围病灶，降低分期提高手术切除率；减轻肿瘤并发症，改善患者状况，以利于手术治疗。

2. 术后放疗　术后放疗的适应证主要有：①术后病理证实切缘有肿瘤细胞残存者。②局部淋巴结手术清扫不彻底者。③因肿瘤体积较大或外侵较严重，手术切除不彻底者。④原发瘤切除彻底，淋巴引流区需预防照射。⑤手术探查肿瘤未能切除时，需给予术后补充放疗。

3. 术中放疗　很少应用。

（二）与化疗结合综合治疗

1. 化疗和放疗综合治疗的目的　①提高肿瘤局控率。②降低远处转移。③器官结构和功能的保存。

2. 化疗和放疗综合治疗的生物学基础　①空间联合作用。②化疗和放疗独自的肿瘤杀灭效应。③提高杀灭肿瘤的效应。④正常组织的保护作用。⑤阻止耐药肿瘤细胞亚群出现。⑥降低放疗剂量。

3. 放疗化疗结合综合治疗的基本方法　主要有序贯疗法、交替治疗和同步治疗。

四、急症放疗

1. 脊髓压迫征（spinal cord compression，SCC）　是指肿瘤或非肿瘤病变压迫侵犯脊髓、神经根或血管，从而引起脊髓水肿、变性及坏死等病理变化，最终导致脊髓功能丧失的临床综合征。由癌骨转移引起症状的病例，早期放疗效果比晚期放疗效果好。照射剂量应根据肿瘤的敏感情况而定，一般为 40 ~ 50Gy，不宜超过 55Gy，然后给予或直接给予椎管内肿瘤放射性粒子植入治疗。

2. 上腔静脉综合征（superior vena cava syndrome，SVCS）　是上腔静脉或其周围的病变引起上腔静脉完全或不完全性阻塞，导致经上腔静脉回流到右心房的血液部分或全部受阻，从而表现为上肢、颈和颜面部淤血水肿，以及上半身浅表静脉曲张的一组临床综合征。源于恶性肿瘤的上腔静脉综合征，尤其是对放疗敏感的肿瘤，一般首选放射治疗。一般开始剂量用 4Gy，每天一次，连续 3d 后改为 2Gy，每周 5 次，病灶总剂量在 40 ~ 50Gy/3 ~ 5 周，精确放疗剂量甚至可达 75Gy，国产伽马刀 50% 等剂量曲线上剂量可根据肿瘤病理类型而定，中度敏感或不敏感肿瘤可达 65Gy，中心剂量达 100Gy 以上，但热点要避开血管壁或其他敏感组织、器官。

（宋　洁）

第六节　放疗反应及处理

放疗引起的全身反应程度不完全一样，一般说，照射野大，分次剂量大，总剂量大，患者发生不良反应的概率就高。

一、急性反应

1. 疲劳、恶心和呕吐　常见，尤其是脑照射时更易发生，是局部水肿的结果，结合脱水治疗可明显减弱症状；胃的照射可致上腹不适恶心甚至呕吐，可给予消除恶心呕吐的药物，劝患者吃易消化食物。

2. 皮肤反应　早晚及轻重程度与所用射线的物理特性及治疗计划的设计有关。可表现为放射性色素沉着、干性皮炎、红斑样皮炎、湿性脱皮，甚至放疗后多年皮肤纤维化等。多发生在易潮湿的腋下，会阴部等，治疗预防感染，保持局部干燥，关键是局部皮肤制动，防牵张，活动导致损伤、渗出。

3. 放射性黏膜炎　颈部肿瘤放疗时，常引起口腔或咽喉黏膜炎，放疗前口腔牙病应进行处理，放疗中注意口腔卫生。嘱咐患者戒烟、戒酒、避免辛辣刺激性食物。出现反应时不要应用抗生素，可用碱性液体漱口或大量清水漱口，防止白色念珠菌感染。

4. 放射性食管炎　食管癌接受 15Gy 以后，可引起放射性食管炎。表现为轻度吞咽难及食管疼痛。口服利咽痛合剂，防感染也可适量口服抗生素。

5. 放射性肠炎　腹腔和盆腔放疗时，放射量达到加 20～30Gy 时，常发生腹部不适或腹泻。嘱咐患者吃易消化食物，消炎或止泻药。

6. 放射性尿道炎　盆腔或会阴部放疗常引起尿频、尿痛或排尿困难，如患者有全身症状伴有发热。多饮水或抗生素治疗。

7. 中枢神经系统放射反应　常伴有疲劳、嗜睡，头痛、呕吐等。

二、后期反应

后期损伤少见，常发生在放疗后 6 个月或 6 个月以上生存的患者。影响皮肤损伤、器官萎缩和纤维化，与照射体积和分割剂量密切相关。

1. 后期皮肤改变　表皮变薄、萎缩、毛细血管扩张，皮下发生纤维化。

2. 肺反应　常规照射 20Gy 即可发生肺纤维化。X 线片表现照射区的组织永久性肺纤维化。

3. 迟发性肠道反应　盆腔放疗后可有腹泻、腹痛、大便带血或便血，多发生在放疗后 10 个月左右。嘱少食粗纤维食物，给口服肠道消炎药，中药或氢化可的松保留灌肠可减轻症状。

4. 肾及膀胱后期反应　主要是盆腔放疗引起，后期反应多发生在放疗后的 2～7 年不等，主要症状尿血、尿频，膀胱纤维化导致膀胱容量减少。治疗可一般消炎、止血保守治疗，有时持续。如有严重放射损伤，行膀胱切除。

5. 中枢神经系统反应　有两个阶段：第一阶段发生在早期，常出现在放疗后的 4～6 周，甚至发生在相当低的剂量时，这种表现多为暂时的脱髓鞘反应，即低头弯曲时上肢或下肢有短暂的电休克样麻痛，这是可逆的；第二阶段是伴功能减低的神经组织坏死，多发生在脊髓放射量大于 45Gy 以上，神经坏死及功能的丧失反应是不可逆的，因此唯一可行的方法是预防。

（宋　洁）

第七节　影响放射治疗效果的因素

一、病理分型

不同病理类型的肿瘤对放射敏感性有很大差异，一般来说来源于放射敏感组织的肿瘤放射敏感性相对较高；同一种病理类型分化程度不同其放射敏感性也不一样，一般分化程度愈低敏感性愈高，分化程度愈高放射敏感性愈低。

二、肿瘤的临床分期

早期肿瘤体积小，血运好，乏氧细胞少或没有，对放射线敏感，肿瘤容易被杀灭，放射治疗效果好。晚期肿瘤体积大，肿瘤血运差，乏氧细胞多，放射敏感程度低，放射治疗效果差，并且转移率高，放射治疗效果差。

三、肿瘤生长部位和形状

肿瘤生长的部位或正常组织称为瘤床。瘤床的血运情况对肿瘤的放射敏感性有影响。一般来说，外生型的肿瘤比内生型的肿瘤放射效果好，菜花型和表浅型对放射线敏感，结节型和溃疡型对放射治疗中度敏感，浸润型和龟裂型对放射治疗抗拒。同一种病理类型的肿瘤生长在血运好的部位，放射敏感性要高于血运差的部位，如头颈部的鳞癌放射治疗效果高于臀部和四肢的鳞癌。

四、治疗情况

曾接受过不彻底的放射治疗或足量治疗后又原地复发的肿瘤、接受不规范手术、经多次穿刺等情况的患者，由于正常结构破坏，纤维化，局部血运差，肿瘤细胞乏氧，放射敏感性差，治疗效果较初次治疗的患者差。

五、局部感染

肿瘤局部感染出现水肿坏死，进一步加重局部组织缺血缺氧，乏氧细胞增多，从而使放射敏感性降低。

六、患者全身情况

患者全身营养状况差和贫血都可能影响肿瘤的放射敏感性，同时也影响正常组织的修复功能，都会影响放射治疗的效果。

七、并发症

患者患有肺、肝脏、活动性结核、甲状腺功能亢进、心血管疾病、糖尿病等疾患，都会影响肿瘤的放射治疗的顺利进行和治疗效果。

（魏明琴）

第八章

妇科肿瘤

第一节 妇科肿瘤诊治概述

一、妇科肿瘤的临床检查与诊断

（一）询问病史

详细询问病史是正确诊断的第一步。妇科医师在询问病史时要认真负责，应对患者的身体和心理状态，系统、全面地加以检查和分析。以帮助妇科医师分析病情与各种症状间的内在联系，为临床准确诊断提供重要的依据。

1. 主诉与现病史　询问妇科肿瘤本身及其转移灶引起的主要症状和持续时间，可以大致估计肿瘤的部位及性质。妇科肿瘤常见症状有阴道出血、白带多、闭经、腹痛、腹部包块等。这些症状从何时起，持续时间，阴道出血与月经关系，有无接触出血，是否绝经，等等。有些妇科肿瘤无症状，普查时发现，记录则应该为普查发现某妇科肿瘤××天。

现病史询问最初发病至现在肿瘤发生、发展过程，有无发病诱因，发病的具体日期，起病急缓，主要症状的部位、性质、严重程度及持续时间。了解病情的发展及演变、发病后的诊断及治疗情况，还应了解有无伴随症状特点和过程。对全身情况也应了解，如饮食、体重、排便等。

2. 既往病史　重点询问妇科病史，应特别注意与妇科疾病有关系的病症，如有无宫颈糜烂、性病、子宫内膜不典型增生，是否接受过内分泌治疗、放射治疗等。

3. 月经史　月经史对于诊断的启示很大。询问初潮年龄、周期、经期长短、是否绝经及绝经年龄。了解月经量多少、有无血块、持续时间。许多具有内分泌功能的妇科肿瘤可以引起月经改变。

4. 婚育史　婚次及结婚年龄，男方健康状况及同居情况。患者妊次、产次、流产方式、产后出血量、避孕方式。宫颈癌与早婚、早育、多产、性生活混乱有关。有的学者则认为男方患阴茎癌或前列腺癌其妻子患宫颈癌的机会增多。

5. 个人史及家族史　了解社会及生活工作情况，不良生活习惯，本人及爱人卫生习惯等。爱人是否有包皮过长，经期中是否有性交。家族成员中有无性病史、肿瘤病史以及与遗传有关的疾病。

（二）体质检查

询问病史后进行体格检查及妇科检查是正确诊断的主要方法。

一般体格检查：首先包括测量体温、脉搏、呼吸、血压、身高、体重。

观察患者神志、面容、体态、全身发育和营养状态，以及皮肤的质地和色泽。检查巩膜是否黄染、甲状腺有无肿大或结节、全身淋巴结是否肿大，特别是锁骨上淋巴结及腹股沟淋巴结。

系统地对头、颈、心、肺、乳腺、脊柱、四肢、神经系统进行检查。重点检查腹部情况，观察腹部是否隆起或不对称，有无瘢痕、腹壁疝。让患者放松腹部肌肉，注意扣诊肝、脾、肾有无肿大，腹部有无压痛、反跳痛、肌紧张，是否触及包块，若有包块应注意位置、大小、形态、质地、活动度、表面光滑程度。叩诊应注意：肝肾区有无叩痛，有无移动性浊音等。

（三）妇科检查

患者取膀胱截石位，医师站在两腿之间，面向患者，使患者腹部放松，每次检查不宜超过 3 名医师。月经来潮不做妇科检查，未婚妇女仅做肛腹诊。

1. 外阴部检查 观察外阴发育及阴毛分布情况，有无结节、溃疡、肿瘤、湿疣。然后将小阴唇分开，暴露尿道口，阴道及处女膜。

2. 阴道窥器检查 外阴检查完毕后，用一手之示指及拇指分开大小阴唇，将润湿的窥器插入阴道，观察白带量、性状；阴道壁有无充血、溃疡；宫颈大小、颜色，有无糜烂、溃疡或肿物。对于阴道壁或宫颈有可疑病灶者行细胞学检查或活体组织检查。

3. 盆腔检查 先行双合诊检查，检查者一手两指放入阴道，另一手在腹部配合检查了解阴道、子宫颈、宫体、输卵管、卵巢、子宫旁结缔组织和韧带及盆壁等情况，首先检查阴道长度，是否通畅，有无结节、菜花状物、溃疡，再检查子宫颈大小、形状、质地、有无接触性出血等。阴道内手指伸达后穹窿即可摸到宫体通过协调运动检查子宫位置、大小、形状、质地、活动度及有无压痛。然后将阴道内手指移向侧穹窿，在腹部的手向盆腔的同一侧深处推压检查附件区有无肿物、增厚或压痛。

在妇科肿瘤的诊断中三合诊是必需的，可进一步查清盆腔后半部及盆壁的情况。检查时注意主韧带、骶韧带有无增厚、结节或包块，弹性如何，有无压痛，盆壁有无肿大的淋巴结。盲肠黏膜有无病变。

（四）辅助检查

1. 细胞学涂片 用于妇科肿瘤的常规检查项目。尤其是用阴道脱落细胞学作宫颈癌防癌普查法，宫颈癌的早期发现率高达85%以上。根据取材部位不同，分为宫颈涂片、阴道后穹窿吸取涂片、宫颈管涂片、子宫腔吸液涂片、腹腔穿抽涂片。

（1）取材应注意事项取材前 24 小时内，禁止性交及阴道检查、灌洗、上药等。

（2）涂片方法：将已刮取的细胞均匀涂于干净的玻片上，立即用95%乙醇固定，15min 后用巴氏染色。我国目前仍多采用巴氏五级分类法：巴氏Ⅰ级：正常涂片；巴氏Ⅱ级：炎症；巴氏Ⅲ级：找到底层核异质细胞；巴氏Ⅳ级：高度疑癌，细胞基本符合癌细胞标准；巴氏Ⅴ级：找到典型癌细胞。目前国外国内已有计算机自动化细胞扫描系统问世。它可提高子宫颈涂片的阳性率，降低假阳性率。

2. 活体组织检查 恶性肿瘤的诊断必须经病理诊断证实。

（1）钳取活检：子宫颈病变的组织取材直接钳取最常用。肉眼下无明显病变，可在阴道镜下取活检，或在子宫颈口鳞状上皮与柱状上皮交界处，行2、6、9、12 点取活检。

（2）刮取活检：子宫内膜的病变，采用诊断性刮宫术，根据要求采取分段刮取组织。先用刮匙顺劲管一周刮取组织，再用子宫探针探测宫腔深度，刮匙由内向外沿子宫腔四壁，子宫底及两侧子宫角，有次序地将内膜刮除，送病理科检查。

外阴营养不良，久治不愈溃疡疑有癌变时，可在局麻下切除部分组织送检。

3. 内镜检查

（1）阴道镜检查：阴道镜使图像放大，能直接观察到子宫颈表面上皮和血管的变化，可提示活检或细胞学标本的适当取材部位，提高早期宫颈癌的诊断率。

阴道镜检查要求 24 小时内无性交。患者取膀胱截石位，检查者持窥器蘸少量生理盐水，充分暴露宫颈，将阴道镜对准宫颈，用3%醋酸轻轻擦宫颈，使组织肿胀，重点观察鳞状 – 柱状上皮交界处，发现可疑病灶，钳取少许组织送检。

（2）宫腔镜检查：宫腔镜术是在应用介质使宫腔稍膨胀，利用强光源直接观察子宫内膜的方法。膨宫介质有气体如二氧化碳，液体如葡萄糖、右旋糖酐及生理盐水。行诊断性刮宫术能明确诊断者，均可行宫腔镜检查。对于有盆腔炎症，近期有子宫穿孔者不宜行宫腔镜检查。

4. 超声波检查 超声波检查，对妇科盆腔肿物的诊断有一定的临床意义。它能提示有无肿块，而且可以测定肿块的大小，并能根据波形初步提示良性或恶性，是实质性或是囊性。还可以探测胸腹水等并发症。可以鉴别肿块与子宫的关系，鉴别某些非肿瘤性包块。

5. 肿瘤标志物　肿瘤标志物是指肿瘤组织产生的可以反映肿瘤自身存在的化学物质。临床上检测肿瘤标志物的实用意义很大，可了解肿瘤的发展趋势，对设计治疗计划、观察疗效、估计预后有很大的帮助。如宫颈癌可测定血清测中 SCC、CA125、TA－4、CEA 等，卵巢上皮癌测定血清 CA125、CEA、CA19－9 等；滋养叶细胞疾病测定血清或尿中的 HCG、β－HCG。

二、妇科肿瘤的流行病学

妇科肿瘤流行病学主要是研究妇科肿瘤在人群中的发生和分布的规律，探讨肿瘤的预防措施。肿瘤的发生率和死亡率与年龄存在着密切关系。因此，在比较肿瘤的发生率和死亡率时，通常应用年龄标准化，这样即使人员年龄结构存在差异，也可进行比较。

（一）妇科肿瘤的发生率

我国女性生殖器宫恶性肿瘤中，宫颈癌处于第一位，其发生率低于巴西、荷兰、日本等国家。

1. 外阴癌　外阴癌有 80%～85% 发生于经期以后的妇女，尤其多发病于 70～80 岁，45 岁以下的妇女很少见，外阴癌占女性生殖器官恶性肿瘤的 3%～4%。外阴恶性肿瘤的发生率仅次于宫颈癌、卵巢癌、宫体癌，居于第四位。

2. 宫颈癌　在妇科肿瘤中宫颈癌最常见，位居第一。占女性恶性肿瘤 12%～15%。患浸润癌的妇女，在 40 岁以后发病率逐年在递增。好发年龄 50 岁左右。我国林巧稚（1962）报道 20 个城市 1 169 449 万中 972 名 25 岁以上妇女普查宫颈癌发生率为 145 710 万，1973 年在 60 个地区 2 216 291 名妇女中宫颈癌发生率为 111. 3/10 万。

3. 子宫内膜癌　子宫内膜癌的发生率仅次于宫颈癌，位居第二。其发生率近年来逐年增加。欧洲及北美洲的新患者平均发生率为 15/10 万妇女。子宫内膜癌的发病年龄比宫颈癌大，绝大多数发生于绝经期后，平均发病年龄为 54～58 岁，40 岁以下妇女较少发病。

4. 子宫肉瘤　恶性度较高的子宫肉瘤，比较少见，发生率占女性生殖器官恶性肿瘤的 0. 83%～1. 5%；占子宫恶性肿瘤的 2. 6%。发病年龄在 50 岁左右。

5. 卵巢肿瘤　卵巢肿瘤多数为囊性，约占 80%，实性者少。卵巢肿瘤的发生率为 15/10 万，良恶性比例为 9∶1。

卵巢癌在女性生殖器官恶性肿瘤中，仅次于宫颈癌和宫体癌，居第三位。卵巢良性肿瘤占 83. 23%，恶性占 10. 33%，交界性为 6. 43%。

6. 输卵管癌　在女性生殖器官恶性肿瘤中，输卵管是最少发生肿瘤的部位。输卵管癌发生率占女性肿瘤的 0. 31%～1. 11%。

7. 滋养细胞肿瘤　各地区学者报道不同，具有明显的地区分布特点。我国的滋养细胞肿瘤发生率较高。北京协和医院宋鸿钊 1980 年的统计资料，葡萄胎发生率为 1∶1 279 个妊娠，江西、广东、福建等发生率偏高约为 1∶730 个妊娠；山西省、内蒙古自治区发生率约为 1∶3 388 个妊娠。

（二）妇科肿瘤的死亡率

自 20 世纪以来，传染病的死亡率下降了，但是肿瘤的死亡率仍是居高不下，肿瘤的死亡率仅次于心血管疾病，居第二位。一般来讲，肿瘤的死亡率男性高于女性，在男性肺癌、胃癌、食管癌发病率较高，但治愈率却低；女性中常见恶性肿瘤为宫颈癌、乳腺癌、子宫内膜癌及绒毛膜上皮癌，预后较好，治愈率高，死亡率也低。我国各省市自治区宫颈癌的调整死亡率，每 10 万人口以山西较多，西藏最少。由于宫颈癌防治效果较好，1978—1980 年比 1973—1975 年死亡率低了 28. 9%。值得提出的是宫颈癌仍占女性恶性肿瘤死亡率的第三位。

三、妇科肿瘤的分期与治疗

妇科恶性肿瘤在治疗开始前，需要对肿瘤进行准确分期以便拟定正确的治疗方案。妇科恶性肿瘤的分期有国际妇产科联盟（FIGO）的分期法和国际抗癌协会的（TNM）分期法，多采用前者。近年来，FIGO 对某些妇科恶性肿瘤的分期进行了重新修订。其中外阴癌、宫颈癌仍为临床分期；子宫内膜癌增加了手术分期。不能接受手术的仍按临床分期为准。

一般来讲，分期一旦确定，其后不得更改。对一些辅助诊断如淋巴造影、CT、MRI 检查所见，不能作为更改分期的依据。

妇科良性肿瘤的治疗较容易，恶性肿瘤的治疗较复杂，准确病理诊断包括病理类型、分化程度。准确的分期可提供正确的治疗方法，根据治疗的目的，分根治性治疗和姑息性治疗。如宫颈癌早期应以手术治疗为主，晚期应以放射治疗为主，根据情况加以手术治疗。有经验、有效的治疗就是将癌瘤组织全部切除，又不使邻近器官和组织发生永久性损伤并能维持生理功能。药物治疗可在方方面面起作用。如改善营养、输血补液，或应用麻醉针、镇静剂减少疼痛等，均为必要措施。各种妇科肿瘤均有其自身的特点及不同的发生、发展规律，要求在制定治疗计划时坚持个体化原则，根据肿瘤的类型、扩散范围、病理分化程度、患者的年龄及身体状态等诸多因素综合考虑。实施治疗计划期间，应注意病情变化，定时行妇科检查和必要的辅助检查，及时调整治疗方案，重视患者的营养支持疗法，使之顺利完成治疗。

四、妇科肿瘤免疫学

免疫学是专门研究外界有害物质侵入机体后，机体如何消灭入侵者，保护机体不受其害的科学。免疫系统能够精确地识别什么是体内的正常成分（"己"），什么是外界侵入的异常成分（"非己"），它只对"非己"成分起免疫反应并将其消除。在正常情况下，免疫系统不对"己"成分产生反应。肿瘤细胞是由体内正常的细胞转变而来的，由于具备许多不同于正常细胞的生物学特性，虽然其中有些可被机体的免疫系统视为"非己"成分，并对它产生免疫反应，然而，这种抵御肿瘤生长的免疫反应已远不如抗同种移植物免疫反应那样有效。

（一）肿瘤免疫反应

1. 肿瘤抗原　任何一种免疫反应都是由抗原起动，肿瘤异能被宿主视为"非己"，产生特异的免疫排斥反应，这种抵抗力具有特异性。故肿瘤抗原又称肿瘤特异性抗原（TSA），不同 TSA 引起的免疫反应强弱不一。一般说来，致瘤病毒诱发的肿瘤免疫原性最强，化学致癌物诱发的肿瘤免疫原性次之，动物的自发性肿瘤免疫原性最弱。人类肿瘤属自发的肿瘤之列，其免疫原性大多是弱的，并以此解释人类肿瘤的进行性生长。

2. 肿瘤免疫反应的诱导

（1）辅助性 T 细胞（Th）：分为两大亚群 T 细胞和 B 细胞，B 细胞表面有膜结合的免疫球蛋白，遇到抗原时，两者结合，使 B 细胞活化，并在 T 细胞因子参与下增殖，分化为分泌免疫球蛋白（抗体）的浆细胞。T 细胞表面有结构类似于膜结合免疫球蛋白的抗原受体（TCR）。抗原需先由另一群细胞群加工处理后向 Th 呈递，方能与 TCR 结合。这一类细胞群统称为抗原呈递细胞。巨噬细胞、树突状细胞、B 细胞都有抗原呈递能力，其共同特点是细胞表面表达有 MHCⅢ类抗原分子。

（2）淋巴因子分泌：TCR－CD3 复合体与抗原 MHCⅡ类分子复合物结合后几分钟内，T 细胞即开始分泌淋巴因子，如 IL－2、IL－4、IL－5、IL－6γ 干扰素和刺激造血的几种集落刺激因子。

（3）细胞毒性 T 细胞的产生：细胞毒性 T 细胞（CTL）是细胞免疫的主要效应细胞，是对肿瘤细胞特异杀伤的效应细胞。TCL 与抗原结合后，CTL 前体细胞才能对淋巴因子起反应，是指成熟为有细胞毒性的效应细胞，在这些淋巴因子中，IL－2 起主导作用。

3. 免疫效应细胞对肿瘤细胞的杀伤作用　能对肿瘤细胞起杀伤作用的免疫效应细胞有 CTL、巨噬细胞和自然杀伤细胞（NK）。

（二）妇科肿瘤免疫诊断

1. 用单抗检测肿瘤相关抗原　目前常用放射免疫测定法和酶联免疫吸附法，此外还有 Westem 免疫印迹法，可供免疫诊断妇科肿瘤的肿瘤标志有甲胎蛋白（AFP）、癌胚抗原（CEA）、胎盘抗原 CA125、绒毛膜促性腺激素（HCG）。

2. 肿瘤的免疫影像定位　多用于检出小的肿瘤转移灶，如 ^{99m}Tc 标志的抗 HCG 单抗提示绒癌的转移。一般认为，免疫影像法可检出 1g 左右的肿瘤，有时是 B 超和 CT 漏诊的肿瘤。

（三）妇科肿瘤免疫治疗

1. 一般原则　免疫治疗只应作为一种辅助治疗手段，在常规治疗消除了绝大部分肿瘤负荷之后施行。

2. 免疫治疗的类型

（1）主动性免疫治疗

1）特异性免疫治疗瘤菌；

2）非特异性免疫治疗：卡介苗小棒状杆菌和许多统称为生物反应修饰剂和制剂。

（2）被动免疫治疗：被动免疫治疗是给患者体内输注肿瘤特异性抗体如单抗，如今单抗已作为携带化疗药物或毒素的运载工具，对肿瘤施行抗体导向治疗。

（3）继承性免疫治疗：将有免疫活性的自体或异体的免疫细胞及其产物输给肿瘤患者，达到治疗的目的。具有免疫活性的细胞有淋巴因子激活的杀伤细胞（LAK）肿瘤浸润淋巴细胞（TIL）。

LAK 是将外周血淋巴细胞在体外经淋巴因子 IL - 2 激活 3 ~ 5 天而扩增为具有广谱抗瘤作用的杀伤细胞。

TIL 是从肿瘤组织分离的，是宿主对肿瘤的反应。

3. 细胞因子治疗　细胞因子如 IL - 2 干扰素、肿瘤坏死因子、集落刺激因子等。

4. 免疫基因治疗　就免疫基因而言，可以考虑将细胞因子的基因导入淋巴细胞，使淋巴细胞保持功能活化状态。

（四）宫颈癌

流行病学和分子病毒学已相当充分证明，人类乳头瘤病毒（HPV）极可能是宫颈癌的主要病因。肿瘤病毒引起的肿瘤，其免疫原性最强。这是从研究病毒引起的动物肿瘤得出的结论。然而，HPV 诱发的人宫颈癌因何能在人体内进行生长，近年的研究为此找到初步答案：

（1）HPV - 16 内 E6、E7 蛋白能引起宿主特异性肿瘤排斥反应。

（2）表达 E6 或 E7 蛋白的肿瘤在正常的宿主体内不能诱导出诱导的肿瘤排斥反应，这是由于 TCR 与抗原结合后，缺少协同刺激信号，导致特异免疫无反应性（即出现免疫耐受）。

（五）卵巢癌

1. 卵巢癌的生物学特征

（1）表达细胞因子有相当大的一部分卵巢癌患者的癌细胞能表达 IL - 1、IL - 6、TNF、M - CSF 和 GM - CSF 的 mRNA 及其蛋白产物，这些细胞因子的不断产生并进入血液循环，能引起一些全身反应，如发热（IL - 1TNF）、白细胞数增加（CSF - ）和晚期发生的癌症恶液质。

（2）细胞因子刺激肿瘤生长：用建系的卵巢癌细胞在体外实验证明，基因重组的 IL - 1、IL - 6 和 TNF - a 都有刺激肿瘤细胞增殖的作用，这是反常现象。肿瘤细胞对外源性细胞因子起增殖反应，说明它们有相应的受体。如果肿瘤细胞既表达细胞因子受体，又分泌相应的细胞因子，便构成一种自泌及俄旁泌生长的调节格局，为肿瘤的"自主性"生长创造了极好的局部微环境条件。

（3）免疫抑制作用：卵巢癌细胞产生细胞因子，除能促进肿瘤生长，有些还有抑制免疫的活性。这也许是肿瘤生长难以被控制的另一原因。

2. 卵巢癌的免疫治疗

（1）以单抗为载体的导向治疗：对卵巢癌进行化疗，一般都采用联合化疗方案，而单抗导向治疗又易满足这一要求。加之，多药抗药性的出现，效果都受到一定的影响。所以，以单抗为运载工具对卵巢进行导向化疗前景佳。

（2）过继性免疫治疗从卵巢癌组织或癌性腹水分离 TIL，并加以扩增，回输给患者，能使癌性腹水完全消退，若与包括顺铂在内的联合化疗并用，效果可高达70%。

（3）细胞因子治疗：化疗治疗是卵巢癌的有效而常用的疗法，但许多化疗药物引起严重的骨髓抑制，细胞因子 G－CSF 和 GM－CSF 都能显著的提高外周血中性粒细胞水平，骨髓中的细胞增多，髓系与红系的比例增加，为化疗创造了条件。

五、妇科肿瘤与内分泌学

性激素在某些妇科肿瘤发生上有重要的作用。目前能够肯定的是，当性激素量、相互比例或代谢异常可额能诱导其靶器官——生殖系统某部生长的失控而发生肿瘤。雌激素是诱发妇科肿瘤的一个重要的内分泌因素，当雌激素进入靶细胞后，通过特异雌激素受体蛋白结合，产生有生理效应的蛋白，使靶细胞生长，增殖和发育。在某些情况下，由于某种机制，可能诱发靶细胞异常分裂，增生，及至癌瘤发生。

（1）雌激素与子宫肌瘤的关系：肌瘤是体内最常见妇科良性肌瘤，肌瘤临床观察发现肌瘤几乎不发生在初潮前，多见于性成熟期，常在绝经后萎缩，肌瘤在妊娠期明显增大，说明肌瘤的生长和雌激素、孕激素有关。

（2）雌激素与子宫内膜癌的关系，与月经、未婚、不育或少育，内膜增生，分泌雌激素的卵巢肿瘤，肥胖、外源性雌激素补充均有关。

（3）雌激素与阴道透明细胞癌：Heinonen（1973）报告60%阴道透明细胞癌患者母亲在孕期曾服用乙烯雌酚，认为与此有关。合成分泌过多性激素妇科肿瘤有：颗粒细胞瘤、卵泡细胞瘤、支持间质细胞瘤、上皮瘤和硬化间质瘤。

肿瘤能将血内某种物转变为性激素。临床表现为月经不规则或性早熟。此外滋养叶细胞肿瘤能合成分泌 HCG 对妊娠性绒癌诊断、疗效的监测及发现复发有肯定的价值。其次，随着妇科肿瘤学，妇科内分泌学，药学等科学生产技术的进步，妇科肿瘤的内分泌治疗也得到了发展。

（魏明琴）

第二节　宫颈癌

宫颈癌（cervical cancer）是发生于宫颈的上皮性恶性肿瘤，也是全球女性中第2位最常见的恶性肿瘤，在我国一直居妇科恶性肿瘤首位。2002年全世界共有新发病例493 243人，因宫颈癌死亡273 505人，其中78%发生在发展中国家。全世界总的宫颈癌的发病率及死亡率近年来有所下降，常规盆腔检查及宫颈细胞学检查是生存率提高的主要原因。我国经过几十年广泛开展妇科普查，宫颈癌的发病率及死亡率降低了约68%，但年轻病例呈逐年增加的趋势。临床所见的宫颈癌最常见的病理类型为鳞状细胞癌（squamous cell carcinoma），过去约占宫颈癌的90%以上，现在约占74%，其次为腺鳞癌（adenosquamous carcinoma）和腺癌（adeno carcinoma），其他少见病理类型的宫颈癌还有神经内分泌小细胞癌（neuroendocrine small cell tumor）、毛玻璃样细胞癌（glassy－cell carcinoma）、肉瘤（sarcoma）等。上述宫颈癌患者年龄和病理类型的变化对治疗方案的选择有着很大的影响。

一、流行病学与病因

宫颈癌的发病率与死亡率在不同地区及不同经济状况的国家有显著差异。同发达国家相比，发展中国家宫颈癌的发病率和死亡率均较高，非洲、中美洲、中亚、南亚和拉丁美洲地区宫颈癌仍是危害女性的首要肿瘤。黑人、墨西哥人和哥伦比亚人发病率较高。无论在发达国家或发展中国家，宫颈癌多见于社会地位较低下的女性，可能与不同阶层女性或其性伴侣接触的性传播物质、性卫生、吸烟、饮食及工作环境有关。宫颈癌20岁以前发病少见，20～50岁增长较快，35～39岁和60～64岁是发病的2个高峰，近年来年轻女性宫颈癌的发病率上升较快。

人类乳头状瘤病毒（HPV）感染是导致富颈癌的主要病因。宫颈癌高发地区的慢性 HPW 感染率

10%～20%，而宫颈癌低发地区的感染率为 5%～10%。流行病学研究和病原学研究已经证实高危型 HPV-感染为宫颈癌前病变和浸润性宫颈癌发生的必要条件。HPV-有 100 多种亚型，宫颈鳞癌主要与 16、18 和 31 型有关，腺癌主要与 16、18 型有关。针对 HPV-新型疫苗已可以预防因部分亚型的 HPV 感染继发的宫颈癌。其他病毒包括单纯疱疹病毒 II 型（herpes simplex virus，HSV）和 EB（Epstein Barr）病毒可能也对宫颈癌的发生有作用。

其他与宫颈癌发生相关的流行病学因素还有：吸烟、早产、多产、过早性生活、大量性伴侣、性传播疾病史、长期免疫抑制及避孕工具的应用。长期使用口服避孕药（＞4 年）可能增加发病危险，而使用避孕套可降低宫颈癌发病率。

二、宫颈癌的诊断

（一）症状

宫颈浸润癌前病变包括 CIN、原位癌甚至早期浸润癌多数无特殊症状及体征，部分患者可能有接触性出血，患者多在宫颈细胞学常规检查时被发现。

宫颈浸润癌首发症状往往是异常阴道出血，年轻患者通常表现为接触性出血，其次表现为月经不规则，老年患者则通常表现为绝经后阴道不规则出血，出血量取决于病灶大小及侵及间质血管的情况。多数宫颈浸润癌还有阴道分泌物增多症状，分泌物为白色或血性，常有腥臭，晚期癌肿破溃，继发感染，可出现恶臭分泌物。

晚期癌常根据病灶侵犯范围出现继发性症状，盆腔疼痛常由盆腔局部浸润病变侵及神经、骨及淋巴管或合并盆腔炎性病变引起；腰部疼痛常因输尿管受侵犯，管腔狭窄，输尿管梗阻造成肾盂积水引起；下肢顽固性水肿常由盆腔淋巴系统受侵犯，淋巴管受阻引起；极晚期的宫颈癌患者可由于肿瘤直接侵及膀胱出现尿频、尿痛、下腹坠胀、血尿及膀胱阴道瘘；侵及直肠时可出现便秘、里急后重、便血及直肠阴道瘘。

（二）检查

1. 体检及妇科检查　体格检查的重点包括体表淋巴结特别是对腹股沟淋巴结的检查，以及盆腔三合诊检查，尤其是后者可对宫颈局部及其邻近盆腔组织做全面的检查。

2. 宫颈细胞学检查　宫颈细胞学、阴道镜及宫颈活检是专门用于筛查及诊断宫颈癌的三阶梯技术。

宫颈细胞学检查是最简便易行的诊断方法，取材是影响细胞学涂片质量的关键，一般要求在宫颈移行带区及宫颈管区双份涂片。传统采用巴氏涂片（Papanicolaou smears，Pap）分级法，结果分为 5 级：I 级正常；II 级炎症；III 级可疑；IV 级可能阳性；V 级阳性。

涂片 III～V 级者应重复涂片检查并行宫颈活组织检查，II 级者需先按炎症处理后再重复涂片检查。

3. 阴道镜检查　阴道镜检查是 CIN 和早期宫颈癌的重要辅助诊断方法，阴道镜检查只能提供可疑病变的位置，而不能作为确定病变性质的诊断方法，阴道镜不能代替细胞学检查，两者的联合更具有重要的临床价值。

4. 宫颈锥切术　宫颈锥形切除术是经宫颈活检后虽未明确诊断，但临床高度怀疑宫颈癌的传统的诊断方法，但随着阴道镜的广泛应用，诊断性宫颈锥切术已逐渐减少。

5. 病理学检查　CIN 和宫颈癌的确诊最终都要依据宫颈活检的病理学检查。阴道镜下活检与宫颈锥切术活检的准确度相当，与手术标本的最后诊断复合率高，在没有阴道镜时，可用碘染下多点活检；盲目活检的癌漏诊率极高。

6. 其他检查　FIGO 推荐的诊断检查方法包括阴道镜、宫颈活检、宫颈锥形切除术、膀胱镜、结直肠镜、胸部 X 光片、静脉肾盂造影及钡灌肠造影。I B2 期及以上，或怀疑膀胱或直肠转移的患者建议行膀胱镜及直肠镜检查。推荐的实验室检查包括血常规、肝功能及肾功能。NCCN 建议 I B2 期及以上患者行胸部 X 线片、CT、MRI 或 PET 检查；I B1 期及以下患者可选择检查。需要注意的是，CT、MRI 及 PET 检查结果并不影响宫颈癌的 FIGO 分期，仅对制定具体的治疗方案有一定参考作用。

三、宫颈癌的临床治疗

（一）手术治疗

手术是早期宫颈癌的主要治疗方案之一，与放疗的治疗效果相当，其相对于放疗的优点有：手术切除的标本可供全面组织病理学检查，以明确病理诊断、病变程度；手术探查及病理检查可明确有无远处转移，指导术后辅助治疗；可使卵巢移位，以减少术后放疗对卵巢功能的影响；对尚未绝经的年轻患者，保留卵巢可维持其周期性功能。宫颈癌手术切除的范围可包括子宫、阴道上1/4段、整个子宫、宫骶韧带、子宫膀胱韧带、两侧子宫旁组织及盆腔区域淋巴结。手术切除的目的在于尽可能多地完全切除盆腔肿瘤组织但又不伤及膀胱、直肠、输尿管。其具体手术方式应根据临床分期、病灶大小、患者身体情况及对生育的要求等因素决定手术方式及范围，既不盲目扩大，也不无原则的缩小。宫颈癌手术一般分为6类。

1. 宫颈锥形切除术

（1）手术范围：切除宫颈管长度多2cm，横向破坏腺体的深度 >1.5cm。

（2）适应证：①年轻要求保留生育功能的原位癌患者，术后能严密随访；②年轻要求保留生育功能的 I A1 期患者，同时无脉管侵犯、病理为鳞癌、切缘阴性、诊刮未见癌细胞及阴道镜检满意。

2. 筋膜外全子宫切除术 目的是保证切除全部的宫颈组织，在筋膜外切断结扎主韧带及骶韧带，阴道切除3cm。

适应证：①原位癌，包括切除阴道穹窿部1~3cm；② I A1 期无脉管侵犯者。

3. 子宫次广泛切除术 + 选择性盆腔淋巴结清扫切除术，又称改良根治性全子宫切除术 目的是切除部分宫旁组织，包括切除子宫骶韧带和主韧带的1/2，阴道的上1/3段。

适应证：① I A1 期伴脉管侵犯及 I A2 期患者；②IB 期且病灶直径 <2cm、病理为鳞癌 I 、II 级、无脉管侵犯的患者；③放疗后宫颈小的复发灶，其直径 <2cm；④ I B 及 II 期患者放疗后病变未被控制者。

4. 广泛性子宫切除术 + 标准性盆腔淋巴结切除术 目的是广泛根治性地切除宫旁及阴道旁组织，包括切除骶韧带的2/3，主韧带在近盆腔处切除阴道切除1/2。

适应证：①其他 I B 期及 II A 期患者；②放疗后中心复发未累及膀胱、直肠者。

5. 广泛性子宫切除术 + 部分输尿管膀胱切除术 手术范围：除广泛性子宫切除和盆腔淋巴结切除术外，同时切除受累的远端输尿管和部分膀胱。

适应证：放疗后中心复发累及远端部分输尿管和部分膀胱者。

6. 扩大根治术，或称盆腔脏器廓清术 根据累及直肠和膀胱情况有3种术式，分别为前盆腔脏器切除术、后盆腔脏器切除术及全盆腔脏器切除术。其适应证为宫颈中心复发癌累及直肠和/或膀胱者。

对于年轻的希望保留生育能力的早期宫颈癌患者，可考虑行保留子宫的治疗，其主要手术方式有2种，分别为：冷刀锥切（cold knife conization，CKC）和广泛性子宫颈切除术（radical trachelectomy，RT）。冷刀锥切主要适用与宫颈原位癌及部分早期浸润癌（ I A1 期）患者的治疗，保留的患者生育功能的同时，还可明确宫颈早期病变的分级及范围，避免盲目扩大手术范围。广泛性子宫颈切除术是一种保留患者子宫的术式，其适应证为：I A1 或 I A2 期患者；患者有生育要求及生育能力；宫颈肿瘤直径 <2cm；阴道镜评价宫领受累局限；无盆腔淋巴结转移证据；无血管间隙受累。

（二）放射治疗

随着放射源、放疗设备及放疗技术上的不断改进，放射治疗在宫颈癌的治疗中已显示出不可替代的地位。放疗适合于各期宫颈癌患者的治疗，II B 期以上宫颈癌患者首选同步化放疗是毫无疑问的，手术或放疗的选择主要是对于 I ~ II A 期宫颈癌患者。目前的放疗无论对鳞癌，还是腺癌均有一定的敏感性，放疗对子宫颈的原发病灶及淋巴结转移灶均能达到杀灭效应，宫颈癌的放疗主要包括体外照射和腔内放疗两部分，两者的有机配合是宫颈癌放疗成功的关键，通常随着肿瘤分期的逐渐增加可酌情增加体外照射的份额，腔内放疗的份额不变。

宫颈癌放疗时必须考虑到盆腔内正常器官所能耐受的放疗剂量。阴道穹隆部黏膜的耐受剂量为20 000～25 000cGy，膀胱黏膜为7 000cGy，直肠黏膜为5 000～6 000cGy，盆腔内小肠最大耐受量仅为4 000～4 200cGy。

（三）化疗

宫颈癌仅行化疗不能达到完全根治的效果，但同步放、化疗是晚期宫颈癌及部分大肿瘤的早期宫颈癌患者的标准治疗方案，较之单独放疗可提高局部肿瘤控制率并减少远处转移的危险。一般不在放疗后行化疗。

顺铂是复发或转移性宫颈癌化疗的一线药物，其单药有效率为20%～30%，较少见到完全缓解。顺铂还可被应用为放疗增敏剂。宫颈癌化疗的其他有效的一线药物还包括卡铂、紫杉醇及拓扑替康；其中拓扑替康的不良反应较卡铂和紫杉醇大。可选择的二线化疗药物包括：多西他赛、异环磷酰胺、长春瑞滨、依立替康、表阿霉素、丝裂霉素及氟尿嘧啶。

多个研究表明，联合化疗方案，特别是含顺铂的联合化疗方案疗效明显优于单一药物治疗。可选择的一线联合化疗方案包括：顺铂＋紫杉醇、顺铂＋拓扑替康、顺铂＋吉西他滨、卡铂＋紫杉醇等。

新辅助化疗是指在手术或放疗前化疗，由于手术或放疗前肿瘤组织的血供尚未破坏，化疗药物更易达到靶组织。新辅助化疗主要针对大肿瘤体积的ⅠB2～ⅡA2期宫颈癌患者，希望可以缩小肿瘤体积，提高手术切除率，并能降低盆腔淋巴结转移、宫旁受侵、血管间隙受侵等影响预后的高危因素，但是不建议在放疗前使用，会延迟放疗开始时间。新辅助化疗的常用化疗方案为PT（顺铂或卡铂＋紫杉醇）、TPF方案（DDP＋5－FU＋DOX/TAX）等。

同步放、化疗是局部晚期宫颈癌ⅡA2及以上分期的大肿瘤的宫颈癌患者的标准治疗方案，其优点有：避免放疗后化疗；不延长总治疗时间；有助于提高局部肿瘤控制率并减少远处转移的危险。最近5个Ⅲ期临床试验的结果显示，以顺铂为基础的同步放化疗较之单纯放疗减少了30%～50%的死亡风险。

（四）挽救治疗

对于治疗后盆腔局部复发的宫颈癌患者，应首先评价是否可行放疗或者手术，对于盆腔局部复发的宫颈癌患者治疗的有效率大约为40%。对于未经过放疗的或在既往放疗区域外复发的宫颈癌患者，挽救治疗应考虑局部放疗＋铂类为基础化疗±腔内放疗。对于放疗后中央型盆腔内复发的患者，应慎重考虑是否可行全盆腔脏器切除术±术中放疗，全面切除膀胱、下段输尿管、阴道、子宫、附件、盆结肠和下段乙状结肠、盆腔淋巴结和全部盆腔腹膜，而将输尿管移植到一段游离的回肠中；对于部分病灶＜2cm的患者，可考虑行根治性全子宫切除术或腔内放疗；全盆腔脏器切除术后复发的患者考虑行含铂方案化疗，或最佳支持治疗，或进入临床试验。对于孤立转移灶的复发患者可根据患者具体情况考虑行全盆腔脏器切除术、手术切除±术中放疗、肿瘤放疗±化疗、含铂方案单独化疗、最佳支持治疗或进入临床试验。

对于盆腔外或腹主动脉旁复发转移的，或复发灶不可切除的宫颈癌患者应行含铂联合化疗或最佳支持治疗。若盆腔外转移灶孤立并预计可切除时可考虑行手术切除±术中放疗，或肿瘤区放疗±化疗。

四、随访

宫颈癌的随访并没有统一的规范，NCCN指南中提出患者定期复查，第1年每3个月1次，行系统的体格检查及巴氏涂片检查，第2年每4个月1次，第3年每6个月1次，第4年起每年1次。每半年复查血常规、血尿素氮及血肌酐。每年复查1次全胸片。对于考虑有病灶或复发的患者建议行胸、腹、盆腔CT或PET检查，部分考虑病灶可切除的患者可行手术探查，其后继续挽救治疗。

五、预后

定期普查、及时发现、及早治疗是影响宫颈癌预后的最关键因素。肿瘤分期是重要的预后因素，临床期别高的肿瘤预后较差，肿瘤直径（＞4cm）的患者预后较差。淋巴结转移也是重要的预后因素，最大淋巴结的大小与受累盆腔淋巴结数目均与生存率有关。行根治性子宫全切的患者，一些组织学指标也与不良预后有关，淋巴血管浸润、深层间质浸润（＞1/2～2/3或浸润70%）和镜下证实为宫旁扩散与淋巴结受累及复发呈显著相关性。关于肿瘤病理类型的研究表明，腺癌患者手术治疗复发率高，手术或放疗后患者生存率均较低，盆腔病变控制率在鳞癌和腺癌患者中相似，但腺癌患者远处转移发生率明显升高，腺癌患者此于宫颈癌的相对危险度是鳞癌患者的1.9倍。腺癌分化程度和临床行为之间有明确相关性，但组织学分级对鳞癌的预后仍有争议。年龄＜35岁的宫颈癌患者易发生淋巴转移，预后较差。

（孙　昱）

第三节　子宫内膜癌

子宫内膜癌（endometrial cancer）是起源于子宫内膜的恶性肿瘤，约占女性生殖道恶性肿瘤的20%～30%，约占女性恶性肿瘤的70%。子宫内膜癌前病变是子宫内膜不典型增生。子宫内膜癌中＞80%为子宫内膜样腺癌（endometrioid adenocarcinoma），依据肿瘤实性成分所占比例可分为3级，分别为Ⅰ级（G_1，高分化）、Ⅱ级（G_2，中分化）和Ⅲ级（G_3，低分化）。其他少见的细胞类型还包括乳头状浆液腺癌（papillary serous carcinoma）、透明细胞癌（clear cell carcinoma）和黏液癌（mucinous carcinoma）等。

一、流行病学与病因

子宫内膜癌在西方发达国家的发病率明显高于发展中国家，且其发病率近年来有不断增高的趋势，在某些发达国家已经称为妇科恶性肿瘤的首位，国内子宫内膜癌的发病率也已经接近甚至超过子宫颈癌的发病率。其发病率增高可能与人均寿命延长、肥胖者增多及外源性雌激素的应用等因素有关。子宫内膜癌的发生可自生育年龄到绝经后，多见于老年女性，高峰发病年龄为50～69岁，绝经后女性占70%～75%。

正常子宫内膜是激素反应性组织，雌激素刺激子宫内膜细胞生长及腺体增生，这一作用能被孕激素周期性拮抗，长期受无对抗性雌激素刺激可致子宫内膜异常增生及肿瘤转化。公认的子宫内膜癌高危因素是长期雌激素刺激、不育、初潮早及绝经延迟、肥胖、高脂肪、高胆固醇饮食、高血压、糖尿病及某些疾病，如多囊卵巢综合征、卵巢性索间质瘤、子宫内膜不典型增生等，长期应用三苯氧胺也可能增加子宫内膜癌的发病率。子宫内膜癌有遗传倾向。

二、临床诊断

（一）症状

不正常的阴道流血是子宫内膜癌最常见的临床表现，90%的子宫内膜癌患者因此就诊，对绝经后女性出现阴道出血、围绝经期女性出现严重或长期阴道出血、绝经前女性特别是肥胖或排卵次数少的患者出现月经期延长、月经周期紊乱和经量过多时，均应考虑子宫内膜癌的可能。其他常见症状还包括阴道排液、疼痛及贫血、消瘦等全身症状。阴道排液大多呈浆液性或血性，少数合并宫腔积脓患者可呈脓性伴恶臭味。疼痛多由肿瘤浸润周围组织或压迫神经引起，可向下肢放射。

（二）检查

1. 体检及妇科检查　对可疑子宫内膜癌患者应详细询问病史并仔细查体，早期患者妇科检查常无明显异常，晚期患者子宫增大，质较软，癌组织有时可自宫颈口脱出，质脆，触之易出血；若肿瘤浸润周围组织，可使子宫固定或在子宫旁触及结节状肿块。

2. 组织细胞学检查　组织病理学检查是子宫内膜癌最重要的确诊依据，能明确组织类型及细胞分化程度。常用方法为诊断性刮宫术、分段诊刮和子宫内膜活检。宫颈扩张及分段诊刮是标准的诊断手段，最新的NCCN指南则建议尽量行子宫内膜活检。若有可疑的宫颈侵犯，则需行宫颈细胞学检查、宫颈活检及

MRI 检查。子宫内膜不典型增生是子宫内膜癌癌前病变。不典型增生分为轻、中、重三度，重度不典型增生的癌变率可达 30%～50%，有无间质浸润是鉴别重度不典型增生与子宫内膜癌的主要依据。

3. 其他检查　进一步的检查应包括：血常规、全胸片、肝功能、肾功能、血电解质、血糖等。若有特殊的临床症状、阳性体征或异常实验室检查结果时应考虑行超声、CT、MRI、膀胱镜、结肠镜等相应检查以评价超出子宫的病变情况。对于病变超出子宫的患者，血清 CA125 检测可能是一种有价值的肿瘤标志物，其变化可用作对病变进展情况的参考。

三、子宫内膜癌的治疗

（一）手术治疗

子宫内膜癌一旦确诊，需行系统的手术病理分期，评估手术病理分期时需重点考虑的因素有：

（1）子宫肌层的浸润深度；

（2）肿瘤大小；

（3）肿瘤位置（子宫底、子宫体或子宫颈）；

（4）组织学分型及分组；

（5）脉管侵犯。

子宫内膜癌的治疗目前仍以手术治疗为主，辅以放疗、化疗、激素等综合治疗。应结合患者年龄、全身状况、有无内科并发症等因素及手术病理分期综合评价，选择和制定治疗方案。

（二）放射治疗

放射治疗是子宫内膜癌综合治疗的主要方法之一，单独放疗仅适用于因其他全身性疾病不能手术或病灶无法切除的患者。宫内膜癌的放疗主要有体外照射及近距离放疗两种方式，肿瘤分化程度高、未超出盆腔者近距离照射效果较好，而宫腔大、宫颈受累或肿瘤分化程度低者可行体外照射联合近距离放疗。术前放疗适合于 Ⅰ～ⅡA 期患者，目的是使肿瘤缩小、降低肿瘤细胞活性，消除宫旁病变、增加手术切除率、减少术中肿瘤扩散及减少术后阴道下端复发。术后放疗适用于肿瘤低分化、深肌层浸润、特殊组织学类型、淋巴结转移、阴道切除长度不足或有残留病灶者，其目的是减少复发和转移的机会，提高治疗效果。

（三）化疗治疗

化疗主要用于晚期及复发子宫内膜癌的综合治疗，近年来，化疗在子宫内膜癌的综合治疗中的地位越来越受到重视。以下情况应考虑应用化疗：①ⅢA 期及以上患者；②细胞分化程度为低分化；③透明细胞癌或乳头状浆液腺癌；④术前 CA125 升高；⑤雌、孕激素受体阴性。

单药化疗有效率＞20% 的药物包括顺铂、卡铂、紫杉醇及阿霉素等，其有效率在 21%～36%。联合化疗的有效率约为 40%～60%。多项临床试验结果已证明，化疗组在 5 年无进展生存率（50% 和 38%）及总生存率（55% 和 42%）均较放疗组有优势。推荐化疗方案的用法主要是阿霉素＋顺铂方案，或阿霉素＋顺铂＋紫杉醇方案。

（四）激素治疗

多年来大多数学者认为子宫内膜癌的发生与雌激素的刺激有关，采取对抗雌激素治疗如孕激素治疗可能对子宫内膜癌有效，激素治疗通常用于：①非典型性子宫内膜增生或 G_1 的子宫内膜癌的希望保留生育功能的年轻患者；②不适合手术的患者；③复发患者；④手术后辅助治疗。常用的激素治疗药物包括孕激素、芳香化酶抑制剂、雌激素受体调节剂，如醋酸甲羟孕酮（medroxy progesrerone aceate，MPA）、醋酸甲地孕酮（megestrol acetate），他莫西芬（Tamoxifen）、雷诺昔芬（Raloxifene）、阿那曲唑（Anastrozole）、来曲唑（Letrozole）等，目前尚没有公认的最佳的药物、剂量及用药方案。

四、随访

子宫内膜癌患者术后或辅助治疗达 CR 后建议长期随访，除胸片及血肿瘤学检查外，嘱患者注意血压、乳腺、粪隐血、免疫功能检查等。

有研究表明，Ⅰ期及Ⅱ期的子宫内膜癌患者术后随访时有15%可发现复发。大多数子宫内膜癌患者在初次治疗后3年之内复发，患者随访期间出现阴道出血，尿血，便血，食欲减低，体重减低，腹部、盆腔、臀部或背部疼痛，咳嗽，气促及腹部或下肢水肿等症状应及时就诊并行相关检查明确原因。

五、预后

子宫内膜癌生长相对较慢、转移晚、易发现，其治疗效果在妇科恶性肿瘤中是比较好的，其5年生存率一般都在60%～70%。FIGO分期仍然是最重要的预后因素。分期相关因素中，有无区域淋巴结转移是临床子宫体癌影响预后的最重要因素，应尽可能用手术病理分期评估淋巴结情况。肿瘤分级、肌层浸润深度、是否累及肌层淋巴管间隙也是重要的预后因素，且有研究证明这些因素可反映淋巴结转移的概率。浆液性乳头状腺癌和透明细胞腺癌较子宫内膜样腺癌更易发生子宫外转移，有鳞状细胞成分的恶性肿瘤中，肿瘤的侵袭性与腺体成分的分化程度有关。

（韩　蓝）

第四节　卵巢恶性肿瘤

卵巢恶性肿瘤根据病理和临床特点，可分为上皮性卵巢癌（epithelial ovarian cancer）、生殖细胞肿瘤（germ cell tumor）和卵巢间质肿瘤（ovarian stromal tumor）三大类，其中＞90%为上皮性卵巢癌。国外报道卵巢癌是妇科恶性肿瘤患者死亡的首位病因。国内报道仅次于宫颈癌位于第2位。在所有诊断的恶性肿瘤中，卵巢癌占4%，死亡率在所有癌症死亡病例中占5%。女性患卵巢癌的终生危险性为1.5%，在100名女性中，将有1名死于卵巢癌。

一、流行病学与病因

卵巢恶性肿瘤的发病率在女性生殖系统肿瘤中占第3位，世界各地卵巢癌的发病率有显著差异，北欧、北美最高，13/10万～15/10万女性人口，日本最低，约3/10万女性人口，我国为5/10万～7/10万女性人口。有研究表明，包括我国在内卵巢癌的发病率在过去20年中正以每年0.1%的速度递增。上皮性卵巢癌大多发生于绝经后女性，诊断时的中位年龄为63岁，国内发病年龄较低，约50岁。绝经后女性所患卵巢肿瘤1/2是恶性的，而绝经前女性仅占7%。恶性卵巢生殖细胞肿瘤多发生于青少年，高发年龄为20岁。21岁前2/3的卵巢恶性肿瘤是生殖细胞瘤。

近年的流行病学研究发现，激素水平、环境因素和遗传因素在卵巢癌的发生中起重要作用。研究证明，初潮早、绝经晚、晚婚及不孕症患者发生上皮性卵巢癌的危险度相对增加，妊娠、口服避孕药及哺乳可降低卵巢癌的发病率。

环境因素对卵巢癌的发病率也有影响。在地区分布上，工业化国家（日本除外）的发病率最高；在种族分布上，美洲和非洲的白人远比黑人发病率高；经济收入和社会地位较高的人群卵巢癌的发病率较高；其他可能与卵巢癌发病率相关的因素还包括食肉过多、高脂肪饮食、饮酒、缺硒、接触滑石粉等。

50岁前发病的卵巢癌患者多有卵巢癌和乳腺癌家族史，有遗传学基础及家族史的女性发生卵巢癌的危险性明显增加。已发现一个与遗传性乳腺－卵巢癌综合征有关的抑癌基因，即BRCA1基因（DNA修复基因）。BRCA1基因突变在散发性卵巢癌中少见，但家族性卵巢癌中81%有BRCA1突变。卵巢癌中还常见到抑癌基因p53、癌基因c－myc、H－ras、K－ras及表皮生长因子受体c－erbB－2的异常表达。

二、临床诊断

（一）症状

上皮性卵巢癌早期常无症状，大多数上皮性卵巢癌患者初次就诊时就已出现卵巢外和盆腔外转移，大约70%患者已达Ⅲ期或Ⅳ期。卵巢生殖细胞肿瘤常牵拉甚至使骨盆漏斗韧带扭转，疾病局限于卵巢时即可引起疼痛，所以70%的卵巢生殖细胞肿瘤患者初次就诊时多为FIGO Ⅰ期。卵巢癌患者最常见的症状包括盆腔包块、腹水、腹胀及腹部不适，其他症状还包括不规则阴道出血及异常分泌物增多、胃肠道及泌尿道等非恶性肿瘤特异性症状。

（二）检查

对具有上述常见症状的中老年女性患者，应考虑到卵巢癌的可能性，并行仔细的系统查体，若未行正规的三合诊检查，可能延误对早期病变的诊断。需行的辅助检查包括：腹盆腔CT或超声检查、血CA125、血常规、生化全套，对有家族性卵巢癌或乳腺癌的患者应考虑行BRCA1及BRCA2基因突变检测。

1. 超声检查　阴道内超声和彩色多普勒血流超声检查可发现>1cm的盆腔肿瘤，可显示肿瘤的位置、大小并初步鉴别盆腔包快的良恶性质。

2. CT检查　CT扫描对术前判定盆腔包快的范围有帮助，建议增强扫描，应用CT可判断腹膜后主动脉淋巴结是否受累，并可能发现腹膜内种植和肠系膜种植。

3. 血肿瘤学标志物　血清CA125是检测卵巢上皮癌的肿瘤标志物。80%的晚期卵巢癌患者血CA125水平升高。CA125术前用于卵巢癌的辅助诊断，术后用于治疗效果的监测。由于月经与CA125水平的升高也有关系，所以CA125测定应于非经期进行。其他与卵巢癌相关性较高的血肿瘤标志物还有：甲胎蛋白（alpha feto protein，AFP）、癌胚抗原（carcion embryonic antigen，CEA）、绒毛膜促性腺激素（human chorionic gonadotropin，HCG）及乳酸脱氢酶（lactate dehydrogenase，LDH）。

目前尚未有研究证实全胸片为必需，但仍建议在术前常规行全胸片检查。有明显腹水者，抽吸腹水行细胞学检查可作为鉴别恶性肿瘤细胞的常规方法。消化道影像学检查可以鉴别消化道肿瘤等相关疾病，但该类检查目前仍不作为必需常规检查。

（三）卵巢恶性肿瘤的病情判断

上皮性卵巢癌来源于卵巢表面上皮，当上皮恶变时，可呈现出多种苗勒类型的分化。生殖细胞起源于原条，迁徙人性腺，是生殖细胞肿瘤的来源。间充质形成卵巢间质，是卵巢间质肿瘤的来源。

卵巢恶性肿瘤是易于转移而广泛播散的肿瘤，转移途径有直接蔓延和表面种植，淋巴转移及血行转移，其中前两种途径最常见。上皮性卵巢癌脱落或游离的癌细胞常可出现在腹水或腹腔冲洗液中，即使是早期病例。所有腹膜、肠系膜、肠浆膜以及其他脏器的腹膜面均可受累，而子宫、腹膜、肠道、肝、脾和大网膜均具有较高转移率。

卵巢癌的淋巴结转移率高达50%～60%，是卵巢癌扩散的重要途径。卵巢的淋巴引流主要有3条途径：①主要沿卵巢血管向上至腹主动脉旁淋巴结；其次淋巴管从卵巢门至髂内外淋巴结，再上行至髂总淋巴结；②卵巢一部分集合淋巴管可沿阔韧带走向盆壁，进入髂内、髂外、闭孔及髂总淋巴结；③沿圆韧带引流入髂外淋巴结及腹股沟淋巴结。据文献报道，腹膜后淋巴结转移率为20%～41%，盆腔淋巴结转移率为24%～54%，腹主动脉旁淋巴结转移率为18%～36%。原发于左侧的卵巢癌其盆腔淋巴转移率远比原发右侧者高。

早期卵巢癌腹腔外血行转移少见，仅2%～3%患者转移至重要脏器，如肺和肝。有膈上转移的患者大多有右侧胸腔渗出，已存活多年的患者常见有全身转移。

美国癌症联合会2002年版分期指南规定，卵巢恶性肿瘤应行手术病理分期，并通过组织学检查确诊。剖腹探查、卵巢肿块切除及子宫切除术为分期的基础，常见转移部位如大网膜、肠系膜、腹膜、盆腔淋巴结和腹主动脉旁淋巴结的活检对确定分期是必要的，并根据术后组织学和细胞学检查结果确定最终分期，同时还要结合临床检查和放射学检查。

三、卵巢恶性肿瘤的治疗

（一）卵巢癌临床诊疗路径

卵巢癌总的治疗原则为：

首先行适当的手术分期及细胞减瘤术，随后大多数患者需接受规范的全身化疗。治疗需考虑的要点有：

（1）通过手术获得明确的手术分期及组织学分类；

（2）尽最大努力将肿瘤完全切除使达到理想的减瘤术或最小的残余肿瘤；

（3）对要求保留生育功能的年轻患者可考虑行单侧卵巢切除术；

（4）ⅠA期高分化或交界性瘤者术后并非必需辅助化疗，其余各期患者术后均应采用术后化疗；

（5）化疗需足剂量，足疗程；

（6）复发的卵巢恶性肿瘤估计可被切除时，可施二次减瘤术。

临床Ⅰ期患者首先需进行手术，ⅠA或ⅠB期高分化且无高危因素的患者术后可随访察，ⅠA或ⅠB期中分化患者可根据患者具体情况选择随访观察或行3~6周期紫杉醇＋卡铂静脉化疗ⅠA或ⅠB期低分化或所有ⅠC期患者术后均需行3~6周期紫杉醇＋卡铂静脉化疗。

临床Ⅱ~Ⅳ期患者应行肿瘤细胞减灭术，尽最大努力切除可能的肿瘤，使肿瘤残余灶直径<1cm为理想减灭术。首次手术的成功与否将直接决定患者治疗的疗效及预后。部分Ⅱ期及Ⅲ期患者盆腔内原发灶或种植转移灶融合形成较大病灶，与周围组织粘连，可伴有大量腹水，考虑无法切尽时，可行术前新辅助化疗。所有Ⅱ~Ⅳ期患者术后需行6个周期紫杉醇＋卡铂方案化疗，Ⅱ期及减瘤术后最大病灶<1cm的Ⅲ期患者应配合腹腔灌注化疗。化疗有效，预计残留病灶可切除的患者可考虑再次手术。

（二）手术治疗

手术是卵巢恶性肿瘤患者最重要的治疗手段，只要患者能够耐受就不应轻易放弃手术机会。卵巢恶性肿瘤应行手术分期，首次手术极为关键，应以准确分期及尽量切除所有原发、转移肿瘤为原则，晚期卵巢癌的生存率与术后肿瘤残存大小有直接的关系。手术需常规做足够大的腹部纵切口，进入腹腔后，首先抽取腹盆腔游离液体或腹盆腔冲洗液送细胞学检查，Ⅰ、Ⅱ期患者的标准术式包括全子宫切除、双侧附件切除、大网膜大部切除、阑尾切除及盆腔和腹主动脉旁淋巴结清除术。Ⅲ、Ⅳ期患者原则上应尽最大努力切除原发处及一切转移处，当残存肿瘤病灶直径<1cm时称为理想的肿瘤细胞减灭术，有研究表明，只有在达到理想的肿瘤细胞减灭术时可以延长生存期。故医师在施行初次减瘤术时应充分估计达到理想减瘤术的可能性，若经努力能达到理想减瘤术，则应不遗余力努力实施，不惜切除受累的脏器，若经过努力仍不能达到理想减瘤术时则应采用姑息手术，避免过大的手术创伤及并发症。

（三）化疗

大多数上皮性卵巢癌患者术后需行辅助化疗。无高危因素的ⅠA和ⅠB期中、高分化卵巢癌患者术后可随访观察，其他所有卵巢癌患者术后均需接受化疗。以铂类为基础的联合化疗方案自20世纪70年代起即成为上皮性卵巢癌的一线方案，主要使用顺铂和卡铂；20世纪80年代随着紫杉醇类药物的发现，紫杉醇类和铂类药物的联合即成为上皮性卵巢癌的一线方案，铂类中顺铂和卡铂的疗效类似，但毒副反应不同，顺铂的神经毒性可能与紫杉醇累加，故推荐首选方案为紫杉醇联合卡铂。2007年包括NCCN在内的多个机构制定的卵巢癌处理指南，均推荐紫杉醇＋卡铂方案（PT）为上皮性卵巢癌的一线化疗方案。统计资料表明，PT方案治疗进展期上皮性卵巢癌患者的中位生存率较其他含铂联合化疗方案提高10~14个月。其他可选的一线化疗方案还包括多西他赛＋卡铂或紫杉醇＋顺铂，这2种化疗方案的无进展生存期和反应率与PT方案均类似。对经济条件不佳的患者，可选择传统的卡铂联合环磷酰胺方案。化疗周期数由患者疾病的分级决定，Ⅰ期患者应考虑行3~6个周期化疗，而Ⅱ~Ⅳ期患者需行6个周期化疗。尚没有证据确认首次联合化疗6个疗程以上是有益的，但最新的研究结果表明，对于 6 个周期化疗后获得完全缓解的患者继续接受 12 个月单药紫杉醇化疗，其无进展生存时间较继续接受 3 个疗程单药紫杉醇化疗的患者具有优势。

最新的指南更新中明确了腹腔灌注化疗的地位，所有 Ⅱ 期及减瘤术后最大病灶 <1cm 的 Ⅲ 期患者均应接受腹腔灌注化疗。循证医学证据（GOG172 试验）证明，接受顺铂联合紫杉醇腹腔灌注化疗的 Ⅲ 期患者的中位生存期较仅接受静脉化疗的患者增加 16 个月（65.6 个月和 49.7 个月，P = 0.03）。

上述常用一线方案具有不同的毒副作用。多西他赛 + 卡铂方案可能导致粒细胞缺乏症；静脉紫杉醇 + 卡铂方案可能导致外周感觉神经异常；腹腔给药方案可能导致白细胞减少、感染、疲劳及疼痛，仅有 42% 的患者能够完成 6 个周期治疗，中止腹腔灌注治疗的原因包括恶心、呕吐、脱水及腹痛。不能完成 6 个周期腹腔灌注化疗的患者应考虑改为静脉化疗。

（四）放射治疗

卵巢癌的放射治疗为手术和化疗的辅助治疗。术前放疗现已基本不用，术后放疗与否取决于肿瘤的病理类型。无性细胞瘤对放疗最敏感，除极早期外均可考虑行盆腔放疗，即使是晚期病例仍可能取得较好疗效；颗粒细胞瘤对放疗中度敏感，对于术后盆腔内有残余病灶者可考虑补充盆腔照射；上皮性卵巢癌对放疗也有一定的敏感性。

体外照射放疗主要应用 ^{60} 钴或直线加速器作外照射，适用于残余灶直径 <2cm，无腹水，无肝、肾转移的患者。照射范围可包括全腹及盆腔，肝、肾区应加保护，盆腔照射剂量为 4 000 ~ 5 000cGy，全腹照射剂量为 2 500 ~ 3 000cGy，4 ~ 5 周。腹腔内灌注放射性核素，可使腹膜和大网膜受到外照射不易达到的剂量，适用于早期病例术中肿瘤破裂、肿瘤侵犯包膜、腹水或腹腔冲洗液阳性。

（五）复发及挽救治疗

连续接受 2 种化疗方案后仍未临床获益或治疗后 <6 个月复发的卵巢癌患者的预后差。卵巢癌的挽救治疗的原则是姑息而不是治愈，生存质量是挽救治疗时应重点考虑的因素之一。考虑这部分患者均对其首选诱导化疗方案耐药，故再次治疗不建议继续选择含铂类或含紫杉醇类药物化疗，可建议患者接受临床试验。

初次治疗完成 6 个月后再复发的患者通常考虑为铂类药物敏感，可选择的二线治疗方案较多。有证据表明对于该类患者联合化疗优于单药化疗。可选择的方案包括重复使用卡铂 + 紫杉醇方案，吉西他滨 + 卡铂方案，最近的研究发现，奥沙利铂 + 多西他赛方案治疗复发性卵巢癌的有效率可达 67%。部分患者也可考虑二次减瘤术。Ⅱ ~ Ⅳ 期诱导化疗后部分缓解的患者建议使用二线单药化疗，可选择的药物包括：拓扑替康（单药有效率 20%，下同）、吉西他滨（19%）、长春瑞滨（20%）、阿霉素脂质体（26%）、口服依托泊苷铂类药物抵抗者（27%），铂类药物敏感者（35%）、六甲密胺（14%）、异环磷酰胺（12%）。贝伐单抗也具有一定有效率，但需注意可能引起动脉血栓或肠穿孔。此外，对于无法耐受化疗或细胞毒性药物治疗失败的患者，可考虑使用激素治疗包括三苯氧胺及芳香化酶抑制剂来曲唑、阿那曲唑或依西美坦。放疗可考虑用于缓解局部症状的姑息治疗。上述各种化疗药物之间并无统计学差异，选择任何 1 种药物治疗，建议在治疗 2 ~ 4 个周期后评价疗效及患者是否从治疗中获益，连续 2 个方案化疗后未临床获益的患者不建议再接受进一步化疗，可根据患者具体情况选择接受激素治疗、分子靶向药物治疗、放疗、其他临床研究或支持治疗。

四、随访

卵巢癌治疗易复发是其特点之一，复发是卵巢癌预后差的主要原因，加强对卵巢癌患者治疗后的监测是治疗卵巢癌过程中的一个非常重要的环节。所有分期的卵巢癌患者经手术及化疗后应密切随访。对于治疗后达到临床完全缓解的患者，在随访过程中仅发现 CA125 水平持续升高，应引起足够重视。

二次剖腹探查术或二次减瘤术的应用目前仍有争议。如果进行二次手术，其结果将指导进一步的治疗。如果结果为阴性，患者将按上文所述随访观察；如果结果为阳性而患者初次化疗后曾有缓解，则可继续初次化疗方案再次化疗；另一部分患者如二次手术发现初次化疗后无明显缓解，则应行复发后挽救治疗。

五、预后

晚期卵巢癌患者细胞减灭术后肿瘤残留量对生存有明显影响，理想的细胞减灭术（残留灶直径 < 1cm）后的Ⅲ期卵巢癌患者术后经含铂的联合化疗后的 5 年生存率达 35%，与肿瘤减灭术不理想组的预后有显著差异。在早期卵巢癌患者，组织学分级是一个高危决定因素，用以确定术后治疗方案；组织学分级对晚期卵巢癌患者的生存率也有一定影响。组织学分型对上皮性卵巢癌预后的影响有待进一步研究，比较明确的是，早期卵巢癌中组织学分型为透明细胞癌者预后不良；晚期患者中，黏液性肿瘤和透明细胞癌者预后差。血清 CA125 水平可反映肿瘤负荷量，有研究表明，术前 CA125 水平对生存率没有影响，但术后 CA125 水平却是一个独立的预后因素。年龄与卵巢癌患者的预后有关，< 65 岁患者中位生存期比 > 65 岁患者至少多 2 年。

（杜　洁）

第五节　妊娠性滋养细胞肿瘤

妊娠性滋养细胞疾病（gestational trophoblastic disease，GTD）来源于异常受精，是指胎盘滋养细胞从异常增生到高度恶变的相互关联的一组疾病，按临床病理特征可以分为 4 类葡萄胎（包括完全性和部分性）、侵蚀性葡萄胎、胎盘部位滋养细胞肿瘤（PSTT）和绒毛膜癌。后三者统称为妊娠滋养细胞肿瘤（GTT）。在妇科肿瘤中，这组疾病所占比例 < 1%，但可能危及生命。如果能及时治疗，大部分患者可以治愈。

葡萄胎是一种局限于子宫的良性滋养细胞病变，因妊娠后胎盘绒毛滋养细胞增生，间质水肿，而形成大小不一的水疱，其间有绒毛干相连成串，状如葡萄，故又称为水泡状胎块。葡萄胎可分为完全性葡萄胎和部分性葡萄胎两种，其中大多为完全性葡萄胎。

侵蚀性葡萄胎是葡萄胎组织侵入子宫肌层引起组织破坏或并发子宫外转移者。其继发于葡萄胎之后，多发生于葡萄胎清宫后 6 个月内，虽仍有绒毛结构，但已具有恶性肿瘤的生物学行为，与绒毛膜癌相比，其恶性程度一般不高，多数为子宫局部侵犯，约 4% 的患者并发远处转移。侵蚀性葡萄胎预后较好，即使已有远处转移，只要能早期诊断及合理治疗，多数可以治愈。

绒毛膜癌简称绒癌，是一种高度恶性的滋养细胞肿瘤，其特点是滋养细胞失去了原来的绒毛或葡萄胎结构，散在地侵入子宫肌层，可穿破子宫浆膜引起穿孔出血或广泛浸润宫旁组织，并经血行转移至其他脏器引起各种并发症导致死亡。绒毛膜癌可发生于葡萄胎又可发生于正常或异常妊娠之后的滋养细胞肿瘤，约 50% 继发于葡萄胎，25% 继发于流产，22.5% 继发于足月产，2.5% 继发于异位妊娠，继发于葡萄胎者大多数在葡萄胎清宫后 1 年后发病，而继发于流产或足月产者约半数在 1 年内发病。绒毛膜癌的恶性程度极高，但对化疗敏感，随着诊断技术的提高和化疗的进展，其预后得到了极大的改善。

胎盘部位滋养细胞肿瘤起源于胎盘绒毛外的中间型滋养细胞，肿瘤位于胎盘种植部位，可侵入子宫内膜和肌层，约占滋养细胞疾病的 1%。多数不发生转移，预后良好，少数情况下穿破子宫全层或发生转移，预后不良。

妊娠滋养细胞疾病常发生于葡萄胎后，也可发生于正常或异位妊娠、自然流产或治疗性流产之后。其发病率在不同人群中变化较大，亚洲和南美洲部分地区的发病率较高，可达 1/120，美国的发病率较低，约为 1/1 200，可能与地域、种族、营养、社会经济因素及妊娠年龄等因素有关。40 岁以上高龄孕妇发病危险增加 5 倍，20 岁以下孕妇发病率也有所增高。有葡萄胎病史的女性，再次妊娠发生葡萄胎的概率增加。

葡萄胎形成的原因尚不十分明确，目前认为主要与以下几个方面有关：①营养不良；②内分泌失调；③免疫力；④种族；⑤血型等。

一、葡萄胎的临床治疗

确诊葡萄胎后，应进一步进行血清 β – HCG 定量测定，同时行全胸片检查排除转移及为治疗后随访做好准备。如在全胸片上已发现转移，则应按转移性妊娠滋养细胞肿瘤治疗。葡萄胎应尽快清除，清除时应注意预防出血过多、穿孔及感染的发生，并应尽可能减少以后恶变的机会。

（一）手术清除

术前详细了解患者一般情况及生命体征，合并子痫或心力衰竭者，应先积极对症治疗，病情稳定后再行清宫。对子宫小于妊娠 12 周者，力争 1 次清除干净，子宫较大者可在第 1 次清宫后 1 周左右进行第 2 次刮宫术，除非高度怀疑有残存葡萄胎，一般不主张行第 3 次清宫。术后仔细检查清出物数量、出血量及葡萄状物的大小，观察术后阴道出血情况。宫腔内吸出物与宫壁刮出物分别送病理检查，以了解滋养细胞增生程度。

（二）预防性化疗

预防性化疗以单药方案为宜，可选择的药物有：氟尿嘧啶（5 – FU）、放线菌素 – D（Act – D）或甲氨蝶呤（MTX），一般选择化疗 1 个周期，也有学者建议重复至 HCG 完全正常为止。

二、妊娠滋养细胞肿瘤的治疗

侵蚀性葡萄胎和绒毛膜癌的治疗原则以化疗为主，手术和放疗为辅。必须进行正确的分期和全面评估患者的造血功能、肝肾功能及全身情况，根据患者的病期和预后评估制定不同的治疗方案，做到个体化治疗。手术在控制出血、感染等并发症及切除残存或耐药病灶方面仍具有重要地位和作用。

（一）化疗

妊娠滋养细胞肿瘤是化疗治疗实体瘤十分有效的典范之一。常用的一线化疗药物有甲氨蝶呤、5 – 氟尿嘧啶、放线菌素 – D 或国产更生霉素、消瘤介、长春新碱、顺铂、环磷酰胺及依托泊苷。一般认为氟尿嘧啶和更生霉素疗效好且不良反应较小，常为首选，甲氨蝶呤的疗效虽好，但不良反应较大，限制了其应用。

（二）手术治疗

由于化疗对妊娠滋养细胞肿瘤很有效，目前手术治疗通常作为辅助治疗，用于控制大出血等各种并发症，消除耐药细胞，减少肿瘤负荷以缩短化疗周期等。当原发病灶或转移瘤大出血，如子宫穿孔、肝脾转移瘤破裂出血等时，应立即手术切除出血器官，挽救患者生命。对年龄较大且无生育要求的患者，可采用子宫切除术，可以减少化疗疗程数，手术范围主张次广泛子宫切除及卵巢动静脉高位结扎，尽量切除宫旁和卵巢静脉丛以防止血运转移，一般不需要清扫淋巴结。青年育龄期女性可酌情保留一侧或双侧卵巢。对于子宫或肺、肝、脑、肠、肾等转移灶较大，或经多周期化疗后，血 HCG 已正常，而病变消退不满意者，亦可考虑病灶切除术，术后再行辅助化疗。

（三）放射治疗

放射治疗在妊娠滋养细胞肿瘤的综合治疗中的应用较少，其适应证为：①外阴、阴道及宫颈等转移灶的急性出血的止血治疗；②脑、肝等重要脏器转移而亟须解除症状或盆腔病灶广泛，不能切除者；③阴道转移瘤；④直径 <2cm 的肺转移瘤；⑤化疗后的残余病灶或耐药病灶。

患者治疗结束后应密切随访，每周检测 1 次 HCG 至正常后 3 周，以后每月 1 次至 HCG 正常后 6 个月，每次随访除测定 HCG 外，还应注意月经是否规律，有无异常阴道流血，有无咳嗽、咯血及其他转移灶症状，并行妇科检查、B 超及全胸片检查。葡萄胎排空后必须严格避孕 6 ~ 12 个月，避孕首选避孕套。

（李　娜）

参考文献

［1］赫捷．临床肿瘤学［M］．北京：人民卫生出版社，2016．

［2］李进．肿瘤内科诊治策略［M］．上海：上海科学技术出版社，2016．

［3］李少林，周琦．实用临床肿瘤学［M］．北京：科学出版社，2016．

［4］周际昌．实用肿瘤内科治疗［M］．北京：北京科学技术出版社，2016．

［5］罗荣城，李爱民．肿瘤生物治疗学［M］．北京：人民卫生出版社，2015．

［6］强福林，杨俐萍，葛艺东．临床肿瘤学概论［M］．北京：科学出版社，2016．

［7］李少林，吴永忠．肿瘤放射治疗学［M］．北京：科学出版社，2016．

［8］周瑾．新编肿瘤微创治疗与护理［M］．北京：化学工业出版社，2016．

［9］高社干，冯笑山．肿瘤分子靶向治疗新进展［M］．北京：科学出版社，2016．

［10］曹军．常见恶性肿瘤并发症的介入治疗［M］．上海：上海交通大学出版社，2016．

［11］李桂源．现代肿瘤学基础［M］．北京：科学出版社，2015．

［12］郑和艳，吕翠红，边兴花．肿瘤科疾病临床诊疗技术［M］．北京：中国医药科技出版
社，2016．

［13］刘连科．实用食管肿瘤诊疗学［M］．北京：科学出版社，2015．

［14］张霄岳，赵娟，杜亚林．消化系统肿瘤新治［M］．北京：中医古籍出版社，2016．

［15］周彩存．肺部肿瘤学［M］．北京：科学出版社，2016．

［16］吴凯南．实用乳腺肿瘤学［M］．北京：科学出版社，2016．

［17］茅国新，徐小红，周勤．临床肿瘤内科学［M］．北京：科学出版社，2016．

［18］魏少忠．结直肠癌多学科综合诊疗［M］．北京：人民卫生出版社，2016．

［19］王天宝，尉秀清，崔言刚．实用胃肠恶性肿瘤诊疗学［M］．广州：广东科学技术出版
社，2016．

［20］张玉泉，王华．临床肿瘤妇科学［M］．北京：科学出版社，2016．

［21］马丁，沈铿，崔恒．常见妇科恶性肿瘤诊治指南［M］．北京：人民卫生出版社，2016．

［22］苏敏，马春蕾．血液与肿瘤［M］．北京：人民卫生出版社，2015．

［23］于世英，胡国清．肿瘤临床诊疗指南［M］．北京：科学出版社，2017．